生命の
神聖性説批判

ヘルガ・クーゼ=著

飯田亘之／石川悦久／小野谷加奈恵
片桐茂博／水野俊誠=訳

THE SANCTITY-OF-LIFE DOCTRINE
IN MEDICINE: A CRITIQUE
Helga Kuhse

東信堂

THE SANCTITY-OF-LIFE DOCTRINE IN MEDICINE: A CRITIQUE
By Helga Kuhse
Copyright© 1987 by Helga Kuhse

Japanese translation rights arranged
with the author by Nobuyuki Iida
Teikyo Heisei University, Ichihara

ビルへ

序　文

　人の生命の神聖性という道徳的確信ほど、こころに深く染み込んでいるものは少ない。医療の世界では、「生命の神聖性」とは、人の生命は絶対に侵してはならないものであり、等しい価値を持つものであることを意味していた。しかし、医学と医療技術のめざましい進歩によって、古くからあった厄介な問題が差し迫ったものとして再び持ち上がっている。つまり、人の生命はすべて、その質と種類にかかわらず、どんな場合であっても引き延ばされなければならないのか、それとも患者を死ぬにまかせておく、もしくは患者が死ぬのを手助けすることが許される場合があるのかといった問題である。

　これまでこうした問題に対する答えは、患者の生命を意図的に終わらせることはいかなる場合も悪であるが、医師が患者を死ぬにまかせておくことは許される場合があるという、いわゆる条件付き「生命の神聖性」観の立場から語られることが多かった。

　本書は「生命の神聖性」観に対する哲学的批判である。「生命の神聖性」観に与する人々によって支持される原理は、哲学的に有効ではなく、道徳上不適切な根拠に基づいて生死の決定をするという擁護できない実践上の帰結に至る、というのが私の主張である。

　私がこの結論に至った論証の過程は複雑に入り組んでもいるが、本書の詳細な目次が１つの手引と要約になっている。最初の４章は、否定的側面、つまり、あまりにも長く私たちの思考と実践に影響を与えてきた見方を廃棄させることになるはずの批判である。５章は、論争の肯定的側面を簡単にまとめたものである。それは、哲学者は世界を単に解釈し批判するだけでなく、変革の道筋を示すべきであるという信念に基づく「生命の質」の倫理の概要を示すものである。

謝　辞

　本書は、私の友人で同僚でもあるピーター・シンガーにその多くを負っている。彼は、貴重な激励、建設的批判、ならびに数多くの有益な忠告を与えてくれた。幸運なことに彼は私のモナシュ大学時代の教師であり、私の倫理学的関心を引き起こしてくれた。その古くからの恩義に対しここに感謝の意を表したい。彼がいなければ、本書の完成を見ることはなかったであろう。

　またその他の多くの人たちにも有益なご意見ならびにご批判をいただいた。ジョゼフ・フレッチャー教授とＲ・Ｍ・ヘア教授は、当時の私の博士論文の審査員であった。ジェファーソン・マックマーン博士は、オックスフォード大学出版局の出版顧問の一人であった。そしてロバート・ヤング博士は、本書の最終稿を非常に丁寧に吟味してくれた。本書は、そうした方々の洞察力ならびに貴重なご批判とご忠告の賜物である。

ヘルガ・クーゼ

目 次

序　文……………………………………………………… iii
謝　辞……………………………………………………… iv
凡　例……………………………………………………… ix

第1章　「生命の神聖性」教説と倫理的整合性……………… 3

1　序　論――「生命の神聖性」……………………………… 3
2　人の生命の不可侵性とその等しい価値………………… 9
　　1）人の生命の不可侵性 (10)
　　2）人の生命の等しい価値 (13)
3　生命を奪うことはなぜ悪いのか………………………… 16
4　歴史に関する余談………………………………………… 22
5　汝、殺すなかれ
　　　されど強いて生きさせんとするにおよばず………… 29
6　整合性と倫理学…………………………………………… 32

第2章　死を引き起こすことと生命をながらえさせないこと……… 41

1　序　論――何が問題か…………………………………… 42
2　二分脊椎で生まれた乳児の選択的不治療……………… 51
3　殺すことと死ぬにまかせること………………………… 55
4　因果的行為者性…………………………………………… 63
5　因果性と通常の過程……………………………………… 72
6　原因としての不作為……………………………………… 77
　　1）因果的責任 (90)
　　2）道徳的責任 (92)

7　いくつかの反論…………………………………………… *94*

　1）責　任 (*94*)

　2）何が最善であるかを知っているという仮定と選択可能性 (*99*)

　3）義務の免責可能性 (*101*)

　4）残りの相違点——「引き起こすこと」と「起こるにまかせること」(*103*)

第3章　生命を意図的に終わらせることと二重結果の原理 …………… *107*

1　序　論——絶対主義と二重結果の原理………………*108*

2　二重結果の原理、中絶及び意図の問題…………*117*

　1）二重結果の原理：序論 (*117*)

　2）死が意図されるのはどのような場合か (*120*)

　3）中絶についての問題 (*121*)

3　「直接的に」殺すことと「間接的に」殺すこと…………*134*

　1）序　論 (*134*)

　2）行為と帰結 (*135*)

　3）因果性の要件 (*138*)

　4）結　論 (*156*)

4　意図的に殺すことと死なないようにするのを差し控えること………………*161*

　1）序　論 (*161*)

　2）2つの事例 (*162*)

　3）手段と副次的結果——再論 (*164*)

　4）死を意図することと死を望むこと (*167*)

5　死ぬにまかせること……………………………………*177*

　1）序　論 (*177*)

　2）「病状」に基づく議論 (*178*)

　3）通常の手段と通常でない手段 (*187*)

6　二重結果の原理、絶対主義及び責任………………*192*
　　1）序　論：絶対主義者のジレンマ (*192*)
　　2）意図的に行動することと責任 (*196*)
　　3）行為と行為者 (*209*)
　　4）結　論 (*215*)

第4章　通常でない生命──通常でない手段でなくて…*219*
　1　序　論………………………………………………*220*
　2　通常の手段がどのようにして通常でなくなるか………*223*
　　1）人の生命の等しい価値 (*223*)
　　2）通常の手段と通常でない手段とは何か (*225*)
　　3）利益、負担、生命の質 (*228*)
　**3　「通常の手段」/「通常でない手段」という区別の
　　　　新たな再定式化**………………………………*236*
　　1）患者の視点 (*236*)
　　2）「医学的適応」論 (*240*)

第5章　結　論──「生命の神聖性」から「生命の質」へ……*257*
　1　序　論………………………………………………*258*
　2　擁護できない実践上の帰結………………………*262*
　3　「生命の質」に基づく方法の概要…………………*273*
　　1）人の生命の何が特別か (*275*)
　　2）生命の質と利益 (*278*)
　　3）死を選択すること (*281*)
　　4）結　論 (*285*)

原　註………………………………………………………*287*
参考文献……………………………………………………*324*

訳者あとがき……………………………………………………………*337*
索　　引…………………………………………………………………*339*

凡　例

1．本書は、Helga Kuhse, *The Sanctity-of-Life Doctrine in Medicine: A Critique*, Oxford : Clarendon Press, 1987 の全訳である。
2．原著巻頭の「訂正一覧」(corrigenda) はすべて第3章に関するものだが、翻訳にあたっては、それらはすべて本文内に組み込んである。
3．原注は、脚注の形で各章に組み込まれているが、本訳書では一括して巻末にまとめてある。
4．訳注は、原則として本文中に組み込んであるが、原著の重要な誤植に関するものは、323頁に記してある。
5．記号等の訳出についてはおおむね一般翻訳書の通例に従った。また、固有名詞表記、特に人名表記について多くは通例に従ったが、『固有名詞英語発音辞典』(三省堂)、『岩波＝ケンブリッジ世界人名辞典』等に準拠したものもある
6．イタリックの原文の日本語には、傍点を付してある。

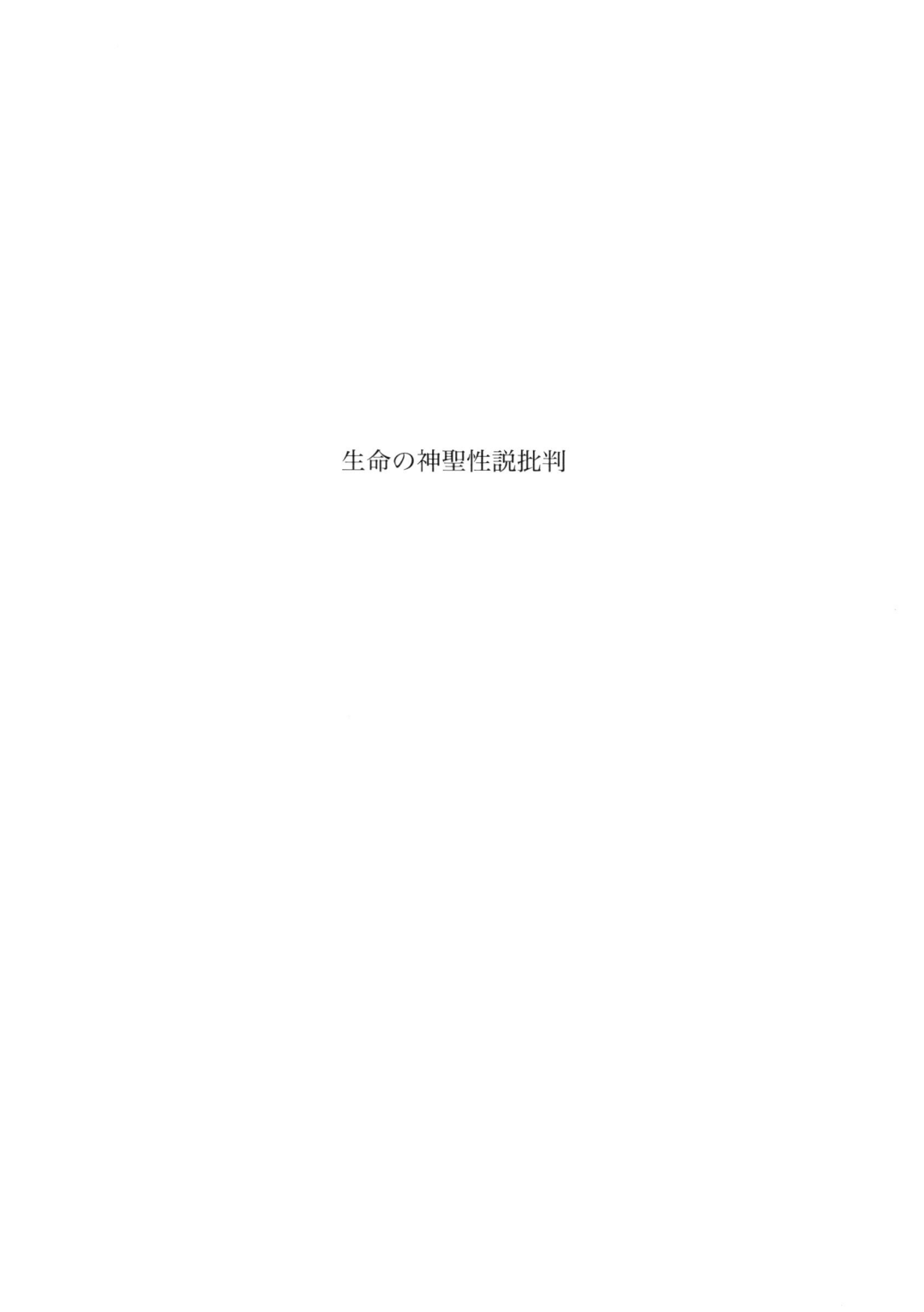

生命の神聖性説批判

第1章
「生命の神聖性」教説と倫理的整合性

　殺人者でもなく強制収容所の所長でもなく、サディスティックな妄想に囚われている人でもなければ、人の命を侵してはならないという生命の不可侵性はわかりきったことであるから、それを問題にするのは無意味に思えるかもしれない。さらにはそれを問題にすることで戸惑いを感じるかもしれない。なぜなら、一度その問題が提起されると、私たちは自分が擁護したくない信念に引き寄せられて、それまで当たり前だと思っていた人の命の不可侵性を否定するといった矛盾に向き合うことになるかもしれないからである。
　　　エドワード・シルズ「生命の神聖性」、D・H・ラビー『生か死か――倫理と選択』所収

　……またさらに、人間にとっては、徳その他のことについて、毎日談論するという、このことが、まさに最大の善きことなのであって、わたしがそれらについて、問答しながら、自分と他人を吟味しているのを、諸君は聞かれているわけではあるが、これに反して、吟味のない生活は、人間の生きる生活ではないと、こう言っても、わたしがこう言うのを、諸君はなおさら信じないであろう。
　　　プラトン『ソクラテスの弁明』田中美知太郎訳(『プラトン全集1』岩波書店)

1　序　論——「生命の神聖性」

　「吟味のない生活は生きるに値しない」。ヒポクラテスと同時代に生きた、西洋文明の最初の偉大な道徳哲学者ソクラテスは、こうした言葉で思慮深い男女の信条を述べ、理性の力で、この世に生きることとその道

徳的ジレンマに対する整合的で擁護しうる考え方を探すといったやっかいな仕事を倫理学に課したのである。

　倫理の探求が我々にとって重要になるのは、我々の進んでいる方向に確信が持てない時である。哲学と同様、倫理の研究を育むのは、自己に対する懐疑である。ペリクレス死後のアテネやチャールズ 1 世死後の英国がそのよい例である。我々の時代もまたしかりである。

　「新たな哲学はすべてに異議を唱える」と、ジョン・ダン（John Danne）が書いたのは、コペルニクスの地動説の直後、チャールズ 1 世の非業の死に先立つ数十年前のことであり、新たな思想が古い慣習に挑んだことを窺わせる[1]。今日、生物医学の新たな試みが古い考え方に挑戦している。「新たな医学はすべてに異議を唱えるのである」。

　人の生命が神聖であるといった道徳的確信ほど人の心に深く染み込んだ道徳的確信は他にあまりない。とはいえ、生命は神の賜物である（神によって与えられ、神によって支えられ、最後は神によって生まれ変わる）とする捉え方は、かつてはもっともなことだとされていたかもしれないが、今はそう簡単にはいかない。高度に発達した現代医学と医療技術のおかげで、我々は、我々の生命に対する支配力をますます多く獲得してきている。今や医師や科学者が体外受精や胚移植によって個々の生命を創りうるばかりでなく、病院のベッドや機械の傍らに死を待たせておくことすら頻繁にできるようになっている。このことは、たとえ最終的には死を征服できなくても、死が起こる条件や時間については我々が語るべき多くのものを持っているということを意味している。

　これに伴い、かつての問題がここにきて再燃している。人の生命はその質や種類にかかわらず常に維持されなければならないのか。不可逆的な脳損傷を被った人の生命を、人工呼吸器と静脈栄養でいつまでも維持し続けることが医師の義務なのか。医師は「英雄的」(heroic) 努力に没頭しなければならない。現代医学の粋を集めて、末期がんに苦しむ患者の生命に、あと数週間、数日間、あるいは数時間だけですら付け加えな

ければならないのか。絶えることのない苦痛にさいなまれるか単なる植物状態の生しか期待できない重い障害を持って生まれた赤ん坊に積極的な処置を勧めなければならないのか。それとも、死ぬにまかせる（let a patient die）ことが許される場合があるのか。

　これらの問いは新しいものではないが、今日容赦なくはっきりと焦眉の急を告げている。我々が今述べたような生命を維持することができるとして、そのような生命は維持されるべきなのだろうか、——もしそうすべきではないとすれば、なぜなのか。そして、生命すべてを必ずしも維持する必要がないかあるいは維持すべきではないとするならば、それでは直接的手段によって生命を短縮することは許されるのであろうか。

　伝統的に、こうした問いに対する答えは、私が条件付き「生命の神聖性」教説（qualified sanctity-of-life doctorine）と呼びたい観点から述べられてきた。すなわち、患者を殺すことは常に悪いことであるが、患者を死ぬにまかせることには許される場合があるという考え方である。

　ここで注意すべきことは、「生命の神聖性」教説のことを口にする場合、私は「神聖性」の語を特別に宗教的意味合いで使用しているわけではないということである。この教説の起源は（1章第4節に述べるように）神学にあると言って差し支えないであろうが、私はこの教説がなんらかの神学的伝統に忠実であるのかどうかという問題に対してではなく、むしろこの教説が神学的ではない根拠に基づいて擁護できるのかどうかという問題に関心がある。「生命の神聖性」教説は世俗的な慣習道徳の一部となっており、そのようなものとして今日絶大な影響力がある。

　「生命の神聖性」教説は、生命の神聖性なりあるいは殺すことの悪に関するなんらかの原理に訴える他の考え方と区別する必要がある。アルベルト・シュヴァイツァー（Albert Schweitzer）[2]、ある種の環境保護論者、仏教徒、及びジャイナ教徒は、すべての生命に対する崇敬の倫理を唱道している。我々の多くは、少なくとも人間以外のある種の動物を気まぐれに殺すことは悪であると考えており、大多数の人に、人の生命は

ある種の非常に特殊な価値を持ち、他の人々を殺すことは（少なくとも一応は）悪であると信じている。我々がこのような信念を抱いている限り、我々は生命の神聖性と殺すことの悪を含む議論の中心にある１つの教説、あるいは一群の教説を共有している。しかし、生命は神聖性を有する（あるいは生命を尊重することを要求する）という様々な観念は、しばしば途方もなく漠然としていて誤解を招きやすいものであるにせよ、ともかく、医療の根底にあって法により守られている「生命の神聖性」教説には、明確な輪郭を与えることができる[3]。

　医学は、あらゆる形態の生命と関わるわけでもなければ殺すこと自体が悪であることに関わるわけでもない。こうした問題は生物学者や哲学者に任せている。医師は一般に新たな環境倫理に賛同する運動もしてこなかったし、菜食主義に賛同する議論もしてこなかった。そして、人以外の生命が人の生命を延長したり改善したりするための実験で犠牲にされている。医学においては、「生命の神聖性」は、人の生命、——つまり妊娠なり誕生と死の間で我々が所有する身体的生命の神聖性を意味する[4]。

　伝統的医学は、ヒポクラテスの時代から宗教と密接な関係があり、例えば、人の有機体 (human organism) の生命と（意識あるいは自己意識を備えた存在者という意味での）「人格」(person) の生命のように、生命の異なった種類や類型の間に哲学的区別を設けない。他の多くの哲学者とともに、私は、もし生命権 (right to life) の基礎付けや殺すことの悪に関する問題に、恣意によらない仕方で答えなければならないならば、これらの区別は——この点は５章でより詳細に論じるつもりである——必要なものであると考えている。医療の専門家とその同僚の法律家にとって、すべての人の生命は理論的には——もっとも、後に見るように、実践においては常にそうとは限らないが——等しく価値がありかつ不可侵である。とりわけ、医師は「妊娠の時点から人の生命に対して最大限の尊重の念を持ち続ける」と誓約してきた[5]。そして看護師のためのあ

る典型的な倫理綱領は、「一人ひとりの価値と尊厳に対する看護師の尊重の念は、誕生から死に至るまでの全ライフサイクルに及ぶものである」と述べている[6]。

このように、医学における「生命」が「人の身体的生命」（bodily human life）を意味するとすれば、生命「の神聖性」や生命「に対する尊重」とは、人の身体的生命はすべてその質や種類にかかわらず等しく価値がありかつ不可侵であるということを意味する。従って、この考え方によれば、生死に関わる決定を下す際に「生命の質」（quality-of-life）を考慮に入れてはならないことになる。

ところが、「生命の神聖性」観（sanctity-of-life view）を支持する人は、一般に、利用できる限りの治療法を用いて延命可能なすべての患者を延命すべきだとは考えていない。むしろ「生命の神聖性」教説の支持者が典型的に示唆していることは、行為者が患者を死ぬにまかせることが正当な場合があるということである。言い換えれば、彼らは私が先に条件付き「生命の神聖性」観と呼んだものを支持しているのである。これについては、1章第5節でその概略を述べることになろう。これは、「生命の神聖性」観の根本的信条——人の生命はすべて不可侵でかつ等しい価値があるということ——に関係する二つの重要な問題を引き起こす。

　　——限定された生命維持義務（a limited duty of life-preservation）と、人の生命はすべて不可侵でありかつそれを意図的に終わらせることは常に悪であるとする考え方とは、整合的に結びつけられうるのか。
　　——延命可能なすべての生命を必ずしも延長する必要はないか、あるいはそうすべきでないとする場合、限定された生命維持義務を前提とする人々は、人の生命すべてに対して等しい価値を付与するという点で論理的に首尾一貫しているのか、それとも、暗黙のうちに「生命の質」について判断を下しているのか。

本章で、私は「生命の神聖性」観を捨てるための、これから先の論証のために準備作業をすることになる。1章第2節では、議論を秩序付け、節の末尾で「生命の神聖性」原理 (Sanctity-of-Life Principle) に到達することになろう。この原理は、人の生命は「神聖性」を持つとする考え方に何が暗に含まれているかを明確に述べている。すなわち、それは、すべての人の生命はその質や種類にかかわらず等しく価値があり不可侵であるが故に、生命を意図的に終わらせることは絶対に禁止されることである。

　1章第3節で、私は、人の生命を奪うことがなぜ悪なのかについて問いを提起する。「生命の神聖性」観に即して提示される答えは不十分だと思われるが、1章第4節における、その歴史に関する短い余談が、こうした見解が採用されるようになった経緯を説明してくれるかもしれない。

　1章第5節で、私は、ありふれた医療行為の事例、すなわち、容易に利用できる延命手段を差し控えることで患者を死ぬにまかせる事例をいくつか挙げる。そのような医療行為は「生命の神聖性」原理と両立できる、と「生命の神聖性」観の支持者は主張する。このことから、私は条件付き「生命の神聖性」原理の言説を扱うことになる。この原理は、「生命の質」を考慮に入れて生命を意図的に終わらせることは常に絶対的に禁止されるが、死なないように処置するのを差し控えて (refrain from preventing death) 患者を死ぬにまかせることには許される場合があるとする。

　最後に、1章第6節で、私は、倫理上の論議にとっての最小限の要件としての整合性を、前提として提示する。条件付き「生命の神聖性」原理を支持する人たちは、2、3、4章で私が論じるように、意図的なもの (the intentional) に関する納得のいく理論を備えておらず、生命を意図的に終わらせることを禁止すると同時にそれを容認しており、しかも、典型的なものにおいては、「生命の質」を暗黙のうちに考慮に入れてそうしているので、明らかに論理に一貫性を欠いているのである。

2 人の生命の不可侵性とその等しい価値

　すべての人の生命に等しい価値があり不可侵であるという考え方は、我々の社会に深く根を下ろしている。この考え方は法のかたちをとって守られ、医療行為を特徴づける職業上の指針の中核をなしている。

　以下に述べる実例は、「生命の神聖性」観の適用例の1つとして役立つであろう。1981年の5月、重度の奇形であるシャム双生児がイリノイ州ダンヴィル (Danville) で生まれた。この双生児は、下半身と腸管が一体化し、彼らは3本の脚を共有していた——正常な脚が1つそれぞれにあり、残りは1本に融合していて、足趾の数が多すぎた。2人とも呼吸が困難であり、静脈栄養補給を受けなければならなかった。両親と医師は、双生児を死ぬにまかせるべきだと決めた。ところが、予期に反して、双生児は治療を中止しても死ななかった。栄養補給が停止された時点で、匿名の電話が当局に警告を発し、その直後に両親と医師は、殺人の共同謀議の嫌疑で告発された。乳児たちを死ぬにまかせるべきだと決定した際、当事者たちは皆最善の動機に基づいて行為しただろうということをイリノイ州検事は認めたが、州検事の考えでは、

> 動機は本意思決定とは何の関係もない。生命の質は、それとは何の関係もない。いかなる事情であれ、当該の生命の質が望ましいものではないということの故に生命を奪ってはならない。この子供たちは生きてきており、生きた人である。彼らは自然によって生命を与えられている限り、生命権を付与されている[7]。

　双生児を家庭局 (Family Service Bureau) の保護監督下に置く際、判事は、関係者全員に対して同情を覚えたということを認めたものの、哲学的判断を下すことは少年裁判所の責務ではないとも述べた。

少年裁判所はイリノイ州と合衆国の憲法に従わなければならない。それぞれの憲法には権利宣言が含まれている。これらの権利宣言は、重度の障害を持つ生まれたてのシャム双生児に対してさえ不可譲の生命権を付与している[8]。

　この事例では2人の重度障害児は、両親の願いに反して、多額の費用をかけて生かし続けられたのである。そして極めて重要なことだが、乳児は、独立した最低限満足のいく生活を送れる見込みがあるかどうかとは無関係に、生かし続けられたのである[9]。このような裁定が、関係者全員の利害を全く念頭においていないものである故に耐えがたいと思われるにせよ、この裁定はすべての人の生命の不可侵性とすべての人の生命の持つ等しい価値という「生命の神聖性」教説の2つの根本的信条に矛盾しないのである。この2つの観念を順に取り上げてみよう。

1）人の生命の不可侵性（The Inviolability of Human Life）

　人の生命の不可侵性に関する限り、「生命の神聖性」教説は絶対的である。人の生命を奪うことは、たとえ慈悲によるにせよ、法律のみならず、医療の伝統によっても絶対に禁じられている。その伝統は、医師が初めてヒポクラテスの誓いを立て、「何人に求められても致死薬を与えず、……同趣旨の忠告もしない」[10]と誓った紀元前4世紀にまで遡ることができる。今日、多数の医師や医師会は、慈悲殺を「医療の専門家が支持することに反する」もの[11]と見なし、法律や伝統的道徳神学は慈悲殺を殺人と見なしている。

　ここで我々が注意すべきは、「生命の神聖性」教説は絶対的であると言う場合、人の生命を奪うことに対する禁止が常に普遍的なかたちで奉じられてきたということを言おうとしているのではないということである。もしそうだとするとそれは、完全な暴力否定（total pacifism）を含意し、死刑と正当防衛で人を殺すこと――「生命の神聖性」教説の支持者

が必ずしも非難しない実践である——を許容しないことになるからである。「生命の神聖性」教説が禁ずるのは、無辜の(innocent)人の生命を意図的に終わらせることである。従って、この教説によれば、殺すことが常に悪いというわけではなく、無辜の人を意図的に殺すことが常に悪なのである。医師患者関係において、患者は常に無辜であると見なされているので自然法理論——カトリック道徳神学の礎石の一つ——は、患者の生命を奪うことを絶対的に禁ずるヒポクラテスの伝統と一致する[12]。ローマ・カトリック教会がその『安楽死に関する宣言』に述べるように、

> 胎児であれ胚であれ、乳児であれ成人であれ、老人であれ、あるいは不治の病に罹患している人であれ、死にゆく人であれ、無辜の人間を殺すことを、いかなるものも、何人も、どのような方法であれ許すことはできないと再度断固として述べておく必要がある[13]。

しかし、生命を奪うことを絶対に禁止するという点に関しては、さらに限定を加える必要がある。絶対主義者(absolutist)といえども他人の死を引き起こすのを避けられない状況が、常にあると考えられるので、殺すことに対する禁止のようないかなる絶対的禁止も、相手に対して意図的に行うことに限定されなければならない。例えば、哲学者フィリッパ・フット(Philippa Foot)の事例が示しているように、無辜の人間の死を決して招いてはならないという絶対的な禁止はありえないだろう。この事例では、市街電車のブレーキが故障して、運転手は現在の軌道にとどまる(それにより5人を殺すことになる)か、市街電車の軌道を変更する(それによりその軌道上の1人を殺すことになる)かのいずれかを選択できる。運転手が何をしようとも、1人が死ぬか5人が死ぬことになる[14]。もし絶対的禁止が、ある無辜の人の死をもたらしうるようなあらゆることに対する禁止を含むとすれば、その禁止に従うことが、もし可能だとしても、それは、全く何もしないことによってのみ可能となる

だろう。こうして、「生命の神聖性」教説は、ある結果をもたらすのを禁ずるというよりは、むしろ人にあることをする のを禁ずる。つまり、「生命の神聖性」教説が要求するのは、いかなる犠牲を払っても生命を意図的に奪うのを避けることであって、いかなる犠牲を払っても死なないようにすることではない。このことにより、原理 $P1$ が与えられる。

　　　$P1$：意図的に患者を殺すことは、絶対に禁止される。

　しかし、殺すことは、致死薬を注射するといったような、何かをすることに我々を関与させることであるということは一般的に真であるが、同様に、例えば障害のある新生児に栄養を与えないで餓死させるように、何もしないことで意図的に死を引き起こすことができるということも真である。さらに、より一般的に言うならば、我々が死をもたらしうる２つの方法がある。１つは、誰かが死ぬことになる何かをすることであり、もう１つは、何かをしないことによってその結果が誰かが死ぬことになるということである。

　実際、バチカンの『安楽死に関する宣言』は、「慈悲殺」を「それ自体で、あるいは意図によって死を引き起こす作為あるいは不作為」[15]と定義している。また、法律上の「殺人」の定義には、積極的行為とならんで不作為への言及も典型的には含まれている。例えば、ニュー・サウス・ウェールズ州（オーストラリア）犯罪法には、次のように述べられている。

　　　告発された死の原因となった被告人の行為、または、被告人が行うのを差し控えた事柄が、人の生命に対する無思慮な無関心から遂行されたり差し控えられた場合、あるいは、誰かを殺すか重大な身体的危害を加える意図をもって遂行されたり差し控えられた場合、殺人が犯されたと見なす[16]。

今述べた観点から見ると、原理 $P1$ は、原理 $P2$ に置き換える必要がある。

  $P2$：患̇者̇を̇意̇図̇的̇に̇殺̇す̇か̇、患̇者̇を̇意̇図̇的̇に̇死̇ぬ̇に̇ま̇か̇せ̇る̇こ̇と̇は̇、絶̇対̇に̇禁̇止̇さ̇れ̇る̇。

２）人の生命の等しい価値（The Equal Value of Human Life）

　もし医療行為の根底にある「生命の神聖性」教説が今述べた意味で絶対的であるとするならば、「生命の神聖性」教説はもう１つの意味でも絶対的であるということになる。つまり、「生命の神聖性」教説は、い̇か̇な̇る̇人の命をも意図的に終わらせることを絶対に禁止することによって、患者を延命するかどうかを決定する際、生命の質や種類を道徳的に意味のある要因として考慮に入れることを絶対に排除しなければならないことにもなる。この考え方によれば、人の生命は、その質や種類にかかわらず平等であり、同一の保護に値する。この点は、重度の障害があるシャム双生児を死ぬにまかせるという両親の決定を論評する際に、イリノイ州検事によって力説され[17]、1976年ハーバード大学公衆衛生大学院の保健衛生分析センターの法と倫理作業部会によっても確認された。その考え方によれば、

  医療の規準としても哲学的主張としても、不可逆的な終末期の患者を含む、すべての患者の生命を維持するために積極的に行為することが、病院の一般的な方針である。病院の職員すべてがこの方針を理解し、それに基づいて行為することが不可欠である[18]。

　そして1982年５月、米国保健社会福祉省は、「医療従事者に対する通達」を出して、医療従事者が障害のある乳児にその障害を理由に正常な乳児とは異なった扱いをしたとすれば、リハビリテーション法504項に

よって、連邦政府の資金援助を失う危険を冒したことになる旨通知した。この通達は、あらゆる乳児の生命に備わる等しい価値を強く主張するレーガン政権の意図を改めて裏付けた、いわゆる「ベビー・ドゥ施行規則」で徹底された。「ベビー・ドゥ施行規則」は連邦裁判所で最終的には無効にされたが、3度目の対応が児童虐待予防・処遇法の修正案として議会で承認されたのである。これは、——もはや「ベビー・ドゥ施行規則」ほど厳しいものではないが——それでも、「不十分であると予想された個人の能力、あるいは、現実に不十分な個人の能力といったものを考慮に入れることは、……不適切であり、そうした考慮に基づいて医療に関する決定を下してはならない」[19]と規定している。

　すべての乳児を——その現在ないし将来の生命の質にかかわらず——平等に扱うように要求することで、レーガン政権は英米法の根本的信条を支持した。サンフォード・カディシュ（Sanford Kadish）が言うように、法の前では、

> あらゆる人の生命は、人の生命が他のものに還元できない価値があるということだけに基づいて、その維持を等しく請求しうると見なされなければならない。それ故、生命それ自体の価値の他に、特定の生命の価値を考慮に入れてはならない[20]。

　最近のオーストラリアの訴訟事件でも、最高裁判所の裁判官、ヴィンセント判事は、法律をこのように解釈したと思われる。生命維持治療が行われなかったと主張された二分脊椎の乳児の事件に論評を加えて、彼は、「法は、生命の質に関して決定を下すことを許容しないし、いかなる人についてもその価値について評価を下すことをも許容しない」[21]と強調した。

　しかし、人の生命が「他のものに還元できない価値」を持ち、生死に関わる決定を下す場合、特定の生命の質や種類を考慮してはならないと

すれば、たとえ一方の患者が不可逆的な昏睡状態にあり、他方の患者には回復の十分な見込みがあるとしても、一方の患者を延命するために、もう一方の患者を延命するのと同じ努力を払わなければならないということになる。極端な場合、このことは、特定の患者が、「死んだほうがよい」だろうと判断されたとしても、延命するために可能な限りのことを常にしなければならないということを意味する。少なくともある医師は「生命の神聖性」教説をこのように解釈している。著名ながん専門医デイヴィッド・A・カーノフスキー（David A. Karnofsky）は、「患者は医師に命を預ける、そしてできるだけ長くその命を維持するのが医師の義務である。たとえその患者が「死んだほうがよい」と判断されたとしても、医師がそれ以外のことをするのが可能であるとされてはならない」[22]と言っている。

　この態度は、残酷で患者の利害に鈍感だという感じを多くの人に与えるかもしれないが、それは「生命の神聖性」教説とは矛盾しない。それは、どのような人の生命をも意図的に終わらせることを絶対に禁止し、またそのことにより、人の生命の延長あるいは短縮に関する限り、意思決定の根拠として「生命の質」を考慮に入れることをも絶対に排除する。

　「生命の質」を考慮に入れないことは、既に**原理Ｐ２**に含意されているが、**原理Ｐ３**は、この重要な含意を明確にするだろう。

>　Ｐ３：人の生命の延長あるいは短縮に関する決定の根拠として、その質あるいは種類を考慮に入れることは絶対に禁止される。

　このように「生命の質」を考慮に入れないことを明確にすることには、かなりの利点がある。第一に、生命の質あるいは種類は道徳的に意味がない（1章第3節と1章第4節を参照）とする見解と関連したいくつかの面倒な哲学的な問題がある。そして第二に、4章で見るように、「生命の神聖性」観を支持していると考えられる人たちが生と死に関して下す判

断は、典型的には、問題となっている生命の質あるいは種類に基づいている。

我々が今、P2とP3を結合するならば、「生命の神聖性」教説の禁止範囲を明確にし、私が「生命の神聖性」原理（SLP）と呼びたいものを捉えたことになるだろう。

> **SLP**：意図的に患者を殺すか、意図的に患者を死ぬにまかせること、そして、人の生命の延長あるいは短縮に関する決定を下すに当たりその質あるいは種類を考慮に入れることは絶対に禁止される。

今や我々は、「生命の神聖性」観の禁止範囲を確定したので、倫理的観点から見て重要な問題を検討しなければならない。その問題とは、生命を終わらせるという禁じられた行為が悪いとされるのはなぜかというものである。

3　生命を奪うことはなぜ悪いのか

本節の表題に置かれた問いに対しては、いくつかの答え方が考えられる——宗教的な霊感を受けたものもあればそうではないものもある。人の生命を奪うことがなぜ悪いのかに関するありふれた主張は、神のような権威がそうだと言っているというものである。

西欧倫理思想の展開過程では、権威に訴えることは広範に行きわたっている。歴史的には、そのような主張は2種類の権威、すなわち宗教的教えかあるいは社会的慣習に則してしばしばなされてきた。しかし、G・E・ムーア（Moore）、R・M・ヘア（Hare）等が、権威への訴えは一種の（超）自然主義であって、擁護しうる倫理的立場ではないことを決定的に示している[23]と私は考えるので、人の生命を終わらせることがなぜ悪いのかに関してはどのような有神論的説明も採用しない[24]。

また、「単に、しかじかの特定可能な種類の行為であるという記述だけに基づいて」[25]悪となる（無辜のものを殺すというような）ある種の行為があるのだという主張を、適切であるとも私は見なさない。こうした考え方をとることは、ジョナサン・ベネット（Jonathan Bennet）が力強く論じているように、道徳的思考から全く身を引いてしまうことになると言ってよかろう[26]。

　いっそうもっともな答えは、人の生命を奪うことが悪であるのは人の生命に価値があるからであるというものである。実際、既に見てきたように、「生命の神聖性」の伝統は、人の生命を単に不可侵であるばかりでなく価値があるとも見なす。バチカンの『安楽死に関する宣言』は、安楽死と自殺の禁止を「人の生命の価値」[27]という表題のもとに論じている。そして、チーフ・ラビのジャコボヴィッツ師（Jakobovits）が、人の生命には無限の価値があるとするとき、「生命の神聖性」の伝統に属している１つの重要なテーマを捉えている。

　　ユダヤ教が本来の安楽死のいかなるものに対しても断固として反対するその背景となる根本的な考え方は、どの人の生命にも無限の価値があると見なすところにある。無限性は、定義上不可分なので、生命の断片はことごとく、どんなに小さなものでも同等に無限のままであり、従って生命を70年短縮するのかそれとも２、３時間しか短縮しないのか、あるいは、殺人の犠牲者が若くて強健であったのか老人で身体や精神が衰弱していたのかどうかは、道徳上の違いを生じさせないということになる[28]。

　タルムード法の教授モウシェ・テンドラー博士（Moshe Tendler）は、この立場を確認している。

　　人の生命には無限の価値がある。さらにこのことは、一片の無限性

も無限性であって、ほんの束の間しか生きられない人も60年生きる人と同様に価値があることを意味する……。障害者は、倫理的文脈で見れば、完全な人間であることを意味する。この価値は、絶対的な価値である。余命、健康状態、あるいは、社会に対する有用性と相関的であるわけではない[29]。

プリンストン大学の宗教学教授、プロテスタント神学者ポール・ラムジー（Paul Ramsey）も、同様の考え方をする。

（例外なく致命的であるテイ・サックス病の乳児が生きる6カ月間は）不可逆的老化が始まる前に70年間生きることよりも、神にとって価値がない命の期間である、と言うべき理由は全くない。真のヒューマニズムなら同じことを別の言い回しで言うだろう。この世で何も達成しないからといって、この数カ月の乳児の生命に価値がないと見なすのは、還元的自然主義か社会的功利主義だけである。我々の生きる歳月には、帰結の如何にかかわらず等しい価値がある。死が時に応じていっそう悲劇的なものとなるわけではない[30]。

そして、もしこのような有神論的説明が人の生命に絶対的価値を置くとすれば、少なくとも医療行為に関する限り、世俗的な法理論もそうである。エドワード・カイザーリング（Edward Keyserlingk）が、カナダ法律改革委員会のために書いた研究報告書『生命の神聖性かそれとも生命の質か』のなかで述べているように、

医療の世界で、生死に関する決定と生命の完全性が直接問題となるとき、法理論は、生命の神聖性を、禁止事項、責任及び制裁を決定する際のいくつかの要因のうちの1つに過ぎないと考えているわけではないように思われる――それは、決定的で根本的な要因である[31]。

3 生命を奪うことはなぜ悪いのか　19

　しかし、人の生命は神聖である、あるいは、(無限に)価値があるが故に、それを奪うことは悪であるという答えは、一見もっともらしいが、同語反復に近いので納得のいくものではないだろう。その答えは、単に、生命を奪うことによって失われるものに価値があると断言しているに過ぎない。人の生命を奪うことがなぜ悪であるかに関するいっそうもっともな答えは、こうであろう。すなわち、人の生命は非常に特別な種類の生命であるが故に、それを奪うことは悪である。このように、生命を奪うことが悪であるのは、人の生命には絶対的な価値があるということが事実だとして、その事実のせいである。

　しかしまた、この答えは、人の生命に特別な意義を与えるのは何かと問うことができるが故に、納得のいくものではない。ここで、人の生命が神聖なのは、それが羽根のない二足動物の形態をとるからだとか、あるいは、それがホモ・サピエンスに属すると認定できるからだとか答えても、十分ではないだろう。言い換えれば、人の生命を奪うことが悪いということが、「種差別主義（speciesism）」（5章でさらに十分に論じられる観念）として知られるようになったもの——つまり、人の生命を、それが人のものであるという理由だけに基づいて、その他の有意味な点で違いがない人以外の生命とは異なった扱いをすることを、道徳的に正当化しうるとする見解——に基づくものであってはならない[32]。

　むしろ、是認しうる答えは、人の生命が単に人の身体的生命であるということ以外に、意識や、快適な状態を経験する能力のような、人間の本質的な特徴に言及しなければならないだろう。これが答えだとすれば、人以外のある種の動物の生命も神聖性を持ち尊重されるべきだということになるだろう。

　あるいは、その答えは、人は理性的で目的を持つ道徳的存在者であり、希望、野心、選好、人生の目的、理想等を持つが故に、人の生命は神聖性を持つということになるかもしれない。ここで述べた特徴は、どのような倫理学説を支持するかによって異なるだろうが、明らかなことは、

このアプローチを採用すれば、人の生命は、人の生命であるが故に、神聖性を持つと言っているわけではなく、むしろ、理性的であること、選好を満足させること、理想を抱くこと等が神聖性を持つと言っているということである。もちろん、人の生命を奪うことは悪である、と依然として考えられるかもしれない。だが、それは、人の生命が、理性の存在、快適な状態を経験すること、あるいは、何であれ価値ある特徴と考えられる他のすべてのことの前提条件である限りに過ぎない。しかし、この見解をとるとしたら、不可逆的な昏睡状態にある人の生命、あるいは価値があると見なされる特徴を全く備えていないし将来も決して備えることはないと考えられる人の生命を終わらせることが、一応なりとも悪であると論ずることは、困難であろう[33]。

しかしながら、それは「生命の神聖性」の伝統の根底にある見解ではない。「生命の神聖性」の伝統に即するならば、人の生命はすべてその質あるいは種類にかかわらず同一の価値があり、保護に対する平等な請求権を持つ。言い換えれば、人の生命は、それ以上の目的（意識を持つこと、理性的であること等）の手段とは見なされず、内在的な善と見なされる。伝統的な道徳思想家の言葉を借りれば、人の身体的生命は、ボヌム・ウティレ (*bonum utile*)、すなわち有用な善ではなく、むしろ、ボヌム・ホネストゥム (*bonum honestum*)、つまり善それ自体である[34]。サンフォード・H・カディシュが、先の引用で述べているように、「生命は他のものに還元できない価値である。それ故、生命それ自体の価値の他に特定の生命の価値を考慮に入れてはならない」[35]。あるいは再度引用することになるが、バチカンの『安楽死に関する宣言』に述べられているように、「胎児であれ胚であれ、乳児であれ成人であれ、老人であれ、あるいは不治の病に罹患している人であれ、死にゆく人であれ、無辜の人間を殺すことを、いかなるものも、何人も、どのような方法であれ許すことはできない」[36]。

この立場は、生物学者ジーン・ロスタンド (Jean Rostand) によって要

約され、「尊重に値せず、熱意と確信を込めて保護するに値しないほど、低級で、価値が低く、退廃し、あるいは貧窮に陥った生命などない」と記されている。[37]

　しかし、人の身体的生命は基本的な内在的善であるとする考え方は、たとえ是認されるとしても、人の生命を奪うことを常に悪であるとする完全な「生命の神聖性」観を支持するためには不十分である。差し当たり、単なる人の身体的生命が基本的な善あるいは内在的な善であることを受け入れてみよう。しかし、たとえ我々がその命題を受け入れるとしても、ここからいかにして「生命の神聖性」観の支持者たちが生命を意図的に終わらせることに対する絶対的な禁止を引き出すことができるのかは、もちろん明らかではない。人の生命はそれ自体において善であるという命題に含意されていることは、人の生命を奪うことは一応は悪であるということに過ぎないのであって、そうすることが常に絶対的に悪であるということではない。というのは、もし生命が基本的で内在的な善であるならば、2つの生命を救うために1つの生命を意図的に奪うことに対してどのような反論がありうるのだろうか。生命を意図的に終わらせることの一応の悪さよりむしろ、そうすることに対する絶対的禁止は、どこか別のところから由来しなければならないし、実際にそうである。次節で見るように、生命を意図的に終わらせることに対する絶対的禁止の起源は神学にあり、その特定の枠組みを離れてはほとんど意味をなさないのである。

　さらに、「生命の神聖性」教説によると、単なる人の生命に内在的価値があり、生命を終わらせることの悪が、価値を持つものを取り去ることにあるとするならば、これは単に理論的に説得力のない立場であるばかりでなく、容認しえない実際上の帰結をもたらす立場でもある。「生命の神聖性」観に基づくならば、例えば、永続的な昏睡状態にある患者の生命を終わらせることは、意識ないし自己意識のある人の生命を奪うこととちょうど同じぐらいに悪いこととなるだろう。同様に、がん患者

の死期が切迫しており激痛に苦しんでいるという事実は、それ自体では、心臓発作を起こした場合その患者を蘇生させるのを差し控える理由とはならないであろう。「生命の神聖性」観に基づくならば、たとえ延命が患者にとって——あるいは他の誰にとっても——利益をもたらさないとしても延命しなければならないように思われる。生命が善でなくなりうるとする見解をとる人は、端的に間違っているということになろう。

　以下に見るように、医師も「生命の神聖性」教説の支持者たちも、必ずしも首尾一貫して、人の身体的生命はすべて等しく価値があり不可侵であるとする原理を適用しているわけではないのに、「生命の神聖性」教説は医療の倫理と法の理論的根拠となっている。この教説が多くの人にとっても納得できないと思われるとすれば、歴史に関する短い余談が、その教説が採用されるようになった経緯を説明するのに役立つかもしれない。

4　歴史に関する余談

　我々の知るどの社会も、人の生命に対する尊重の念を含むなんらかの原理を支持している。ジョージア・ハークニス（Geogia Harkness）が述べているように、

> 熟慮のうえで他人を殺すことを処罰に値する犯罪とする、生命に対する基本的な畏敬の念がどの社会にもあるように思われる。あらゆる社会に例外はある、……しかし、殺人に対する嫌悪は、すべての道徳的態度のうちでおそらく最も普遍的なものである[38]。

　しかし、殺人あるいは不正な殺しに対する嫌悪が普遍的なものであるとしても、何が不正な殺しかということに関しては、文化的伝統によって大きな相違があった。

西洋の伝統の起源に目を向けると、我々は、ギリシア・ローマ時代には必ずしもすべての人の生命が不可侵で保護に値するものと見なされていたわけではないということに気づく。奴隷や「野蛮人」は完全な生命権を持ってはいなかった。そして、人身御供や剣闘士の決闘は、様々な時代に容認されていた。スパルタの法は、奇形児を殺すことを要求した[39]。プラトンにとって、嬰児殺しは理想国家の定まった制度の一つである[40]。アリストテレスは、中絶を望ましい選択の１つと見なしている[41]。そして、ストア派の哲学者セネカは、「不自然なかたちで生を受けた子孫を我々は抹殺する。生まれつき虚弱で異常な子供さえ溺死させる」と悪びれずに書いている[42]。

　ストア派とエピクロス派の哲学者は、生命がもはやいかなる価値も持たない場合、自殺と安楽死は容認しうる選択であると考えていた。再度セネカを引用すれば、

> 私は、もし老年が私自身の大部分を損なわないならば、老年を見捨てはしない。しかし、もし老年が私の心をかき乱し、その様々な働きを粉々にして、私に生命ではなく単に生命の微かな兆候だけを残すとしたら、私は、崩れかけ、ぐらついている家から飛び出すだろう。病気が治療できて、私の魂を妨げない限り、私は死を追い求めることによって病気から逃げたりはしない。私は、ただ苦しんでいるからといって、自分自身に荒々しく手をかけることはしない。というのは、そのような状況での死は、敗北だからだ。しかし、もし苦痛を常に堪えていなければならないことが分かったとしたら、苦痛の故ではなく、私が生きるすべての理由に関して苦痛が妨げとなるが故に、私は去る[43]。

　そして、こうした考え方からの逸脱（そのうちの１つは、以下で手短に論ずることになるヒポクラテスの誓いである）はあったが、中絶、嬰児殺し、自殺、安楽死というような行いは、古代においては今日ほど禁

じられていなかったということは、多分正しいであろう。奴隷や「野蛮人」を殺すこと、剣闘士の闘い及び人身御供のみならず、中絶、嬰児殺しや安楽死も不法とし、人の生命を保護する範囲が徐々に拡大していった。

　西洋道徳思想史のほとんどの研究者は、ユダヤ教、とりわけキリスト教の興隆が、人の生命は価値があり尊重に値するという普遍的感情に大いに貢献したということに同意する。

　W・E・H・レッキー（Lecky）は、『ヨーロッパ道徳思想史』のなかで、今や古典的なものとなった人の生命の神聖性に関する説明をしている。

　　不死の存在者と見なされ、幸福あるいは悲惨の両極端に運命づけられ、贖罪のための特別な共同体によって互いに結びつけられたキリスト教徒の最初の極めて明白な義務は、同胞を神聖な存在者と見なすことであった。そして、この観念から、人の生命の神聖性というとりわけキリスト教的な観念が生じた。我々の情け深い感情を大いに掻き立てただけでなく、面白半分に人を殺すことや単なる都合しだいで人を殺すことはすべて罪深いことだ、と教義に基づいて明確に主張し、そうすることによって、当時存在していたいかなる規準より高い規準を設定したことは、キリスト教の最大の貢献の１つであった。……奴隷、剣闘士、野蛮人あるいは乳児といった最もささやかなもののうちにある生命と徳に対するこうした細心で誠実な配慮は、実際、異教の精神にとっては全く無縁なものであった。それは、個々の不死なる魂の計り知れない価値というキリスト教の教義によって生み出された[44]。

　確かに、キリスト教興隆以前にも、いくつかの哲学学派や宗教団体が人の生命に対する強い尊重の念を表明したが、そのような考え方は少数派によって抱かれていたに過ぎないと通常は考えられている。例えば、ルートウィグ・エーデルスタイン（Ludwig Edelstein）が紀元前４世紀のものとするヒポクラテスの誓いは、既に、ユダヤ・キリスト教の影響と

は独立に、中絶、安楽死及び自殺を強く非難している。しかし、エーデルスタインが正しいとすれば、この誓いは単に「ギリシア人の少数意見」を表していたに過ぎず、キリスト教が支配的宗教になった古代末期までは一般に受け入れられていたわけではなかった。エーデルスタインは、この誓いをピタゴラス学派に帰するのであるが、この学派は「我々は皆、神の兵士であり、定められた部署に配置されている。そこを離れることは我々の造物主に対する反逆である」ということを根拠に自殺を強く非難した[45]。

　人の生命の神聖性という観念の発展にとってピタゴラス学派の重要性がどのようなものであれ、彼らの考え方のうちの少なくとも一部、つまり、神が我々に特定の部署を割り当てたが故に我々は我々自身の生命を取り去ってはならないという信念は、我々は神の所有物であり、故意に人生の持ち場を放棄してはならないと考えているさらに影響力のあるキリスト教の伝統（カトリックとプロテスタントの両方）のなかに受け継がれているように思われるだろう。キリスト教の伝統では、生命は我々が好きなように処分してよい我々自身のものではなく、「全くの贈品、貸与物であり管理物」[46]である。このような諸前提から極めて論理的に、「ただ神のみが、無辜の人の生命を奪う権利を持っており」[47]、「人は、神の命令が下るまで、自らの悲惨さの重みで沈み押しつぶされるまで、定められた時を待たねばならない」[48]ということになる。

　そこで、この考え方によれば、不可侵性もしくは神聖性を有するのは人の生命そのものではない。むしろ、神聖性を有し侵害されてはならないのは、神の意志である。神学者カール・バルト（Karl Barth）が言うように、「生命自体がこの尊重の念を生み出すのではない。神の命令が生命に対する尊重の念を生み出す」[49]。このように、悪であるのは、殺すこと自体ではなくて、神の意志に反して行為することである。言い換えれば、殺すことは、それ自体として、あるいは、犠牲者に対してなすことの故に悪い行為となるのではなく、むしろ、単に神の意志に反するが

故に悪なのである。

　しかし、「生命の神聖性」教説によれば、人の生命は単に不可侵なものであるばかりでなく、価値があるものでもある。それでは、キリスト教の伝統のなかで著作する人たちは、どこにこの価値を位置付けるのか。人は不死の魂を持つが故に人の生命は価値があり尊重に値するとしばしば考えられている。W・E・H・レッキーは、既に見たように、キリスト教徒の「人の生命に対する細心で誠実な配慮」を「個々の不死なる魂の計り知れない価値という教説」に帰属させる。しかしここで、計り知れない価値のある不死なる魂を各人が持っているという信念から、身体的生命そのものが価値を持つということは必ずしも言えないということに留意すべきだ。こうした文脈では、例えば、身体は墓ないし牢獄であり、そこから不死なる魂は解放されようとする、と考えるのが極めてもっともなことに思える。そして、身体と魂が1つであることを積極的に論じようとすることができるであろうが、いっそうもっともな答えがプロテスタント道徳神学者であるポール・ラムジーによって提出されているように思われるだろう。人の生命の価値は、「神がそこに付与する価値に究極的には基づいている」とラムジーは考えている。言い換えれば、神が自分の創造物の価値を重くみるが故に、人の生命には価値がある。従って、この考え方によれば、価値は人の生命のなかにはない。むしろ、それは各人に神が授けた「外から」の価値であり、「人に内在する」ものではない[50]。人の生命は、内在的価値を持たない（それを所有している人がその価値を重く見るが故に価値があるわけでもない）。むしろ、人の生命の価値は、外在的な源泉、即ち神に由来する。このことは、神が人の生命の価値を重く見ることに基づく「汝殺すなかれ」という戒律に反する限りにおいてのみ、人の生命を奪うことが悪であるということを意味する。

　従って、人の生命の神聖性に関するこのような説明は、以下の考え方すなわち、倫理の本質は神の意志との一致にあるのであり、人の生命を

終わらせるかあるいは延命しないことに関して内在的な正邪は何もないし、人の生命にはそれ自体神聖なものは何もないという考え方に基礎を置いている。さらに、神が正邪善悪の最終的審判者である限り、神の命令には、例外なく従わなければならない——それは絶対的である。

　宗教はもはや普遍的に受け入れられてはいないし、倫理の根本は神の命ずることをすることにあるという信念も、もはや普遍的に受け入れられているわけではない。しかし、このような信念に基づく因習的態度は、今日相変わらず根強い。キリスト教の信仰がヨーロッパ思想を形成した長い間に、「生命の神聖性」観は、異論の余地のない道徳的伝統の一部となった。それは医療倫理と法の一部となった。例えば、トマス・モア卿がキリスト教の時代になって最初の重要な慈悲殺擁護論を提示したのは、ようやく1516年になってからであった[51]。そして、哲学者たちが、倫理が宗教的根拠を必要とするという考え方を疑い始めたのは、17、18世紀になってからのことだった。しかし、そのような最初の哲学的疑いから一般の人々の態度に根本的な変化が生じるまでには長い道のりがある。生命が宗教的な意味で神聖であるとは、今日もはや一般には考えられていないのに、宗教的信念がもたらしたこうした倫理的態度は、人の生命はその質や種類の如何にかかわらず絶対に不可侵であり等しい価値を持つという深く根ざした信念と、生命は適宜処分してよい我々のものではないのだから自分自身の生命であれ他人の生命であれ決して取り去ってはならないという深く根ざした信念のなかに、依然として表明されている。

　しかし、生命の神聖性の非有神論的説明がまさに含意していることを今や明確にしなければならない。生命は神の賜物でありその価値を神から受け取っているが故に単なる身体的生命に神聖性があると考えることにはなんらかの宗教的意味があったかもしれないが、単なる身体的生命に内在的価値があり絶対的に不可侵であるということには、哲学的意味はほとんどない。——というのは、生命の神聖性に関する世俗的な説

明に基づいて、この考え方を支持するためのもっともな理由をあげることは、ほとんどできないと考えられるからである。既に述べたように、生きている状態がそれ自体で価値があるが故に生命を終わらせるか延命しないことは悪であると主張することは、人の生命の不可侵性の論証としてはほとんど不十分である。それは、我々が維持しないものあるいは生命を奪うことにより取り去られるものに価値があると主張しているに過ぎない。永続的に昏睡状態にある患者の生命を終わらせることは本質的に悪であるとするどのような理由がありうるだろうか。苦痛しか経験せず、その生存を「死よりひどい」ものにする、重度の障害を負った乳児の延命を差し控えることを、本質的に悪であるとするどのような理由がありうるだろうか。

　要点は次のようになる。「生命の神聖性」観の世俗的な説明は、人の生命を善それ自体ではなくむしろ「何か他のもの」の前提条件と見なすすべての人にとっては、ほとんど説得力がないだろう。例えば、それは永続的な昏睡状態にある人の生命を死より決して望ましくないと考えるすべての人にとっては、魅力のない立場だろう[52]。つまり、大多数の人にとって大切なのは、単なる生命ではなく、むしろ、生命によって可能となるものの価値を我々が重くみているということである。このことは、功利主義の哲学者ヘンリー・シジウィック（Henry Sidgwick）が、ハーバート・スペンサー（Herbert Spencer）に反論して、道徳の機能を次のように説明する際に述べられている。道徳の機能は、

　　人間社会が全員そろったかたちで存続するために必要な習慣や感情を維持することにある。……しかし、このことは、単なる人間という有機体の存在が、たとえ永遠に延長されたとしても、なんらかの点で望ましいものと思われるからではない。それは、概して望ましいものである「意識」（Consciousness）を伴っていると想定されるから、望ましいものであると見なされるに過ぎない。それ故、我々が究

極的な善と見なさねばならないのは、この「望ましい意識」（Desirable Consciousness）である[53]。

　「望ましい意識」が究極的な善であるのかどうかは、我々の目下の関心事ではない――もっとも、私は、5章でこの問題及びそれに関連のある問題を提起することになる。しかし、明らかなことは、「生命の神聖性」観を支持する人々が、ヘンリー・シジウィックや仲間の功利主義者たちによって提示された議論に鈍感ではないということである。しかし、「生命の神聖性」教説の支持者は、意識の状態というような帰結主義的な考慮に注意を払う限り、純粋な絶対主義的態度を捨てている。そして、以下で見るように、純粋ではない絶対主義はいくつかの極めて深刻な問題に直面するのである。

5　汝、殺すなかれ　されど強いて生きさせんとするにおよばず

　「生命の神聖性」教説を支持すると公言する多数の医療専門家は、その教説が説く教えを実践していないように思われる。毎年、何千人もの障害児が「死ぬにまかされて」いるし[54]、末期状態の患者はあらゆる可能な手段を用いて延命されているわけではない[55]。そして、不可逆的な昏睡状態にある患者の生命維持処置が、数分以内に死ぬ可能性が高いという明確な予想のもとに中止されている[56]。しかし、そのような生命は容易に利用できる手段によって延長でき、しかも延命しない決定が下されるとすれば、すべての生命を等しく価値があり不可侵なものとしては扱わない実践に我々は直面しているように思われる。このことを「生命の神聖性」観を支持する人たちは否定する。彼らは絶対的な「生命の神聖性」原理が限定された生命維持義務と結合されうると信じている。

　医師は、かくして、一部の患者を死ぬにまかせる実践を支持して、19世紀の詩人アーサー・クラフ（Arthur Clough）をしばしば引用する。アー

サー・クラフは、本節の表題に掲げた詩句を流布させた。

　　　　　汝、殺すなかれ
　　　　　されど強いて生きさせんとするにおよばず

　しかし、幾分皮肉なことに、この詩句は、しばしば理解されているように権威ある倫理的宣言として意図されたものではない。むしろ、風刺詩『最近の十戒』から採られたものである。それは次の詩句で始まる。

　　　　　汝、唯一の神を崇めよ
　　　　　二神にまみえていかでか生きながらえん
　　　　　何の偶像も刻むべからず　金のみ崇めよ[57]

　このように、アーサー・クラフ自身は、「生かそうと努めないこと」が殺すことより道徳上幾分なりとも推奨されると考えているようには思えない。しかし、殺すことと、少なくともある種の死ぬにまかせる事例との間には道徳的に意味のある相違が存在するという見解が流布している。それは例えば、1973年と1986年に米国医師会が出した方針の声明に示されている。1973年の声明は、医療の専門家が支持するものに反するとして生命を意図的に終わらせることの非難に始まり、続いて死ぬにまかせることを明らかに容認する。

　　　生物学的死が切迫しているという反論し難い証拠がある場合に、その身体を延命するために通常ではない手段を用いるのを中止することは、患者及びその直近の家族、あるいはそのいずれかが決定すべき事柄である。医師の忠告と判断は、患者と家族あるいはそのいずれかに、自由に利用されるべきである[58]。

同様に 1986 年の医師会声明は、医師は「意図的に死を引き起こすべきではない」とし、続いて、患者を死ぬにまかせる (allow a patient to die) ことが許される条件の概要を述べている[59]。

同じ一般的な信念は、バチカンの『安楽死に関する宣言』[60] に含まれ、オーストラリアの医学生の倫理・法律教育の一部であり[61]、また、しばしば法によって容認されている[62]。このように我々の道徳的ならびに職業的行動規範は殺すことと生命を意図的に終わらせることを非難し、一部の患者を死ぬにまかせる実践を容認し、推奨さえする[63]。何故に殺すことは死ぬにまかせることと異なるのか、あるいは、死ぬにまかせることより悪いことになるのかということについて、様々な根拠が「生命の神聖性」観の支持者によって提示されている。それらの根拠は、以下の各章で検討される。ここでは我々は、「生命の神聖性」原理の支持者は、殺すことは常に悪であるが、医師が患者が死なないように処置するのを差し控えることは必ずしも悪ではないという見解に広く同意している、と単に指摘することにとどめるべきだろう。

延命できる生命のすべてをそうしなければならないというわけではないと考える「生命の神聖性」原理の支持者は、私が条件付き「生命の神聖性」原理 (qSLP) と呼んだものを支持している。

> **qSLP**：患者を意図的に殺すか、意図的に患者を死ぬにまかせること、そして、人の生命の延長か短縮に関する決定にその質あるいは種類を考慮に入れること、これらは絶対的に禁止される。しかし、死なないように処置するのを差し控えることは時として許される。

内的整合性を保つためには、この qSLP は、死なないように処置するのを差し控えることが生命を意図的に終わらせる事例に該当しないか、あるいは、少なくとも必ずしもその事例に該当するとは限らないということを前提しなければならない。さらに、いかなる人の生命であれそれ

を意図的に終わらせることに対する絶対的禁止は、予見された死を結果としてもたらす作為や不作為のうち許容できるものと許容できないものとを区別するために採用された原理が、「生命の質」を考慮に入れてはならないということも含意している。

　2、3、4章で、私は、これらの諸前提が間違っているということを論証する。第一に、私は、qSLPの支持者の実践的判断が典型的に「生命の質」を考慮に入れているということを示すつもりである。第二に、死を引き起こすことが禁止されている事例と許されている事例とを、——qSLPの支持者たちが我々に区別してもらいたいと思っているような仕方で——区別できるようにする、意図に関する首尾一貫した理論がない以上、我々は死なないように処置するのを差し控える事例すべてを、生命を意図的に終わらせる事例と見なさねばならないと私は論じる。もしこれが正しいならば、qSLPは、不整合の故に放棄されねばならない——というのは、それは生命を意図的に終わらせることを禁じると同時に容認しているからである。

6　整合性と倫理学

　「生命の神聖性」観の支持者と、例えば帰結主義的な「生命の質」倫理の支持者との間の不一致のような、道徳上の意見の不一致は、調停不可能で際限がないとしばしば考えられている。例えば、アレスデア・マッキンタイア（Alasdair MacIntyre）は、絶対的な道徳法則に関するトマス主義あるいはカントの観念が、個人の権利とベンサム以後の功利性の観念に関する諸前提と対立する場合、これらの諸前提は、互いに通約不可能であり、「議論は、典型的な形では、主張と反論のますます甲高い声を上げる闘いになる」ことが分かるであろうと論じている[64]。

　同様に哲学者フィリッパ・フットは、1958年に出版された著名な論文で、倫理上の議論は、通常の意味での議論と同程度に想像力に頼るの

で、しばしば行き詰まると言う。一方の人が分かっていることを他方の人が単に「見る」ことができないかもしれないのである[65]。しかし、フィリッパ・フットが少なくとも部分的には正しく、究極目的の問題が直接的証明になじまないかもしれないことを認めるとしても[66]、このことは、倫理的議論が全く不可能だということを意味するものではない。「見る」ことができない人にとって、純粋理論の高みを少なくとも一時的に断念し、自分自身の根本的な原則と他者の根本的な原則が具体的な状況のなかでまさにどのようなことに至りつくのか見るために、それらの原則を具体的状況に当てはめることは、価値ある経験かもしれない。通常の哲学的想像力が挫折するところでは、このことが役立つかもしれない。加えてさらに重要なことには、たとえ究極目的が非合理的であるとしても、理性にはなお、道徳上の論争を調停するに当たって果たすべき主要な役割がある。R・M・ヘアは、倫理的議論における理性的方法の重要性を強調し[67]、J・L・マッキー（Mackie）[68]やJ・J・C・スマート（Smart）[69]のような現代の主観主義者は、倫理的判断が経験的知識に基づかず、検証も反証もされえないとしても、道徳的判断を支持する議論は、それにもかかわらず理性的な方法による解決になじむ、ということに同意している。

　倫理的思考の歴史を通じて多分誰もが同意している1つのことは、倫理的判断は整合的でなければならないということである。整合性は、もちろん、特に倫理学上の要件ではない、むしろ、最小限理性的なすべての論考の基本となる形式的要件である。また、整合性は十分な要件でもない。R・B・ブラント（Brandt）が述べたように、「悪魔は完全に首尾一貫しているかもしれないが、彼のすべての倫理的原理は正しくない」[70]。ある人は、例えば、人種差別主義ないし性差別主義の原理に従うことで全く首尾一貫しているとしても、こうして反倫理的に行為しうるだろう。しかし、それにもかかわらず、理性と整合性は分かち難く結びついているという事実は残る。整合性は、合理性あるいは倫理的判断にとって十

分な要件でないとしても、必要な要件ではある。理性が他のいかなるものを含んでいると考えられようとも、——ここで一覧表を挙げるのは長くもなり煩瑣にもなるだろう——理性が整合性を含むだろうということは確かである。もし誰かの倫理的見解の内的不整合性を暴くことができるとすれば、我々は確実にそれに致命的な一撃を加えたことになろう。

　本書は、条件付き「生命の神聖性」原理の支持者たちの考え方が含む2つの主要な不整合性を、議論の対象とする。qSLP の支持者たちは、少なくとも1つの点で、しかし典型的には2つの点で整合的でない、と私は主張する。

1．ある状況では死なないように処置するのを差し控えることが許されると考える点で、彼らは生命を意図的に終わらせることは常に絶対的に禁じられているとする、先に受け入れられた原理に反する。死なないように処置するのを差し控えることは、その状況では生命を意図的に終わらせる事例に該当すると私は主張するつもりである。
2．彼らは、すべての人の生命は平等であると主張するが、それにもかかわらず、限定された生命維持義務の論拠として「生命の質」を暗黙のうちに考慮に入れている。

　典型的には、qSLP の支持者は、自分の判断が「生命の質」を考慮に入れているということ、あるいは、その判断が生命を意図的に終わらせることの例に該当するということを否定する。むしろ、生命を意図的に終わらせる場合と、行為者が死なないように処置するのを差し控える場合とを道徳的に意味のある仕方で区別できるようにする、と彼らが主張するいくつかの可能な区別を挙げる。そのような区別の例として挙げられるのは以下のようなものである。

──作為と不作為
──死を引き起こすこと（causing death）と死ぬにまかせること（allowing death to occur）
──通常の治療手段と通常でない治療手段
──死を意図することと、行為者の作為か不作為の帰結として起こると考えられる死を単に予見すること

　これらの区別がそれ自体で「生命の質」の考慮と関わりなく道徳的意義を持ち、そして、生命を意図的に終わらせることは常に悪であると考えられるのに対して、生命を維持するのを差し控えることは必ずしも悪ではないことを示すために、それらの区別を援用しうるというのが、その論拠である。

　いっそうもっともらしい区別が提示されたとしても、そのいずれもそれ自体道徳的意義を持たないということを示しうるし、生命を意図的に終わらせるという禁止された事例と見なされるものと、延命しないという許容される事例と見なされるものとの間の唯一適切な区別は、「生命の質」あるいは帰結主義的考察であると、私は考える。このことは、純粋な絶対主義的「生命の神聖性」原理と限定された生命維持義務とを結合させようと望むすべての人は、論理的に一貫していないということを意味している。

　従って、本書の中心となる議論は、条件付き SLP は、内在的に不整合であるが故に維持しがたいものであり放棄すべきだということである。「純粋な」「生命の神聖性」原理は、限定された生命維持義務で調整されないまま置き去りにされる。我々がこの原理に従って行為するならば、医療は、他のあらゆる医療上の目的ならびに社会的目的より生命維持が優先される熱狂的な局面に突入することになろう。そのような処置が個々の患者の利益になるかあるいは危害を及ぼすかにかかわらず、わずかな生命の断片でもことごとく維持されねばならないことになるであ

ろう。しかしながら、そのような立場は単に直観的に納得できないだけでなく究極的に理解不可能でもある。

絶対主義者の原理は、作為と不作為の区別あるいは意図された帰結と予見された帰結の区別に関して、境界を前提とする。後に論じるように、この境界が納得のいくかたちで定められないとすれば、純粋な SLP は行為の指導原理としては破綻する。もし行為者が意図することに対してと同様に、作為（あるいは不作為）のすべての予見される帰結に対して等しく責任があるとすれば、SLP は両立しえない行為を要求し、原理が絶対的ではありえなくなるような対立事例が生じることになるだろう。つまり、行為者が何をしようがしまいが、生命を意図的に終わらせることに対する絶対的禁止を破っていることになるだろう。従って、「すべき」は「できる」を含意するのだから、実際に両方を遂行することができない 2 つの作為（あるいは不作為）を、絶対的に義務付けることはできない[71]。このことは、絶対的 SLP が条件付きであれ無条件のかたちであれいずれも支持できないことを意味する。

条件付き SLP に固執する場合、我々は単に理論的に混乱した教説——哲学者や道徳神学者たちだけに興味のあるもの——に直面するばかりでなく、実践上も擁護しえない帰結をもたらす誤った教説に直面することにもなる、ということを理解することが大切である。本書を通して明らかになるように、医療上の意思決定は、道徳上不適切な根拠にしばしば基づいており、整合的ではなく特異なものであり、そして、多くの不必要な苦しみをもたらし、限られた資源の浪費となる。

生と死に対する我々の支配力がますます増大するのを考慮すると、「生命の神聖性」観は、直観のレベルですらますます納得できないものになる。問題は、単に「新たな医学はすべてに異議を唱える」ということではない。アメリカの生命倫理学者ロバート・ヴィーチ（Robert Veatch）が指摘するように、「先端医療技術が惹起する生死の問題には、我々に道徳の根本問題のすべてを否応なく再考させる何か」[72]がある。

伝統的信条に対する固執は、ますます目に余る不整合という代償を払わなければ維持できない場合が多いので、我々は多くの道徳問題を再考せざるをえない。

　これらの不整合は、個々の医師や病院の特異な実践に現れているが、その源は、人の生命はすべて絶対的に不可侵で等しく価値があるが、それにもかかわらず、暗黙のうちに曖昧なかたちで「生命の質」を考慮に入れて患者が死なないように処置するのを差し控えることが時として許される、という究極においては支持しえない考え方にある。これらの和解されないし和解されえない信条は、ごく当然のこととして、生と死の決定の根拠となる「生命の質」の規準に関しても、また生と死の決定が実施される方法に関する限りでも、混乱した実践に行き着く。死ぬにまかせる緩慢でしばしば悲惨な方法が、患者が死ぬのを助けたりあるいは患者を殺すことより道徳的に望ましいと見なされる。

　しかし、医学と医療技術が進歩するに従って、我々の思考と行為の不整合はますます顕著となっており、もはや無視しえない。「認知的不調和」は、否応なく我々の考えることとなすことを批判的に吟味させる。このことは、我々の信念と行為における不整合が、それ自体で動機づけを与える要因となりうるということ、つまり、我々の倫理に関する考え方に深い影響を及ぼすということを意味する。このことについては、かなり異なった背景を持つ哲学者たちが同じ考え方をしている。ドイツのマルクス主義哲学者ユルゲン・ハーバーマス（Jürgen Habermas）は、次のように述べている。「規範的構造は、——生産力の発達で拡大される——世俗的知識と、伝統的世界観の教義との間の認知的不調和によって覆されうる」[73]と。

　ピーター・シンガー（Peter Singer）は、ベンサム以後の英国の伝統に基づいて著述しており、多少あっさりした散文体ではあるが、同じ主張をする。「もし我々が信念と行為に不整合を感じるとしたら、この不整合の感覚をなくすために何かをしようとするであろう。ちょうど空腹で

あればそれをなくすために何かをしようとするように」。そのための1つの方法は、「我々の信念と行為を真実かつ整合的に」[74]することであると、ピーター・シンガーは続けて言う。

　我々のこの関心事に関する限り、整合性の追求は、「生命の神聖性」教説の根本的信条、つまり、人の生命の絶対的不可侵性とすべての人の生命は等しい価値を持つという二つの信条を批判的に吟味することを伴わなければならない。本書は、そのような批判的吟味のためのものである。すべての批判と同じように、私の方法は、建設的であるというよりはむしろ概して否定的で破壊的である。私は、条件付き SLP が役に立たないだろうということ、そしてなぜそうなのか——それが容認しえない実践的帰結をもたらす混乱した原理であること——を示したい。

　しかし、もし私がこのことに成功したら、私は、シンガーやハーバーマスの言う意味で、つまり、「認知的不調和」を増大させ、あるいは、それを生み出すことで、そして、このようにすることで医療行為とその革命的な進歩が惹起した道徳的ジレンマに対する新たな見方に道を開けるのに役立つことで建設的にもなるだろう。そのような新たな見方は、もはや「生命の質」の考慮を無視できないだろうと言いたい。しかし、患者の生命の質や種類が、患者が生きるべきか死ぬべきかに関する道徳的に意味のある理由でありうるということを受け入れることは、「生命の神聖性」観を捨て、その代わりに「生命の質」倫理を受け入れることである。私は、5章でそのような「生命の質」倫理の概要を提示する。

　ここで、我々は出発点に戻る。コペルニクス革命は、単に地球が宇宙の中でその中心的位置を失っただけではなく、これを限りに存在の大いなる連鎖が断ち切られたことをも意味した。ジョン・ダンが言うように、太陽が失われ、宇宙が「すべて粉々」になり、「君主、臣下、父、子は忘れられたものとなる」。そしてまさにトマス・ホッブズやジョン・ロックが権威と服従の意味を新たに打ち立てざるをえなかったように、我々もまた、生物医学の革命に直面して、生と死の意味、人の生命に特別の

意味を付与するのは何であり、そしていつ（そして誰にとって）死が悪になるのかを、新たに創案しなければならないだろう。

「生命の神聖性」原理を無批判に維持することは、ソクラテスが、「吟味のない生活」と呼び、人間の生活ではないと見なしたものから成り立っている。どのようにして我々の生と実践を吟味することができるのか。理性的な対話と論証によってである。ユルゲン・ハーバーマスが言うように——そしてほとんどすべての哲学者が同意するように——1度異議を唱えられたなら、真理に対する異議は、より優れた論証の力によってのみ、合理的な根拠を与えることという観念の分析によってのみ決着をつけられる[75]。そしてそのような根拠は、5章で私が述べるように、「生命の質」規準を不可避的に含むことになるだろう。

そこで、まず初めに、私は、——因果的効力の観点からと道徳的責任の観点の両方から——、我々の熟慮のうえでの作為と不作為、あるいは、我々の研究のために適切な言葉で言うならば、殺すことと死ぬにまかせることとの間に区別を設けることができるとする伝統的な見解を検討したい。

第2章
死を引き起こすことと生命をながらえさせないこと

>　　　汝、唯一の神を崇めよ
>　　　二神にまみえていかでか生きながらえん
>　　　何の偶像も刻むべからず　金のみ崇めよ
>　　　……汝、殺すなかれ
>　　　されど強いて生きさせんとするにおよばず
>
>　　　　　　　　　　　　　　　A・H・クラフ「最新の十戒」

コーヘン：……見たところ身体的には何の問題もなく生まれてきたけれど実際には知的な障害がある、そのような子供があなたにいるとしましょう。あなたは、その子を生かさなければならないときっと言うでしょうね。いってみれば、生命を救う手段を取らないことと生命を消滅させる手段を取ることの区別をそこでするのでしょう。私の言っていることはあたっていますか？

ミラー　：ええそうですね。別の言い方をすれば、ダウン症の知恵遅れの子の、先天的な心臓の欠陥を手術することに意味があるとは思いませんが、元気なダウン症の子を殺すことにはまったく弁明の余地がないと思っています。

コーヘン：これは「汝、殺すなかれ。されども強いて生きさせんとするにおよばず」というA・H・クラフの考え方と全く同じことになるのでしょうね。大方の医師はこの教義に従うのではないかと思いますが、いかがでしょう。

ミラー　：そのとおりだと思います。

　　　　　　　　　「人を生かしておくこと」A・クロウ編『道徳と医学』
　　　　　（グラバー『死を引き起こすことと生命を救うこと』の引用による）

「このことも言わせてください、お母さん。どちらにしたって私たち誰もがみんな全ての人に対して罪があるのです。特に私には」。母親はそれを聞いて思わず笑ってしまった。涙をうかべながら笑ったのである。「まあ、どうしたというのでしょう」と母は言った。「すべての人に対して罪があるだなんて、それも特にあなたにあるだなんて。世の中には人殺しや盗人たちがたくさんいるでしょうに。それなのに他の誰よりもあなたに罪があるだなんて、いったい、あなたがどんな恐ろしい罪を犯したというの」。「あのね、お母さん、私のとても大切なお母さん」と彼は語りかけた。(そのとき彼はこんなにも優しさに満ちた、思いもよらない言葉を使い始めていたのである。)「あのね、私の大切なお母さん、大事な大事なお母さん、人は誰もがみんな、ありとあらゆるものに対して本当は罪があるということに気がつかなければいけないのです」。

ドストエフスキー『カラマーゾフの兄弟』(第6編 ロシアの修道僧)から

治療されないことになった赤ん坊の生はできるだけ短くするといった道徳的義務を、私たちは家族に対して持っているのでないかと思っています。……ここ1〜2年の間、私たちが積極的治療をしないと決めた乳児は、最初の4週間で100%死んでいました。

H・エックスタイン「二分脊椎、外科医の責任」

1　序　論──何が問題か

「生命の神聖性」原理(SLP)と、生命維持の限定された義務を結びつけようとする1つのやり方は、二重結果の原理の真理性を主張することである。この原理によると、人の意図することと、作為や不作為の、意図していない帰結として単に予見されることとの間には道徳上意味のある違いがある。二重結果の原理によると(無辜の人を意図的に殺すことのような)、それ自身において悪い行為がある一方、十分な理由に基づいてなされる何か別の行為の、意図していない副次的結果として死が生じるままにしておくことは許容されることになるかもしれない。二重結果

の原理が、道徳上なんらかの意味を持つためには、それは、このように、ある作為や不作為の、予見はされたが意図したのではない帰結に対して人は責任がない、あるいはとにかく責任が軽いか異なったものになるという前提に立たなければならない。二重結果の原理に対しては3章で反論する予定である。この章では、SLPで前提とされているように思われること、すなわち、（常に悪である）殺すことと、（常に悪であるというわけではない）死ぬにまかせることとの間には因果的責任という点で区別がありうる、そして、それ故に、道徳上の区別がありうる、という考え方を取り上げる。言い換えれば、殺すことの例と死ぬにまかせることの（ある種の）例を、道徳的に適切な仕方で区別することによって、条件付きSLPの支持者は不整合であるという非難を免れることができるかどうかを吟味するつもりである。

　殺すことと死ぬにまかせることを区別するために、「生命の神聖性」観を支持する人は、作為と不作為の区別をしばしば援用する。このようにする十分な理由があるように始めは見えるであろう。——というのは、もし無辜の人を殺すこと（作為）が常に悪いことであり、死ぬにまかせること（不作為）が少なくとも時には許容しうるものならば、このことは一方の側の行為あるいは殺すことと、他方の側の、少なくとも幾つかの不作為あるいは行為を差し控えることとの間には道徳的に有意味な区別が存在するということを前提としているように思われるからである。2章第3節でその考え方を論ずる予定のダニエル・ディネロ（Daniel Dinello）は、何かをすること（あるいは死を引き起こすこと）は意図して何もしないことよりも道徳上幾分多く非難に値するという[1]条件付き「生命の神聖性」原理に含まれる非対称性を擁護するにあたってそのことを述べている。しかし、条件付きSLPの擁護を作為と不作為の区別に基づいて行うのは始めはもっともらしく思われるとしても、そのような試みは、これから分かるように最終的には成功しない。

　それでは、死のような特定の出来事とその出来事に対する行為者の

道徳的責任との結び付きに焦点を合わせて議論を始めよう。因果性がそれを結ぶものとなる。——というのは、ある出来事が行為者のなす何らかのことの帰結であるということが、行為者がその出来事に責任があるということの必要条件であるからである。死のような出来事が、このように、刃物で刺したり銃で撃ったりする行為の帰結である場合、それは常に特定の出来事と行為の因果的連関を介しているのであり、この因果的連関によってこそ我々は行為者を同定しその行為者が問題の死に対して責任があると考えることができるのである。言い換えればその死は行為者のな・す・ことの帰結である。

しかし、行為者は、何かをすることによってのみある出来事を生じさせたり、引き起こすことができるのだろうか、それとも何もしないでそうすることができるのだろうか。一般常識と法律によれば、我々は、我々の作為の帰結のみならず少なくともある不作為の帰結に対しても因果的に、それ故道徳的法律的に一応責任があるとされている。このことは、前に引用した（オーストラリア）ニューサウスウエルズ州の犯罪法に明らかに示されている。それは殺人を次のように規定している。

>　告発されている死を引き起こした被告人の行・為・や被告人がなすのを怠・っ・た・事・柄・が、人命に対する無思慮な無関心、あるいはまた誰かを殺そうという意図や重大な身体的危害を与えようとする意図をもってなされたり、なおざりにされたりする場合、殺人が犯されたとされなければならない[2]。

法にとっては、因果関係が第一義的に重要である。例えば、ウイリアム・ワッディル２世（William Waddill Jr.）博士の裁判の間、（カリフォルニア）オレンジ（Orange）郡高等裁判所判事、ジェームズ・K・ターナー（James K. Turner）は陪審員に「被告人が、作為あるいは不作為によって、ベビー・ガール・ウイーバーの死の直接の原因となっているということ

に納得がいかないなら被告人に殺人の罪を負わせてはならない」[3]と語った。

　SLPの支持者は（ある）不作為が原因となりうるということに同意する。思い起こされるだろうが、バチカンの『安楽死に関する宣言』は安楽死を、「その本性からあるいは意図によって死を引き起こす作為あるいは不作為」[4]と規定しており条件付きSLPは殺すことと患者を死ぬにまかせるある種のものを両方とも禁止している。

　しかし、行為者が作為によって何かを引き起こすという観念は、比較的問題がないのに対して、不作為によって、しかも特定の種類の不作為を介してだけ行為者が何かを引き起こすという観念はそうではない。

　ハートとオノレ（Hart and Honoré）は『法における因果性』における、今や古典的なものとなった説明のなかで、「少なくとも、イギリスでは、不作為については特別困難な問題はないと考えられている」[5]と1959年に幾分楽観的に書くことができた。しかし彼らの楽観主義は根拠薄弱であった。哲学と法律の分野で、不作為は、最近の多くの議論の主題となってきている。とりわけ積極的安楽死と消極的安楽死の区別、あるいは殺すことと死ぬにまかせることの区別の点で多く議論されてきている。殺すことと死ぬにまかせることの区別のようなある種の区別が医療の実践では広く使われているのに、その区別の基礎は曖昧で、捉えにくく、しかも（そう主張されてきたことだが）道徳上不適切だということがわかってきた[6]。問題をはっきりとさせたのは新しい医療技術の発展と、もはや治癒不可能な末期患者の生命を維持する我々の能力の増大である。死は、行為者が点滴を外したり、人工呼吸器のスイッチを切ったりするという積極的な行為をするまでは、あるいはそうしないならば、多くの場合生じない。そのような行為は殺すことになるのだろうか、それとも死ぬにまかせることになるのだろうか。

　問題の再検討を強いるもう1つの重要な事柄は重い障害を持って生まれた子供たちの問題である。障害の非常に重い乳児ですら今日生き続け

させることができるのに、その基本的な身体的あるいは精神的障害を取り除いたり、改善したりすることは不可能なことが多い。このため、利用可能な生命維持治療をしないことがしばしばあり、乳児は死ぬにまかされている。しかし、生命維持治療を差し控えることを決めるに当たって、もし、医師が熟慮の上で、そのような乳児を死ぬにまかせているならば、もっと死を早め、苦しむ時間を短くするための積極的な手段を講じるのがなぜ許されないのかと疑問が出されるかもしれない。死ぬにまかせることがしばしば受け入れられ、殺すことが常に拒絶される根拠は何か、と問われるかもしれないのである。

　この問いに対する自然な答えは、殺すことは、死をもたらす何かをす・ることに医師を携わらせている一方、死ぬにまかせることあるいは死なないようにするのを差し控えることは、そうではないというものである。しかしながら、この自然な答えは、（通常死ぬにまかせることの例と考えられている行為である）人工呼吸器のスイッチを切って、医師が、事実上、死をもたらす何かをする場合、明らかに矛盾する。このように、殺すことと死ぬにまかせることの区別に関して、反省以前には根拠と思われているものは明らかに維持できない。そしてその区別を擁護したりそれを道徳上有意味であると見なす人々は、この区別を維持するための別の根拠を見出すか、生命維持を積極的に中止することは殺すことの一事例であるということを受け入れるかのいずれかを求められる。

　この章の後のほうで、殺すことと死ぬにまかせることの区別は、医師が死を引き起こすために「何かをすること」と死なないようにすることは「何もしないこと」との区別にあるのではなく、むしろ問題の死と関わる行為者の因果的役割にあるということを論じることになろう。しかし、問題をこのように設定することは、概念的で倫理的な問いに対して平易な解決を用意することにはならない。不作為の問題を取り上げてみよう。もし不作為・・のあるものが因果的効力と道徳的意義という点で積極的行為と同等のものであるとすれば、それらが積極的行為と同等な場合

とそうでない場合とをどのように区別するのだろうか。

『道徳と立法の諸原理序説』において、ジェレミー・ベンサム（Jeremy Bentham）は、積極的行為と消極的行為ということで作為と不作為を区別する。「積極的ということで動作あるいは尽力ということが意味されており、消極的ということでじっとしているようなことが意味されている。……このようなわけで、殴ることは積極的な行為であり、ある場合には殴らないことは消極的な行為である」[7]。

しかし、ベンサムはこの、「ある場合」というのが何であるのかということ、――つまり、殴らないことがどのようなときに消極的行為であり、どのようなときにそうではないのかということについては語っていない。もし母親が彼女の赤ん坊に食事を与えないならば、その子は死ぬであろう、そして彼女が子供に食事を与えないことがその子の死の原因とされるだろう。一方、彼女が、食べ物がなくて死にかかった野良猫に餌をやらなかったとすれば、彼女が猫に餌をやらなかったことも猫の死の原因だろうか。我々の今の関心事にこのことを結びつけてみよう。ベンサムの説明は、死なないようにする処置と考えられる何かを医師が行わないことがどのような場合に消極的な行為であり、――条件付きSLPの擁護者が主張したいかもしれないように――どのような場合にそうではないかということ、すなわち、どのような場合にそれが命を維持させるようなことは何もしないということの単なる例なのかということに関して大して役には立たない。

著述家のなかには――後の節で議論することになるが――不作為は我々が行為をしないということが、通常の出来事の過程からの逸脱であるときにのみ因果の文脈で地位を持つと考えている人もいれば、不作為の責任は、道徳的行為者が自ら引き受けた役割、あるいはまた、行為者の義務ならびに自発的に引き受けた責務とに結びつけられねばならないと考えている人もいる。これらの考え方によれば、我々に我々の不作為のうちのあるものの帰結に対しては因果的に責任があるが、その他のも

のに対しては責任がない。しかし、因果の文脈における不作為の地位に関するこのような考え方は、我々が見ることになるように、ある非常に重大な問題に直面する。

　積極的な行為についてもまた困難が生じるに違いない。すなわち、（例えば致死薬を注射するといった）何かをすることのある例が、殺すことの例とされ、（例えば、生命維持を積極的に差し控えるといった）別の例が、単に命を引き延ばさないに過ぎないことあるいは死ぬにまかせることの例であるとされるならば、医師が殺す場合と単に死ぬにまかせるに過ぎない場合とをどのように区別するのだろうか。

　哲学一般、特に倫理学は不確かさと曖昧さがあれば活気を呈する。それ故、殺すことと死ぬにまかせることの区別、あるいは積極的安楽死と消極的安楽死の区別に集中する膨大な数の文献が最近生み出されてきたのは驚くにはあたらない。患者を殺すことと患者を死ぬにまかせることの間には道徳上の内在的な違いはない、とある人たちによって主張されてきたが、そのような道徳上の内在的な違いが存在するということを確証しようとしてきた人たちもいる。両方とも自分の考え方に勝ち目があると主張してきた。しかし、対立する両陣営の人々は、他方の側が何を言いたいのかをしばしば理解することができなかった。その理由の少なくとも一部は、作為と不作為の区別という観点からなされた、殺すことと死ぬにまかせることの区別に関する不適切な分析の周辺で議論がしばしばなされてきたという事実にあると私は信じている。

　殺すことと死ぬにまかせること、あるいは積極的安楽死と消極的安楽死は、それらが、それぞれ死を引き起こすために「何かをすること」と死なないようにすることは「何もしないこと」を含むということに基づいて区別できるとしばしば仮定されている。また、殺すことと死ぬにまかせることの区別が道徳上の意味を持つならば、殺すことは死ぬにまかせることよりも常にいっそう悪いからそうであるということも仮定されている。これは、しかし、条件付き「生命の神聖性」原理が言っている

ことではない。条件付き「生命の神聖性」原理はあらゆる殺しのみならず、死ぬにまかせることのある種のものもまた禁じているのである。言い換えれば、――この考え方によると――死ぬにまかせることは殺すことと同じように悪でありうる。しかし、このことはもちろん問題の論点だが、条件付き「生命の神聖性」原理はある種の死ぬにまかせる行為を許してもいる。条件付き「生命の神聖性」原理が、このように（一方では、すべての殺しと死ぬにまかせるある種の例を禁じ、他方ではまた死ぬにまかせるある種の例を許すことに見られるように）あからさまに不整合であってはならないとすれば、それはある種の死ぬにまかせることは生命を意図的に終わらせる例ではないと考えねばならないか（私は3章で条件付き「生命の神聖性」原理のこの擁護について論じることになるのだが）、我々の目下の関心事である、一方における禁じられた殺しや死ぬにまかせること、他方における何か別の――許しうる――死ぬにまかせることの例との間には適切な区別があるということを考えなければならないかの両方であるか、あるいはまたこれらのいずれか一方であるとしなければならない。

　条件付き「生命の神聖性」原理を、本書の1章で展開するに当たって、私はそれが禁じるものを「死ぬにまかせること」、それが許容するものを「死なないように処置するのを差し控えること」と表現することで、すなわち「患者を殺すことあるいは……患者を死ぬにまかせること……は絶対に禁じられている。しかし、死なないように処置するのを差し控えることは時に許される」と表現することで、原理を叙述するに当たってのあからさまな不整合を避けた。

　しかし、作為あるいは不作為を「死ぬにまかせること」、「死なないように処置するのを差し控えること」あるいはまた実際「殺すこと」として単に言葉のうえで特徴付けることはそれ自身においては、条件付き「生命の神聖性」原理の整合性もしくは不整合性を確証することにはならないだろうし、行為者のなすことの因果的効力、あるいは道徳的意義

の区別を示すのにも十分ではないだろうということは、もちろん、かなり明らかである。私はそのような相違は存在しないと主張するつもりである。しかし、そのことを示すために因果性の観念をより詳しく見ることが必要だろう。

　2章第2節ではありふれた医療行為を論ずることから議論を始めたい。つまり二分脊椎として知られる病状を持って生まれた乳児の選択的不治療である。多くの医師と他の人たちは、死ぬにまかせることは少なくとも時には正当化されうると信じている。彼等はまた殺すことは常に悪いことである、と信じているのである。このことは殺すことと死ぬにまかせることを区別するものは何かという問いを引き起こす。私は2章第3節で殺すことと死ぬにまかせることの区別に関するいくつかのありふれた解釈について論じ、それらが不適切であるということを示す。2章第4節では問題の死と関わる行為者の因果的役割ということに基づいて、殺すことと死ぬにまかせることの区別に関するより望ましい説明を展開する。2章第5節ではこの因果性の問題を不作為との関係で取り上げる。私は不作為に関する因果的責任についてのハートとオノレの説明を吟味し、それを不適切として退ける。2章第6節で因果の文脈における不作為の地位に関する、より適切な説明と思われるものを展開する。この考え方によると不作為は因果の文脈で完全な地位を持つのであり、死なないように処置するのを差し控える行為者は死を引き起こしているのである。そして、その行為者は致死薬の注射をするとすれば責任があるのと同じように、死に対して責任がある。2章第7節では、行為者は熟慮のうえでの自発的行為の帰結に対して責任があるのと同じように行為を差し控えることの帰結に対しても責任があるという考え方に対する幾つかの反対意見を論駁する。

2 二分脊椎で生まれた乳児の選択的不治療

　多くの医師が、作為と不作為、殺すことと死ぬにまかせること、あるいはまた——しばしば言われているように——積極的（あるいは能動的）安楽死と消極的（あるいは受動的）安楽死の区別にどっかりと依存していることはよく知られている。ある医師は患者によっては死ぬにまかせることは許されうるということを擁護するに当たって、次のように述べている。

　　　避けることのできない生命の終わりに対する医師のアプローチは、積極的であるか消極的であるかのいずれかであろう。死は、積極的に介入するかあるいは消極的に治療を止めることによって起こりうる。前者の場合、明白な行為によって直接に命を終わらせる。一方治療を止める場合、行為をせず、自然がその過程をたどるにまかせることで、死が生じるにまかせるのである[8]。

　多くの医師は生命維持治療がなされるか否かに関わりなく死が不可避であるかのごとく語っているが、実情はしばしばそうではないということをここで記しておくべきである。多くの場合、患者を治療しない、あるいは患者を治療し続けないという決定がなされたときにのみ死は不可避のものとなる。このことは新生児学の分野ではとりわけ真実である。この分野では、以前であれば死んでいたかもしれない多くの障害新生児を、しばしば、著しく生命の質が損なわれるという代価を払ってではあるが、現代医療技術によって今日では限りなく生かし続けうるのである。しかしここでは他の医療の領域と同じように医師たちは消極的安楽死を原則として認め、それを実践しようとしている。非常にわずかな医師しか積極的安楽死を容認していない。例えば、ニューヘイブン地域（USA）

の小児科医に対する調査によれば、その39パーセントだけが積極的安楽死を容認したのに対し、98パーセントの小児科医が乳児を死ぬにまかせるのを容認している[9]。オーストラリア、メルボルンのモナッシュ大学ヒューマン・バイオエシックス・センターの最近の調査で同じような結果が見られた。ビクトリア州におけるおよそ200人の産科医と小児科医に調査をした結果によると、2人を除いたすべての人が、ある状況では、乳児を生かしておくために使える手段を用いないほうがよいとしていた。しかし、31パーセントの産科医、40パーセントの小児科医だけが、積極的安楽死が正当化されうることを受け入れる準備があった。言い換えれば、医師たちの99パーセントは乳児を死ぬにまかせる心づもりがあったが、その人たちの60パーセント以上が乳児を殺す心づもりはなかったのである[10]。

　このような調査結果は、小児科学と新生児学の分野の報告書により確認されている。そして、二分脊椎で生まれた乳児の選択的不治療は多分、最も証拠の整った実例である[11]。

　二分脊椎は、脊髄と脊柱の発生学上の欠陥によるものである。二分脊椎の重いケースでは、乳児は髄膜脊髄瘤、つまり乳児の欠陥のある脊髄を収容している脳脊髄液で満たされたむきだしの袋を持って生まれる。その液嚢はしばしば通常の皮膚に似たようなものによって、部分的におおわれており、液が漏れることがある。この奇形の故に、子供は通常損傷の位置より下が麻痺していて一般に抑制がきかず、また水頭症（あるいは脳の周囲に水の溜まった状態）を患っている場合がある。そのため頭部の腫脹が生じ、しばしば脳にダメージをもたらし、もし治療しないままにしておくならば、死ぬかもしれない。

　1957年までは、二分脊椎のほとんどの乳児はあまり年がいかずに死んだ。しかし、1958年に新しい装置——ホルター弁として知られるシャント（バイパス）——が考案された。それによって脳脊髄液を脳から心臓へ排出することができた。病院によってはすべての二分脊椎の乳児を生

かし続けるための精力的な努力をすることが通常の手順となった。その結果、二分脊椎状態で生まれた多くの赤ん坊は事実上生かされた。しかし、もっぱら様々な程度の、異なった奇形や障害を持った状態で生かされたのである。多くの赤ん坊は著しい麻痺、脚と脊柱の奇形を患っていて、その障害はひどく、恒常的に失禁状態のままになっていた。精神遅滞はありふれたことだった。

これら乳児の多くは予後が不良であるということから、イギリス、シェフィールドの１人の小児科医ジョン・ローバー（John Lorber）は、外科治療が有効であると思われる軽い奇形の赤ん坊とそれが有効とは思われない重症奇形の赤ん坊を区別する幾つかの基準を提示した[12]。治療は選択的となった。生かし続けることができたはずの多くの乳児が死ぬにまかされたのである。ある医師が述べているように、「精力的な治療で二分脊椎から救われた子供が「流行っ」ていた。……、今日ますます多くの人々が選択的な方策を取るに至っているので、この流行はすたれてしまった」[13]。選択的治療の原理はこのように広く受け入れられるに至っており、イギリスでは保健社会保障省により、『二分脊椎の子供のケア』という出版物で支持されるに至ったのである[14]。

子供たちが精力的な治療を受けない場合、彼らは食物と、必要なときに、鎮痛薬と鎮静薬が与えられる。彼らの死は、積極的な手段によってもたらされるのではない。例えば抗生物質投与によって簡単に対処しうる感染症が悪化する場合、抗生物質は投与されず、子供はしばしばその感染症により死亡する。小児外科のハーバート・E・エックスタイン（Herbert E. Eckstein）は、次のように、治療されない乳児の運命について述べている。

　　私の意見ではそのような治療されない赤ん坊を皆殺しにするなどということは全く信じがたいことである。しかし、もし外科治療が差し控えられるならば、抗生物質、酸素吸入及び経管栄養のような他の形

態の治療を差し控えることは端的に理にかなったことである。……現在までの我々の経験によれば外科治療を拒まれたすべての子供は1カ月以内に死んだ。そして、もし赤ん坊が治療を受けるべきではないとすれば、外科医と看護スタッフは生を長らえさせるためのことを何もすべきではない[15]。

ジョン・ローバーは、彼が「乳児の生を長らえさせるどのようなこともすべきではないということが最も大事なことだ」と言うとき同じ考え方をしている。続いて彼は「進行性水頭症が早期の死の重要な原因である」[16]ので、医師たちに手術への誘惑に抵抗するよう強く言っている。

ローバーもエックスタインも、このように、消極的安楽死を支持し、積極的安楽死を退けているのである。ジョン・ローバーが最近言ったように「それ［積極的安楽死：訳注］が法に適うものだとしても、私は決してそれをしないだろう。」[17]一方、二分脊椎に苦しんでいる乳児の治療に携わったあるアメリカの小児科医は、力をこめて次のように述べている。

治療を差し控えることは倫理的には命を終わらせることと別のものだというフィクションを持ち続けるのを、社会と医療が止めるべき時である。社会は我々が助けることのできない個人の痛みと苦悩を和らげることのできるメカニズムを論ずべき時である[18]。

我々の目下の目的にとって重要な問いは、二分脊椎を持って生まれたすべての乳児が治療を受けるべきか受けるべきでないかということではなく、医師の因果的責任が、個々の乳児の状態に対する次の2つの対応の仕方の間で変わるのか否かということである。

1. 致死薬の注射をし、乳児の死を引き起こすこと
2. 生命維持治療をしないこと、すなわち生命を長らえさせるのを

差し控え、乳児が死ぬにまかせること

行為者の因果的役割のみならず乳児の死に対する道徳上の責任に関する区別が1と2の間に引かれうるとしばしば仮定されているのだが、私は、この考え方が間違っていること、医師は自分が致死薬を注射して乳児を殺すとすれば責任があるのとちょうど同じように、死なないように処置するのを差し控える場合の死に対しても責任があるのだということを論じよう。

しかし、最初に、作為と不作為の間の区別ということで、殺すことと死ぬにまかせることを区別する通常のやり方は不適切であるということを示す必要がある。

3　殺すことと死ぬにまかせること

殺すことと死ぬにまかせることの区別の道徳的有意性を擁護する人とそれに反対する人は、両者とも、その違いは死を引き起こすような何かをすることと死なないようにすることを何もしないこととの区別、あるいは——さらに根本的には——ある動作をすることとしないことの区別にある、としばしば考えてきた。前の節で見てきたように、二分脊椎の子供の治療に関わった2人の医師、ジョン・ローバーとハーバート・エックスタインは二分脊椎で生まれた乳児を殺すことは「とうてい受け入れがたいこと」であると見なしているが、彼らはそのような乳児の命を長らえさせることを「何もせず」、死ぬにまかせることは完全に許容しうると見なしている。

一方、この区別の道徳的有意性に反対して、キャロライン・R・モリロ（Carolyn R. Morillo）は例えば次のように書いている。

> 動機、意図、知識、及びコストが変わらないとすると、殺すことと死ぬにまかせることの唯一の相違は、ある特定の身体の動作があるか

ないかであるように見える。それに関しては、理性を持ち、意思決定をする生き物にとって、そのような動きがあるかないかということは道徳的に全く意味を持たないと私は言いたくなる。……[19]

ところが、殺すことは「死ぬにまかせることよりも、道徳的に、幾分より多く非難に値することである」と提唱しているダニエル・ディネロは、この区別を次のように分析している。

(A) Xが、結果としてYが死ぬような影響をYの身体に与える動作をすることによって、Yの死を引き起こしたとき、XはYを殺したと言える。
(B) 次の場合、XはYを死ぬにまかせると言える。
  (a) もしその条件が変わらなければ、Yが死ぬことになるような影響をYに与える条件がある。
  (b) Xはある動作をすることが、Yに影響を与える条件をYが死ぬことにならないように変えるだろうと信ずる理由を持つ。
  (c) Xはそのような動作をなしうる立場にある。
  (d) Xはこのような動作をしない[20]。

多くの場合、殺すことと死ぬにまかせることの区別は、死を引き起こす動作をすることと死なないように処置する動作をしないこととの区別に基づいているように思われる。医師は致死量のモルヒネを注射して不治の病の患者を殺す、そして、そのことは数ある動作のなかでも注射器を患者の皮膚に突き刺し、その内筒棒を押すという動作を伴うのである。このケースは、患者を殺す医師は患者の死を引き起こす何らかのことをするということ、しかもそのことは身体の動作を伴っているということを示している。他方、もし医師が身体に障害を持った新生児を蘇生させるために行動をしないとしたら、医師はその乳児を死ぬにまかせるので

ある。このようなケースは殺すことと死ぬにまかせることの相違が、それぞれ、特定の身体的動作のあるなしに存するということを示している。

　しかし殺すことと死ぬにまかせることの区別は、死を引き起こす何かをすることと死なないように処置することを何もしないこととの単なる違いにあるのではない。病院の受付係も産科医も、障害を持った新生児を蘇生させるための身体的動作を何もしないかもしれない。しかし死なないように処置するのを差し控えることによって乳児を死ぬにまかせるのは、後者のみである。もし我々が殺すことと死ぬにまかせることとの区別の道徳的有意性を比較するとするならば、我々は意図的な不作為 (intentional omissions) を意図的行為 (intentional actions) と比較しなければならない。意図的な不作為とは、差し控えること (refraining) である。つまり、死なないように処置するのを差し控える行為者は、ある行為をする能力 (ability) と機会 (opportunity) を持っているということ、そしてそのことに気づいていて、もしその行為をするならその乳児の命を助けるなりあるいは延命することになるだろうと信じている行為をするのを差し控えるということを、意図的な不作為は前提としているのである[21]。

　このことは、因果的行為者性 (causal agency) という観念が、受付係ではなく、医師を倫理的に重要な事態に結びつけるということを意味している。医師だけが死なないように処置するのを差し控えることによって「死ぬにまかせる」のである。受付係がそうするのではない。ジョン・ローバーやハーバート・エックスタインのような医師は単に延命のために「何もしない」のではなく、むしろそうできたはずの死なないようにするのを差し控えているということをこのことは意味しているのである。

　従って、ここで見たように死なないようにすることを「何もしない」人が、死なないようにするのを差し控えず、それ故死ぬにまかせるのではないというケースがあるならば、また同様に、死なないようにできた

であろうことをしなかったためにその人が殺したと我々が言うべきケースもある。例えば、もし私があなたに1匹の子猫をあげ、あなたがその子猫を自分の机の一番下の引き出しの中に入れておいて、その子猫を、死ぬまで食べ物を与えずにそのまま放置していたとすれば、あなたはその子猫を殺したことになる。もしあなたが、自分は子猫を死ぬにまかせただけであると答えるとしたら、私は子猫を引き出しの中に放置して、餌を与えないということは、子猫を殺す方法の1つだと言いたい。また、殺すことは、ある身体の動きをすることが結果として死を生じさせるに至る何らかの身体運動の現存によって成立すると考えられるとすれば、私が溺れている人をもはや支えきれなくなって彼から遠ざかるとき、私は、自分が助けようとした、その溺れている人を殺したということになるだろう。医療の場面においても同様のことが言える。もし殺すことと死ぬにまかせることとの区別が動作をすることと動作をしないこととの相違にあるなら、（例えば、点滴をやめることによって）患者が死ぬという結果になる延命治療の中止を実行する医師は、患者を殺したのである。一方点滴がはずれているということに気づいているが、それを再び取り付けることを差し控え、その結果患者が死ぬということになった場合、その医師は、単に患者を死ぬにまかせただけであるということになる。このことを承認するのは極めて難しい。殺すことと死ぬにまかせることとの違いを動作という基準で分析する人々が、その区別に問題があると思うに至ったことは驚くべきことではない。

　このような理解がなされ、殺すことと死ぬにまかせることの間には、道徳的に有意味などのような違いも存在しないということが示されたことになると考えられるかもしれないが、私は殺すことと死ぬにまかせることとの区別が正しくなされていないということ、殺すことと死ぬにまかせることは身体的動作のあるなしという点では区別されないし、死を引き起こす「何かをする」ことと死なないようにすることは「何もしない」ことという点からも区別されえないということが示されていると言いた

い。むしろ、死ぬにまかせることと殺すことを区別するのは、問題の死との関係における行為者の因果的役割における違いである。つまり行為者が死に至る一連の過程を引き起こすか、あるいは、行為者が「作り出し」たのではないが行為者が差し控えることと重なり合って死が生じることになる一連の出来事に介入するのを差し控えることによって、その行為者が積極的に死を引き起こすのかあるいは消極的にそうするのかということである。

　殺すことと死ぬにまかせることに関する多くのありふれた議論の持つ驚くべき特徴は、議論の対象となる作為と不作為の因果的側面について何も語っていないということである。殺すことと死ぬにまかせることの区別に関するジョナサン・ベネット（Jonathan Bennett）の分析は適例である。大いに議論された彼の論文「帰結は何であれ」[22]において、ベネットは殺すことと死ぬにまかせることに関する（彼が「保守的」と呼ぶ）絶対主義の立場は間違っていることを示そうとしている。絶対主義の見解に関するベネットの解釈によれば、無辜の人を死ぬにまかせることは時に許しうるとしても無辜の人を意図して殺すのは常に悪いことである。しかしその立場は維持しえないとベネットは主張する。

　殺すことと死ぬにまかせることの区別に関するベネットの分析は、次のような観察に依拠している。すなわちある行為が殺しであるとされる場合、その行為は、典型的には、殺された人の死を結果として引き起こすことになると思われる、行為者が選択できる比較的わずかな動作のうちの1つだということである。例えば、Aが装填した銃をBに向ける。Aがなしうる動きのほとんどのものはBの死を引き起こすことにはならないだろう。彼は狙いを定めて街灯を撃ったり、空に向けて撃ったり、Aが実際に銃を向けたBの方向とは別のどんな方向にも撃つことができるだろう。そして、もちろん、銃を撃つことをすら含まない、Aがなしうるほとんど無限の動作がある。これらの動作の選択肢すべてのうちのたった1つだけがBの死を結果として引き起こすことになるだろう。あ

るいはせいぜい非常にわずかなものしかBの死を引き起こすことにはならないだろう。すなわち、Bに銃の狙いを定め、Aは引き金を引き、Bは死ぬ。

他方、ある行為が死ぬにまかせることである場合、特定の人の死に至らないような、行為者がなしうる動作は比較的少ししかない。例えば、水泳場の監視員Aは、Bがすぐそばで溺れているのを見る。Aが結果としてBの命を助けることになる比較的少ししかない方法のうちの1つを取る代わりに、AはBの死が結果として生じるような行動、すなわち本のページをめくったり、かもめをじっと見たり、歌を歌ったり、祈りの文を朗読する、といった、他の、ほとんど無限の行動をすることができるだろう。

殺すことと死ぬにまかせることの区別をこのように解釈し、また他の事情が同じだとするなら、我々はベネットの分析を次のように述べることができる。

1．Xが動作をしてYが死に、かつ、Xが動作をなしえたすべての方法のうち、比較的わずかなものしか、もしXがそのように動作したなら、Yは死んだだろうという条件を満たさないならば、XはYを殺した。
2．Xが動作をしてYが死に、かつ、Xが動作をなしえたすべての方法のうち、ほとんどすべてのものがXがそのように動作したならYは死んだだろうという条件を満たすならばXはYを死ぬにまかせた。

しかし、殺すことと死ぬにまかせることの区別に関するベネットの分析は、次の例が示すように、不適切である。

メアリーとナンシーは2人とも糖尿病である。彼女たちは遊覧船が週に1度来る無人島に難破している。人の住んでいないあばら屋で、彼女

3 殺すことと死ぬにまかせること　61

たちは次の船の予定された到着まで、自分たち2人が生き続けるのに十分なインスリンの入ったびんを見つける。しかし、メアリーは、家にいる養わなければならない5人の子供のことを考えて（ナンシーには子供がいない）、次の船が予定どおりには着かないのではないか、ナンシーとインスリンを分けあったら自分は死んでしまうのではないかと不安になる。メアリーは（彼女がインスリンを手に入れることができる比較的わずかしかない方法のうちの1つで行動し）、インスリンを独り占めして、ベネットの分析によれば、ナンシーを殺す。

　メアリーがインスリンを独り占めした時、なぜメアリーはナンシーを「殺す」ことになるのだろうか。メアリーがインスリンを独り占めしたときに彼女はナンシーを殺すのではない、メアリーがインスリンをナンシーに与えずに自らの手元に置くとき（比較的たくさんの行動の1つである）、彼女がナンシーを死ぬにまかせるのだと言うことのほうがよりいっそうもっともらしいのではなかろうか。

　しかし、インスリンを独り占めにすることで、メアリーは、ナンシーを殺すというよりは彼女を「死ぬにまかせる」ということは、真だろうか。さらに事が進んだ次のような例によれば真ではない。つまり、インスリンを手に入れ、しばらく手元に置いた後、メアリーは、自分より強いナンシーが自分からインスリンを奪い取ろうと計画していることに気づく。しかし、メアリーにとって幸運なことに、ナンシーは高所恐怖症である。メアリーはそのことを知っており、島で最も高い岩に登る。このように、インスリンを手元に保持しうる比較的数少ないやり方のうちの1つの行動を起こし、メアリーはナンシーを「殺す(？)」。いやそうではない。ナンシーにインスリンを与えることを差し控え続けることで、メアリーはナンシーが死なないようにするのを差し控えることによって、ナンシーを死ぬにまかせる。ナンシーはメアリーの「作ったもの」ではない条件、つまり糖尿病で死ぬ。

　このように、ベネットの「動作の数」の規準が直観的に間違った結果

を与えるような（あるいは基準が曖昧になるような）、死ぬにまかせる例がいくつかあるとするならば、ベネットの説明では、死ぬにまかせる例であると思われるものが、私なら「死ぬにまかせることにより殺すこと」の例と呼びたい事柄としてより正確には記述される例もある。

　ここで、引き出しの中の子猫のケースが例として役に立つかもしれない。あなたの引き出しに子猫を入れたとき（子猫の死に至る比較的数少ない行動のうちの１つ）、あなたは子猫を殺すことになるのか、あるいは、子猫に餌を与えずに休暇を取って出かけたとき（あなたのする、比較的数の多い行動のうちの１つ）、あなたは子猫を死ぬにまかせることになるのだろうか。子猫が死なないようにするのを差し控えることによってあなたは子猫を死ぬにまかせたと私は言う。しかし、この差し控えることは、因果的行為者性という観点においては、殺すことでもある。──あなたが、子猫を引き出しの中に入れこのようにして当該の状況で子猫に餌を与えるのを差し控えるということが加わるならば、子猫の死をもたらすのに十分となる一連の出来事の過程を引き起こさなかったとしたら、子猫は死ななかっただろう。同時に、あなたが子猫を引き出しの中に放っておくことは単なる殺すことではない。つまりあなたが子猫を引き出しの中に置くだけではなく、餌を与えることも差し控えなかったとしたら、子猫は死ななかっただろう。死は存在しなかっただろうし、それ故殺すことも存在しなかっただろう。このことが意味するのは、あなたの初めの積極的な行為（子猫を引き出しの中においておくこと）とあなたがその後で差し控えること（餌を与えないこと）の両方が、この状況下で続いて起こる子猫の死にとって因果的な必要条件であるということである。子猫の死はまた、「死ぬにまかせること」も含む「殺すこと」の帰結である。

　このように、死ぬにまかせることも含む殺すことのケースが存在する[23]。しかし、ナンシーあるいは子猫の死が、殺すことの結果なのかそれとも死ぬにまかせることの結果なのかという問題は我々の言語的直観

なり、身体の動作のあるなしに依拠することによって片がつくと思うとすればそれはナイーブであろう。殺すことと死ぬにまかせることの区別に関するベネットの説明も、ディネロの二次元的な分析も、これらの複雑さの説明を適切にはなしえない。求められているのは、因果的行為者性における3つに分かれた区別という点から、殺すことと死ぬにまかせることの区別を分析することである。

4 因果的行為者性

　前の節で見たように、ディネロは、殺すことと死ぬにまかせることの区別が、死を引き起こすような何かをすることと死を防ぐ何かをしないこととの相違を含むと考えている[24]。このことは以下のような、死ぬにまかせる多くの場合には正しい。すなわち、

1. 行為者XがさしＸ控えるとＹの死に至る一連の出来事を引き起こすことにはXに責任がなく、かつ
2. 死を防ぐのを差し控えることが、しばしばそうであるように、ある行為をしないことである場合。

　しかしながら、ディネロの殺すことと死ぬにまかせることの区別の分析は、殺すことと死ぬにまかせることのほとんどのケース（例えば、医師が致死薬の注射をすること＝殺すこと〈対〉欠損新生児を蘇生させるのを差し控えること＝死ぬにまかせること）に関して正しいのに、区別の根本的な点を捉えてはいない。それは、身体的動作の有無にあるのではなく、問題の死との関連における行為者の因果的役割にある。
　再び前の子猫の例を取り上げよう。あなたが机の一番下の引き出しに子猫を入れ、餌を与えずにそこに放置した結果、子猫が死んだとする。我々はこの子猫の死を死ぬにまかせたことの結果だと言いたくなるだろ

う。なぜなら、致死薬の注射をする医師とは違って、あなたは「直接に」子猫の死を引き起こすことを何もしていないからである。しかし、あなたが単に子猫を死ぬにまかせたというのは正しいだろうか。そうではないように思われる。引き出しに子猫を入れておいて、餌を与えることを差し控え続けるならば結果として子猫の死を引き起こすことになる一連の出来事の過程を、あなたは引き起こしたことになるからである。というのも、引き出しに子猫を入れ、餌を与えずそこに放置し続けるという行為は、子猫を死なないようにするのを、いわば、妨げることになるのである[25]。それ故、あなたは自分が作り出したのではない状況の故に単に子猫を死ぬにまかせるのではない。子猫の死はあなたがしたことの結果なのである。すなわち、それは殺しである。

　どうしてこれが殺しでなければならないか説明しよう。殺すことの1つの特質は、その状況下では結果として問題の死に至る出来事の過程を行為者が引き起こすということである。このような過程を引き起こして死が結果として生じるにまかせることは、結果としての死が行為の直後に引き続いて起こるのかどうか（例えば、XがYの心臓を撃つこと）、あるいは結果として生じるに至るものが到来するのに時間がかかるのかどうか（例えば、XがYを餓死させること）に関係なく殺すことである。さらには、そのような出来事の過程を引き起こすことは、意図的か非意図的か、正当化可能か否か、非難に値するかどうか等々にかかわらず殺すことなのである。アントンがバーサに、毒入りワインのグラスを手渡し、その結果としてバーサが死ぬとしよう。この場合、アントンがバーサを殺したことは明らかである。さてもう1つの場合を考えよう。チャールズがダイアナに3時間以内に死ぬ毒入りワインのグラスを手渡したとしよう。しかし、毒を入れた後で、チャールズは良心が咎めて解毒剤を用意する。ダイアナに解毒剤を与えようとしたのだが、そこで気が変わる。ダイアナに解毒剤を与えずに、それをシンクに流してしまう。解毒剤を持っていたがダイアナに与えることを差し控え、チャールズはダイ

アナを死ぬにまかせる。しかしこれは単に死ぬにまかせることの例ではない。それは、チャールズが毒を盛ったことと結びついた、死ぬにまかせることをも含んだ殺しの例である。チャールズは、自分が引き起こした出来事の過程に介入することを差し控え、ダイアナが死なないようにするのを差し控えることで、彼が引き起こした行為の因果的帰結として彼女を死ぬにまかせるのである[26]。

　すべての本質的な点で、このケースは引き出しの子猫のケースに似ている。もし子猫を引き出しに入れなかったならば、——議論されている他のすべての場合と同じように、他の原因では子猫の死は起こらなかったとここでは仮定するとしよう——子猫は死ぬことにはならなかっただろう。子猫に餌を与えなかったのは意図的ではなかったという事実では、子猫を餓えで死に追いやって殺したという事実は変わらないだろう。(適切な自覚を欠いていたので) 子猫を死なないようにするという行為を差し控えたわけではないが、栄養不足で子猫を死ぬにまかせた場合——たとえ意図的ではないとしても——あなたは子猫を殺したのである。

　殺すことと死ぬにまかせることは両方とも非意図的でありうるとしても、行為者は、死なないようにするのを非意図的に差し控えるといったことはできないのだということに注意することが、ここでは重要である。広告の板を撃って、その広告の後ろに座っている人を意図せずに殺すことはできる。意図せずに子猫を栄養不足で死ぬにまかせるとき子猫を殺すことができる。母親からの手紙を開け忘れたために、母親が自分が死なないようにするために頼んだ薬を届けなかったことで年老いた母親を意図することなく死ぬにまかせることがありうる。しかし、死なないようにするのを非意図的に差し控えることはできない。死なないようにするのを差し控える場合、行為者は、その行為を行う能力と機会を常に持っていなければならず、そしてこのこと、及び、もし行われたならばその行為が問題の死を回避させるだろうという事実に気づいていなければならない。もしそうでないならば、「死なないようにするのを差し控える」

という言い回しは、全く余計なものであろう。

　我々はもともと、行為者の意図的な行いに関心を抱いていた。それ故、我々の議論にとっては、殺したりあるいは死ぬにまかせたりする行為者は、不注意なり非意図的であるというよりはむしろ、知ったうえで熟慮してそうするのだと仮定しよう。言い換えれば、「死ぬにまかせる」、「延命しない」等々のことについて話す場合、私は、──そうではないと示されなければ──死ぬにまかせる行為者は死なないようにするのを差し控えている、と仮定しようと思う。

　次に我々が注意しなければならないことは、死なないようにするのを差し控えるということは、死なないようにすることになる何らかのことを行為者がしないということだとする必要はないということである。行為者は、何かをすることによって死なないようにするのを差し控えることができる──例えば、人工呼吸器のスイッチを切ること、点滴を取り外すこと、看護師に抗生物質の投与をしないように言うこと、等々がそれである。医療とは離れた文脈でも同様のことが言える。溺れている人の頭が水の上になるように支えていた手を離すことで死なないようにすることを、私は差し控えることができる。その溺れかけた女性を水中に押しやったり、何か別の積極的な方法で彼女が水中に留まるように力を使うのでないならば、手を離した後に溺れても私が殺したのでない。死ぬにまかせたのである。医療の文脈でも同じことが当てはまる。医師が、事故に遭い自力では呼吸できない被害者の生命を支えている人工呼吸器のスイッチを切るなら、医師は殺したのではなく、死ぬにまかせたのである。人工呼吸器のスイッチを切ることで、その医師は、患者を死なないようにし続けるのを差し控え、自らが引き起こしたのではない病状の因果的帰結として患者の死が生じるままにさせるのである。もし医師が介入せず、その介入がなければ患者がもっと早く死んだと思われる出来事の流れを一時的に停止させなかったならば、患者は、医師が因果的には責任のない病状の故に、もっと早く死んでいたであろう。医師が

人工呼吸器のスイッチを切っていなければ、患者はその死んだ時点では死ななかっただろうということは真実だが、医師が、死なないようにするのを差し控えるということが、患者の置かれた病状の故に、しかもそのこととのつながりで、結局は患者の死という結果に至るのだということも同様に真実なのである。人工呼吸器のスイッチを切ることは医師がこのように何かをすることを伴うにしても、致死薬注射をするような殺す行為とは本質的に異なっている。致死薬の注射をするとき、医師はその状況下で死を引き起こすのに十分な出来事の過程を引き起こすのである。

このことは、例えば、栄養不足で子猫が死んでいくにまかせ、体を動かさずに机に向かって座っている場合や、アスベスト（最近まで比較的害がないと考えられていた）のような、潜在的に死をもたらす物質を製造する会社が、10年前の購入者にアスベストが潜在的に死をもたらす影響力を持つことについて助言しない場合のように、直接的な身体的動作を必要としない殺しがあるということ、また、溺れる女性の顎を支えていた手を離すことや、医師が人工呼吸器のスイッチを切る場合のように、直接の身体的動作を含む死ぬにまかせるケースも存在するということを意味している。

それ故、殺すことと死ぬにまかせることを区別するものは、「何かをすること」対「何もしないこと」ではなく、むしろ、行為者が死に至る出来事の過程を引き起こすことと、行為者が引き起こしたのではないが同様に死につながる出来事の過程に介入するのを差し控えることとの相違である。

この説明は、次のように図式化されうる。

　　（A）もし以下の事情であればXはYを殺すと言える。
　　　（a）Yの死につながることになる因果的過程Cが存在する。
　　　（b）XがYに関してCを引き起こす。

　　　　(c) Cの帰結としてYが死ぬ。
　(B) 以下の場合XがYを死なないようにする行為を差し控えるならばXはYを殺すと言える。
　　(a) Xあるいは他の行為者が、Yの死が生じる前に介入し過程Cを止めるある事柄Sをしないならば、Yの死に至る因果的過程Cが存在する。
　　(b) XがYに関してCを引き起こしていた。
　　(c) XはSをするのを差し控える。
　　(d) Cの΅帰結としてYが死ぬ。
　(C) 以下の場合XがYを死なないようにする行為を差し控えるならばXはYを死ぬにまかせると言える。
　　(a) Xあるいは他の行為者が、Yの死が生じる前に介入し、過程Cを止めるある事柄Sをしないならば、Yの死に至る因果的プロセスCが存在する。
　　(b) XがCを引き起こしたのではない。
　　(c) XはSをするのを差し控える。
　　(d) Cの帰結としてYが死ぬ[27]。

　上の説明は死を意図的に引き起こすことを禁止するどのような絶対主義的な原理も、もしそれが首尾一貫しているべきものならば、(A)だけでなく(B)をも禁じなければならないということを明らかにしている。(A)、(B)どちらの場合も、——Xが次に差し控えるにしろ差し控えないにしろ——Yの死に至る出来事の過程を引き起こすことに対して行為者Xには因果的に責任がある。言い換えれば、それら2つが同じ道徳的枠組みのもとに必然的に入るような仕方で、積極的な因果的行為者性が、それらを結び付ける。この結論はあまりにも明らかなものと多くの人に思われるので説明をほとんど必要としないのだが、道徳的な含みがないわけではない。例えば、先進資本主義国の政策が不景気に対して因果的

に責任があり、それ故、第三世界の飢餓及び簡単に防ぎうる病気による死に対して責任があることが示されうるとすれば、その政策に責任のある人々は、誰かが介入しないとすれば死に帰着することになる出来事の過程を引き起こした後にその命を救うことを差し控えるすべての人々の死に対して、道徳的に責任があることになるだろう。この主張を実証するためにはさらに多くの議論が必要であろうが、このことは私の目下の関心事ではない。

　絶対主義者の「生命の神聖性」原理は、それが首尾一貫したものであるためには、意図的な殺し（A）の事例と、殺しでもある意図的な死ぬにまかせる事例（B）の両方を禁じなくてはならないだろうということを記すだけで十分である。なぜなら、どちらの場合も、行為者は直接的にしろ、差し控えることと結びつくにしろ、結果的に人の死に至る因果的な過程を引き起こすからである。我々がこのように SLP を、死の原因となる作為あるいは不作為を禁じることとして理解するならば、条件付き SLP をある程度理解できる。すなわち、行為者が死を引き起こすのは常に悪いことではあるが、死なないようにするのを行為者が差し控えることは常に悪いとは限らない。死なないようにするのを単に差し控えること、すなわちケース（C）で、行為者は死を引き起こさず、その行為者が引き起こしたのではない因果的な過程の帰結として死が生じるのを単に容認することだと考えられるかもしれない。そこで私は、死を引き起こす行為や不作為を禁じる（しかも、死なないようにすることを行為者が差し控えることを容認する）どのような原理も、先の因果的行為者性の分析におけるケース（C）は行為者 X が Y の死に因果的に責任があるケースではない、としなければならないと考える。

　条件付き SLP のこの解釈を支えるものは、バチカンの『安楽死に関する宣言』[28]と、先に引用したジェイムズ・K・ターナー判事の陳述[29]のなかに見出される。この解釈はまた、「不作為では、行為する人は誰も、直接的にしろ、間接的にしろ、患者の死を引き起こさない。患者は、可

能な医学的介入によって闘うのがもはや慈悲深くも道理にかなったものでもないような原因によって、死ぬのである」[30]というプロテスタントの神学者ポール・ラムジーの考えとも一致している。

　首尾一貫したものであるために、SLP は死ぬにまかせることを禁じるのではなく、むしろ行為者が死に対して因果的に責任がある行為をするということを禁じているのであるという認識は、帰結主義と絶対主義の間の論争に対して意味を持っている。

　ジョナサン・ベネットの、殺すことと死ぬにまかせることの区別の説明に戻ろう。その区別の仕方によって、絶対主義は道徳的に維持できない立場であることを彼は示そうとした。ベネットは次のような産科のケースに基づいて絶対主義を非難している。「出産中の女性は、まだ生まれていない子供の頭を押しつぶすか切り裂く手術を行わなければ確実に死ぬだろう。一方、手術が行われないなら、女性の死後、帝王切開によって子供は生きたまま取り出される」[31]。

　手術をすれば子供を殺すことになるだろうし、手術をしなければその女性を死ぬにまかせることになるだろう。そこで、無辜の者を殺すことは常に禁じられているので、保守的な人は女性を死ぬにまかせることを選択するだろう、とベネットは言っている。手術を行わないことも無辜の人——母親——の死を含んでいるが、保守的な人々にとって状況は非対称的である。なぜなら、「２つの選択肢は異なった仕方の死を含むからである、すなわち一方の場合では死は殺しの一部であり、もう一方の場合では殺しは存在せず死はなされていることの帰結として生じるに過ぎない」[32]。

　絶対主義者が「そうしないことの帰結が何であれ、無辜の人を殺すことは常に悪いことである」という原理に、道徳上の権威への単なる盲目的な服従からは同意を表明しないとした場合、ベネットによれば、「このケースで、手術を行わないことは、もたらされることの帰結としてのみ無辜の人の死が生じるということを含む一方、手術することは無辜の

人を殺すことになるだろう」という前提となる命題は、「このケースで手術することは悪いことだろう」[33]という結論のための何らかの理由を与えることになると、彼らは考えなければならないのである。ベネットの結論は、それは道徳的に有意性のない動作の数の基準に最終的に依存しているので、いかなる理由にもならないということである。そして彼は「自分自身の道徳的思考をする人が、手術を行うことと手術を行わないことのこの相違に、道徳的な意義の切れ端を、わずかでも、どのようにして見出すことができるのか分からない」[34]と言うのである。

　しかし、絶対主義者（絶対主義者のみではないが）は、因果的行為者性の考察に基づいて、ベネットの分析を拒否するかもしれない。絶対主義者は、このケースに関する殺すことと死ぬにまかせることの区別は、道徳的に有意性のない動作の数の基準にあるのではなく、むしろその行為者が死に対して責任があるかないかという違いにあると考えるかもしれない。ベネットの分析は、因果的帰結として死をもたらす何かを行為者がすることと、そうではない他の何かをすることとを、適切に区別し損なっているので誤っている、と絶対主義者は言うだろう。単にその女性が死なないようにするのを差し控える場合には、その女性の死は医師が行う（例えば一杯のコーヒーを飲む、眠るといった）ことの帰結ではない、と絶対主義者は論じるかもしれない。むしろ、その女性の死は医師が引き起こしたのではなく、またそれ故医師が因果的には責任のない自然の過程の因果的帰結である。他方、もし医師が手術をするとするならば、死に至る出来事の過程を引き起こすことになるので、医師は子供の死に責任があることになろう。そしてこのことが医師は死に対して因果的に責任があるとするのであろう。我々は、我々が引き起こすことに責任があるが、（行為すべき特別な義務がないなら――そして一方の人を救うために別の生命を奪う義務がないなら）手術をしないことで、［死を］防がないことには責任がないので、医師はその女性の死には因果的に責任はない。すなわち、医師は単に死なないようにするのを差し控

るだけである[35]。そして、絶対主義者は、因果的行為者性のこの違いのなかに殺すことと死ぬにまかせることの区別の道徳的有意性が基礎付けられるのだ、と結論付けるであろう。

このように、絶対主義者の立場は、道徳的に意味のない動作の数の基準に依拠する必要はなく、従ってベネットの分析は、絶対主義に対する反論、あるいは道徳的有意性のある違いが殺すことと死ぬにまかせることの間に存在するという主張に対する反論としては不適切である。むしろ、絶対主義が論破されることになるとすれば（そして SLP に反論しているということでここでは私は大いにベネットの肩を持つのだが）、そこで示されなければならないことは、――他の事情が同じなら――因果的効力においても道徳的意義においても、死に至る出来事の過程を意図的に引き起こすことと、同様に死に至るのだが行為者によって引き起こされたのではない出来事の過程に介入するのを差し控えることとの間、あるいは、上の因果的行為者性の説明における例（A）、（B）と（C）の間にも、何の違いもないということである。今我々はこのことを示すことに取りかからなければならない。

5　因果性と通常の過程

不作為が帰結をもたらしうるということは、怠ってなされなかった行為が、通常はそれをするように期待されている行為である場合に、非常に鮮明に理解することができる。実際、我々がするのを怠った行為に少しも躊躇することなく帰結の原因を帰属させるのは、このような状況においてである。もし母親が彼女の乳児に食物を与えないでいてその乳児が死ぬなら、母親の不作為がその乳児の死の原因であると我々は言う。同様にもし医師がその他の点では健康な糖尿病患者にインスリンを与えるのを差し控え、患者が死ぬならば、我々は医師の不作為が患者の死の原因であると言う。我々は通常の過程あるいは通常の出来事の過程に対

してある種の期待を持っており、もし行為者がそれから逸脱するなら、その行為者の不作為あるいは期待されていることの不履行を、死のような帰結の原因とする。

通常の過程という観念、あるいは通常の出来事の過程という観念に基づいて、ハートとオノレは作為だけではなく、消極的な出来事、変化しない条件、及び不作為が原因でありうるということを強調する。

> 雨が降らなかったことがトウモロコシの不作の原因であり、道の凍りついた状態が事故の原因であり、信号係がレバーを引かなかったことが列車衝突事故の原因だった、という言明の便利な言い換えはない[36]。

しかし、問題は、不作為はそれらが期待された決まりごとから逸脱したものであるときにのみ原因となるのかどうかということである。ハートとオノレはそうだと考えている。不作為の因果関係における地位に関する彼らの説明は、通常性（normalcy）に関するある観念にどっかりと依存している。

> ものごとが悪くなってその原因を求める場合、我々は、環境は変わらないなかで通常起こることとこの場合に生じることとの間に何かが「相違をもたらした」という仮定に基づいて原因を探求するのである[37]。

ハートとオノレの考え方によれば、「原因」と「条件」の区別は通常の過程と通常のものではない過程との相違にある。

> ……原因と単なる条件とを区別するため、通常のこととして扱われるものとして、しばしば、人間の習慣とか風習とか因習とかいった、人の手によるものがある。自然が時として我々が干渉することによって有害となることがあるばかりでなく、我々が干渉しないでおくこと

によっても時として有害であることを発見し、このような害悪と対抗するため、習慣的技術、手順、慣例を発展させてきた結果、こういう事態が生まれるのである。これらのものが第二の「自然」、従って、第二の「規準」となってきた。旱魃の結果は、水や食糧の貯蔵についての政府の予防対策でもっていつも相殺されている。病気は予防接種によって無害化され、雨は雨傘によって中性化される。こうした人の手による条件が確立されると、それからの逸脱が例外的なものと見なされ、従って害の原因としてランクされる。明らかに、これらの場合、全条件のなかから原因として選び出されるものは、確立された行動規準から非難される事柄に該当する不作為となることがしばしばあるのは明らかである。……**38**。

言い換えれば、ハートとオノレの説明によると、なされなかったことが、通常期待されるもの、通常の過程、通常の条件から逸脱する場合に不作為が原因となる。しかし、そのような尋常ではない状況下で我々は不作為の因果的帰結に注目するようになりがちだということについては、著者たちは疑いもなく正しいとしても、不作為が、このようになったとき、すなわち、なされなかった行為がもう1つの自然、あるいはもう1つの規範になったときにのみ、原因となるということは、このことからは示されない。因果性を、たまたまその時の社会規範あるいは、習慣的な実践となっているものに依存させることで、ハートとオノレは、いわば馬の前に馬車を置いたのである。行為の場合、因果的責任が、道徳的、法的責任を帰属させる基盤である。しかし、不作為の場合、順序が逆にされた。因果的関係を、確立された実践や規範的判断に依存させることで、ハートとオノレは、道徳的責任を、因果的責任に基づいて、循環に陥ることなく帰属させることはできない。さらに、因果性を社会的実践に依存させることで因果性それ自身が相対化された。しかしながら、確かに、ある種の帰結を生み出すべく世界の中で作用するものは、

たまたまその時の社会的実践や規範的判断であるものには依存しない。むしろ哲学者のJ・L・マッキー（Mackie）が因果性についての彼の独創的な本の中で同意していると思われるように「因果性は、……単に我々にとってのみ……世界のセメントではなく、事実世界のセメントなのである」[39]。

　前の2章第2節で議論した二分脊椎で生まれた乳児の選択的不治療の件を例に取ろう。1958年、ホルター弁の開発後、この欠損を背負ったすべての乳児に事実上積極的治療をすることが何年かの間通常の実践となった。そのような強力な治療を受けなかったならば死んだはずの多くの乳児は、治療後生き延びた。医師Aは積極的治療をすれば乳児を確かに生かすことになるとしても、良しとすべき生命の質が保障されないので、それはすべての乳児の最善の利益に必ずしもなるわけではないということをその時既に考えていたと仮定しよう。その医師はある種の選択の規準を用いた。数年後この選択規準は医師仲間に採用され、ある乳児には強力な治療を行い、別の乳児には生命維持治療を差し控えるということが標準的な実践となった。常態であることという規準に基づくと、このことは、ホルター弁開発後の数年は医師Aは死を引き起こしていたが、選択的不治療が規範となったその時は死を引き起こしてはいないということを意味することになるだろう。これはおかしなことである。なぜなら、確かに、医師が治療しないことと、その結果としての乳児の死との間の、1960年代に認められていた因果的関係は今日でもなお同一であるからである。つまり医師は治療をせず、そして予見されかつ多分望まれた結果として乳児は死ぬのである。この例は、因果性は通常の過程、標準的な実践に依存しえないということを示している。

　次に議論するように、医師は因果的に、かつ一応道徳的に患者の死に対して責任がある。──医師が通常はほとんどの患者の生命を長らえさせるからというのではなく、死なないようにするのを差し控える場合、医師の不作為が患者の死の道徳上意味深い原因だからである。もし、昆

虫をシンクに流して、それが死ぬなら、私はその死に対して因果的に責任がある。——昆虫をシンクの水で流さないこと（そんな規範も期待もない）が標準的実践であるからではなく、死なないようにすることができたのに死なないようにするのを私が差し控えたからである[40]。

　因果的結合を通常の過程の観念、あるいは習慣的実践の観念に基づかせることは、ハートとオノレによって用意された分析をその論理的帰結へともたらした法学者たちによって提唱されたような望ましくない奇妙な代物になりうる。すなわち、もし、原因が規範からの逸脱に過ぎないものなら、不作為のみならず作為も、規範的判断が因果的結合に基づくということによってよりも、もしありうるとすれば、通常の過程あるいは規範的判断の観念を経由して、それらの結果に結びつけられるということにならないだろうか。少なくとも一人の著述家はこのような考え方をしている。J・G・ストランド（Strand）にとっては、通常の過程と通常でない過程の区別と、引き起こすことと成り行きにまかせることとの区別の重なりが因果的責任の決定のためのテストとなる。

　　　このテストに基づけば、患者の静脈に空気を注射するとすれば、そのことはなお、行為することとなるだろう。そしてそれは、単に命を長らえさせることだけではなく、そうしないと死を引き起こすことになるインスリン注射を差し控えることと同じように安楽死となるであろう。しかし、生命維持装置のスイッチを切ることは不作為となるであろう[41]。

　この引用文では、因果性は完全に相対化されている。作為と不作為の因果関係上の地位は医師が通常することに依存させられているのである。しかし、これらの例を述べただけで、因果的責任を通常の過程や通常の実践に基づかせることが哲学的に言っていかに不健全であるかということを示すことになる。

同様の反論が、たくさんの他の哲学者たちによって展開された立場に対して適用される。例えば、エリック・ダーシー（Eric D'Arcy）は因果的責任を標準的な実践と期待に依存させる。ジョン・ケーシー（John Casey）は「もし通常の出来事の経過のなかで、Xをするということが期待されえなかったとすれば、その人がXをしない場合、Xはある結果Yの原因であると適切には語りえない」と主張する。同様に、P・J・フィツジェラルド（Fitzgerald）は原因とは「慣例となった手続き」からの逸脱であるということに関して、ハートとオノレに同意する。私はこれらの著述家とは議論しないことにした。というのは彼らの立場に対する批判は、ハートとオノレの説明に対する私の批判と本質的には同じものであろうということは明らかだからである[42]。

不作為に対する因果的責任をはっきりとさせるためには、通常性、標準的実践、あるいは期待の観念に依存する説明は不適切であるように見える。因果性の観念をもっと詳しく見ていこう。

6　原因としての不作為

他の、ありそうなどのような欠陥とも関わりなく、ハートとオノレによってなされたような因果的責任の分析[43]は、不作為が、実際はもたらさないはずの因果的帰結をもたらすという、法的虚構のようなものに基づいているが故に欠陥があるとしばしば主張されている。例えば、エラザール・ワインリブ（Elazar Weinryb）は、「不作為は帰結をもたらさない。なぜならば不作為は因果的効力を欠くからである」と主張し、このことから、彼は他の義務や自発的な責務のない場合には、「[悪しきサマリヤ人が] 全く簡単に救うことができたかもしれない、溺れかかった人の死に対して責任があると考えるための根拠がない」という結論を引き出している[44]。同様に、前に引用した文の中で、ポール・ラムジーは「不作為においては、いかなる行為者も死を引き起こさない」[45]という考え方を表

明している。そして、また、ロバート・ヴィーチ（Robert Veatch）は「死にゆく患者をケアしている医師は、延命処置をする特別な責務を持つ場合に限って不作為に対して責任があるだろう」[46]と主張している。

前述のような考え方は、また、多くの臨床医が患者を殺すことと死ぬにまかせることの間に引く区別の基になっている。前に引用した医師、ヴィンセント・J・コリンズが言っているように、「治療を続けないことで死が生じるのを許容する場合、与えられる危害は自然の営みによって与えられる……」[47]。

この節では、2つの相互に関連のある課題に取り組むことになる。すなわち、不作為が原因でありえて、それ故、結果を持ちうるというのはいかにしてかということを示すに当たって、私は、不作為には因果的効力があるということを否定する人は間違っているということを示すだけでなく、同時に、ハートとオノレの分析および類似の分析において以前に確認された欠陥を免れる因果的責任の説明をも提示することである。

前の節で見たように、帰結に因果的に貢献するという点で、ある要因が別のものよりなぜより重要あるいはより意味深いと我々が見るのかということを社会的規範と期待によって説明できるかもしれない。しかし、社会的規範と期待は、原因であるとはどのようなことであるのかということの適切な性格付けを与えることはできない。後者（原因であるとはどのようなことかということ）を規定するためには、「通常性」という観念によって課されている相対性を越え、たまたま習慣的な実践あるいは社会的規範となっているものとは独立して世界のなかで作用している特質、あるいは特質の束として因果性を吟味することが必要となるであろう。

ディヴィッド・ヒューム（David Hume）は、因果性の一つではなく2つの定義を提示した。彼は次のように述べている。

　　我々は原因を定義するに当たって、それを次のような対象、すなわ

ち他の対象がそれに続く対象であり、その場合、第一のものに類似するすべての対象には、第二の対象に類似する対象が後続するもの、と定義してよいであろう。言い換えれば、もし第一の対象が存在しなかったとしたら、第二のものも決して存在しなかったであろうといった場合である[48]。

　ヒュームの第一の定義は今日でいう規則性の分析と結び付いている一方、第二の定義は（それは第一のものの言い換えではないが）因果性に関する現代の反事実的分析と結びついている。J・L・マッキーが因果性について提示する説明は、規則性の分析と、反事実的分析の両方を受け入れている。私は、不作為が原因でありうるのはいかにしてか、また、不作為が因果的条件の領野（field）という背景に照らして原因として認定されうるのはいかにしてかということを描くための基礎として、そのマッキーの説明を用いるつもりである[49]。
　このことに着手する前に、1つ断っておかなければならない。因果性の概念は複雑であり、かつ、それに関する文献は彪大である。因果性の詳細な分析をしようとすれば、医療における「生命の神聖性」教説に関する本の範囲をはるかに越えるであろう。私が提示しようとしている因果性の説明は、それ故必然的に限界がある。しかし、不作為が原因でありうること、そして、行為者は、他の事情が同じなら、熟慮したうえでの行為によってもたらす帰結に対してと同じように、死なないようにするのを差し控えることの帰結に対して責任があるということを示すことで十分であろう。
　互いに因果的に関連があるのは単一の出来事の対であるかのごとくヒュームはしばしば語っているが、ミル（Mill）は次のように指摘している。

　　単一の先行事象と1つの帰結との間に不変の継起があるということ

は、仮にあるとしてもめったにない。それは通常幾つかの先行事象の総和と1つの帰結の間に存在する。それらすべてがともに作用することが、その帰結を生じさせること、すなわち、その帰結が必ず後に続くために必要である[50]。

ミルの挙げている例の1つは、ある料理を食べた後で死んだ人のことである。その人の死の原因はその料理を食べたことだと言いたいかもしれないということをミルは認めている。しかし、ミルは、その料理を食べたことは、死をもたらすには十分ではないと指摘する。その料理を食べたことは、それが「特定の体質、その時の特定の健康状態、そして多分周囲のある種の状況とすら」[51]結びつく場合にだけ、この死という結果をもたらすのかもしれない。そこで、原因とは、ミルによれば、「哲学的に述べるならば…積極的なものにしろ、消極的なものにしろ、それらの条件の総和、すなわち、それらが現実のものとなった場合変わらぬ結果がいつも生じる、すべての種類の偶然性の全体である」[52]。

その料理を食べるという出来事が、死という帰結に最も近いから、それが死の原因だと言いたくなるかもしれないということにミルは気づいているが、一方、他の条件が、死をもたらすにあたって、幾分なりとも重要性において劣るということにはならない[53]。だから、ミルは、原因の複合性を主張するのである。しかし、彼はまた、それらの複数性をも主張する。「多くの原因が機械的運動を生み出すかもしれない。多くの原因がある種の感覚を生じさせるかもしれない。多くの原因が死をもたらすかもしれない」[54]。

原因の複数性と複合性という観念は、しかしながら、2つの全く別の観念である。因果性についてのミルの分析に基づいて死の原因を探るとき、法律家と医師がこの2つの概念を混同するのは容易に起こることなので、このことを心にとどめておくことが大切である。例えば、生命維持装置の使用を中止したり差し控えたりする場合、医師ではなく病気

が患者の死を引き起こすと時に主張される。しかし、病気による死は、多数ある（溺れること、突き刺すこと、毒を盛ること等）可能な複合的原因のうちの1つであるとしても、死の発生のための最小限に十分な条件が、医師が治療を差し控えるという行為を加える場合にのみ生じる医療体制において、病気は死の「原因」だということにはならない。これは、私が以下で再び取り上げることになるものである。

　ミルの考え方を手掛かりにして、J・L・マッキーは、原因とは、必要にして十分な条件であるという（ヒュームの）考え方の修正、あるいは改良としての因果性に関する彼の説明を記している[55]。火事がある家で発生し、その原因を調べている専門家が、それはある場所で生じた電気のショートによって起きたと結論付けると想像してみよう、と彼は言う。ショートが火事を引き起こしたとする専門家の発言の説得力とは何か、とマッキーは問う。それは、ショートが、その時点で、その家が燃えるための必要な条件であったということを意味することはありえない。なぜなら、その家の火事を結果として引き起こしえた他の多くの事柄、すなわち火のついたストーブをひっくり返すことや、他の箇所でのショート等々があったからだ、とマッキーは考える。同様に、ショートは、この家が燃えるための十分条件だと専門家が言うことはできない。なぜならば、ショートが起きたとしてもその近くに燃えるものがなかったなら、火事は起きなかっただろうから。しかし、もし、電気のショートが、火事を引き起こすために必要でも十分でもなかったとしたならば、どのような意味でショートが火事を引き起こしたと言いうるのか、とマッキーは問う[56]。

　それは、一つのinus条件、すなわち「必要ではないが十分な条件のうちの不十分だが余分なものではない部分」（an *i*nsufficient but *n*on-redundant part of an *u*nnecessary but *s*ufficient condition[57]［英文中のi、n、u、sのイタリックは訳者による強調：訳注］）であるが故に、火事を引き起こしたと言うことができる、とマッキーは考える。電気のショートは（可

燃物があること、スプリンクラーがないことを含む）幾つかの積極的及び消極的条件が火事に対して等しく貢献したのだから、火事を生じさせるには十分ではなかった。しかし、この特定の条件のもとで、ショートも、また、火事を生じさせることに関してどうでもよいものでもなかった。なぜならショートすることがなかったならば、火事は起こらなかっただろうから。ショート、可燃物があること、スプリンクラーがないこと等々が一緒になって、火事という結果を生じさせるのに十分な一つの状況を成していた。しかし、その状況もまた、火事が何か別の仕方で生じることがありえたかもしれないということで必要条件ではなかった[58]。

　マッキーはこの説明を次のように定式化した。もし、Ａが（例えば、ショートの発生といった）ある「タイプの出来事の状況」を表し、Ｂと$\overline{C}$が（可燃物があること、スプリンクラーのないことという）他の積極的及び消極的条件を表すなら、Ａ Ｂ $\overline{C}$の連言はマッキーの言う、火事が生じるための「最小限の十分条件」を成すのである[59]。もし、この火事という結果に対して必要にして十分な条件があるなら、類似の inus 条件群からなる選言肢の集合が「完全な原因」[60]とマッキーが呼ぶところのものを成す。

　マッキーが記しているように、

> 「Ａ Ｂ $\overline{C}$ または、Ｄ $\overline{E}$ Ｆ または $\overline{G}$ Ｈ Ｉ または……」という式が火事発生のための必要にして十分条件であり、Ａ Ｂ $\overline{C}$ のような各々の選言肢が最小限の十分条件を意味しているのであり、Ａのような、各々の最小限の十分条件のうちの各連言肢が１つの inus 条件を意味しているのである[61]。

　原因として我々が選ぶのは、１つの因果的領野（causal field）を背景にして作用する１つの inus 条件である。この因果的領野で特定の機会に、たまたまその因果的領野の一部であるものはマッキーによれば原因

からは自動的に除かれる**62**。因果的領野が、どのように限定されるのかは、我々が関わるその問い次第で異なっている。

マッキーは、次のような例によって、異なった因果的領野の観念を説明している。

> 何がこの人の皮膚がんを引き起こしたのかということは「以前皮膚がんになっていなかったのになぜ、この人は今、皮膚がんを患うに至ったのか」ということを意味しうる。ここでは、因果的領野はこの人の病歴である。がんになったときとがんでなかったときの違いが求められるのは、この病歴の内部でのことである。しかし、同じ問いが「放射線に曝された他の人は皮膚がんにならなかったのに、なぜこの人は皮膚がんになったのか」ということを意味するかもしれない。ここでは因果的領野は、そのように放射線に曝された人々の集合である。そして１つの領野との関係で原因であるものは、別の領野との関係では原因ではないかもしれない。ある線量の放射線に曝されることが、前者の領野との関連では原因であるかもしれない。だが、それは、後者の領野ではその場の記述の一部であり、その領野すべてを通じて現れているので、１つの下部領域を他の下部領域から区別しえないのであるから、後者の領野との関係では原因ではありえない。後者の領野との関係においては、原因は、……「ある、まだ特定されていない体質上の要因」であるかもしれない**63**。

この説明から、帰結の原因として我々が選び出すものにはある種の恣意性が含まれるということは明らかである。なぜなら原因とされるものは因果的領野を構成する一部ではありえず、そして、その因果的領野は通常の出来事の過程になりがちで、原因として選び出されるものは標準的なことからの逸脱であるからだとマッキーは指摘する**64**。このことは我々が通常出来事の原因と呼ぶものは、(「原因」なるものは、我々の期

待とは独立に作用する最小限十分な条件であるから）「原因」ではなく、「話し手の会話の目的あるいはその他の目的」[65]の反映であるということを意味している。

　では、この恣意性は——ハートとオノレによっても認められているものだが——いかにして避けられるのか。ハートとオノレは、例えば「インドの大飢饉の原因をインドの農民は早魃(かんばつ)だとするかもしれないが、実在しない世界食料機関は、インド政府が備えを怠ったことを原因とし、早魃を単なる条件とするかもしれない」[66]と記している。

　前の節で論じたように、「通常の過程」ということによるハートとオノレの解決は不適切である。なぜなら、彼等の説明によると社会的規範が因果的責任に依存するというよりは因果的責任が社会的規範に依存することになるからである。マッキーの見方は、ハートとオノレの説明の改善である。すなわち、inus条件であるどのような要因も言葉の正しい意味で原因である。しかし、これらのあるものだけが、我々が関わる問い次第で原因として言及するに値するものになるであろう。道徳及び法律上の目的で、ある出来事をいかに防ぎえたか、そして多分、いかに防ぐべきだったかということに関して、我々は何がある出来事を引き起こしたのかをしばしば知ろうと思うのである、とマッキーは指摘する[67]。

　火事になった家のことを例に取ってみよう。家が存在したという事実は火事が起きるための必要条件であったし、火事の原因であった。そしてこのことは、可燃物があったこと、スプリンクラーがなかったこと、及びショートが起きたことと同じ程度に原因であった。しかし、家の存在を原因として言及するのはそれほど適切ではない。ショート、可燃物の存在、あるいはスプリンクラーの不在を原因とすることによって、我々は火事を防ぐために適切な情報を備える。家を原因として語るのはそうではない。このように、ある種の原因すなわちある種のinus条件群が他のものより抜きん出るのは、望ましくないあるいは害になる帰結を避けることに向けられたこの目的に照らしてなのである[68]。

だから、死のようなある種の有害な帰結を避けたり軽減したりすることに関わる社会的倫理的文脈では、人間の作為や不作為が害の原因として顕著なかたちで立ち現れるのは明らかなことである。望ましくない帰結をいかに避けうるかということについて考慮することは、ある作為や不作為を他の条件より意味深いものとするであろうし、原因として挙げることに関してより適切なものとすることだろう。ここで、それらの作為や不作為を原因とさせるのはその意味深さではなく、この意味深さが、それらを原因として挙げるのを適切なこととさせるのだということは強調されるべきである。言い換えれば、何が顕著な原因となるかは、ある種の帰結をもたらしたり避けたりすることにおいてそれがいかに重要かということに、社会的文脈では依存するであろう。

　しかしながら、社会的規範と期待に基づく因果性の分析が怪しげなものとなるのは、正しく社会的文脈においてなのである。ジョン・ハリス（John Harris）が鋭く問うように、

> もし、通常の過程が常に大いなる災厄であるとしたらどうだろう。ちょうど時計の動きのように、毎年、貧者や無職の人、高齢者や虚弱な人が恐ろしく苦しんでおり、彼らの多くが死ぬとしたらどうだろう。原因は何か。近視眼的見方は、彼が貧しく、無職であり、高齢で虚弱であるが故に死ぬということである。それが、苦しまない人々、死なない人々から彼らを区別するものである。しかし、実在しない世界道徳機構は社会の他のメンバーあるいは政府の無視、怠慢が原因であるとするかもしれない。……そして、確かに世界道徳機構の因果的説明は、この社会が通常、その社会の最も弱いメンバーを無視しているということ、彼らが今年したことと常日頃行っていることとの間には相違がないということの発見によって、覆されるようなことはない[69]。

　同様に、医療の文脈でも、障害を持って生まれた幾千もの乳児が毎年

死ぬにまかされている。その「原因」は何か。「近視眼的な見方」は、彼らが肺炎を患っている、あるいは、もし治療を受けなければ死ぬことになる何か別の病気に感染しているが故に死ぬということである。しかし、ここで、再び、世界道徳機構の因果的説明は、熟慮したうえでの治療差し控えを死の「原因」とするかもしれない。これらの特定の事例に対して医師のなしたことと重度の障害を負った乳児の場合彼らがいつもすることとの間に相違がないとしても。

　二分脊椎の多数の乳児の死の原因は、抗生物質の使用が可能となる以前には感染症であると適切に認められたとしても、この因果的説明は道徳上はもはや適切なものではない。もし死なないようにする抗生物質が使えるなら、そして、熟慮のうえで乳児に対してその使用を差し控えるのならば、新しい inus 条件、すなわち死なないようにするための使用可能な手段を医師が使わないということが、髄膜炎や肺炎のような感染症が生じたとき、過去において死をもたらした最小限の十分条件に連言肢として加えられなければならない。もし、我々の直面する問いが死をどのように防ぎえたか、あるいはどのように防ぐべきであったかということであるならば、死を防いだと考えられる使用可能な手段を医師が用いないということが、最も重要でかつ道徳上適切な、乳児の死の原因であろう[70]。

　しかし、死はどのようにしたら防ぎえただろうかと問うならば——ヒュームの因果性の第二の定義に従うと——「もし、第一の対象が存在しなかったとしたら、第二のものも決して存在しなかっただろう」[71]という反事実的説明という意味での因果性の問いを問題にし始めているのである。

　マッキーの説明もまた、因果性と結びついた反事実的分析及び他の条件法分析を支持しているように思われる[72]。マッキーは次のような例を出している。

　A B C が、それぞれ、（毒入りの）食事を食べること、解毒薬を飲ま

ず、胃の洗浄をしないことを意味していて、A $\overline{B}$ $\overline{C}$ が、人の死の最小限の十分条件であり、かつ、他の最小限の十分条件（例えば、溺れたり、撃たれたり、刺されたりして死ぬこと）のうちのいかなるものも、この場合現実のものとならなかった場合には、もし、～A［Aが生じない：訳注］なら、～（結果）Pとなる、つまり、「もし、彼がその食物を食べなかったなら、彼は死ななかっただろう」ということになる[73]。医師が抗生物質を処方するのを差し控えなかったり、奇形の子供に手術するのを差し控えなかったりしたならば、非常にしばしば、そして社会的期待とは関係なく、患者は死ななかっただろうという医療の文脈ではそのような反事実的分析は明らかに重要である。

　もちろん、マッキーの説明においては、その人がその食事をしたが胃を洗浄したなら、死ななかっただろうということも真実だろう（Cならば～P）。同様に医療の例では、患者が、例えば、肺炎にかかってもいなかったとすれば、医師が抗生物質を与えるのを差し控えたとしても死ななかっただろう。それでは、どのような意味で、肺炎ではなく医師の不作為が患者の死の原因と言えるのだろうか。

　この問いに答えるためには、マッキーの因果的領野という観念に立ち帰る必要がある。皮膚がんについてのマッキーの例が示しているように、異なった因果の文脈で「死の原因は何か」といった問いを立てることができる。肺炎にかかり、抗生物質を使わず、そして死んで行く二分脊椎の乳児の例を取り上げよう。その乳児の死の「原因」は何か。治療しないグループに分けられた二分脊椎の子供という文脈の内部で問いが立てられるならば、満足な答えは死の原因は肺炎であったということになるだろう。ここでは因果的領野は治療されない二分脊椎の乳児の病歴であり、死が生じたときと死が生じなかったときの「相違をもたらした」ものは何であるのかを我々が確証しようとするのは、この領野の内部においてである。この文脈においては、その乳児が肺炎になったという事実が、乳児が死んだ場合と死ななかった場合を区別させるであろう。しか

し、そのような限定された因果的領野の選択は、疑いもなくある種の問いに答えることにとっては適切ではあるにしても、すべての人の命が医療の場で公平に取り扱われるかどうかを確証することに関心を抱く人は多分次のように問うであろう。「二分脊椎ではない肺炎を患っている他の乳児は死なないのに、どうして肺炎を患っている二分脊椎の乳児は死ぬのか」。この場合因果的領野は、病院という環境で肺炎を患っている乳児の集団である。そして、マッキーが指摘するように、1つの因果的領野における死の原因は別の領野との関係においては死の原因ではないかもしれない。肺炎は前者の領野との関係においては死の原因かもしれない。後者の領野との関係においては原因ではありえない。「なぜならば、肺炎はその領野の記述の一部であり、その領野のすべてに現れているので、1つの下部領域を別の下部領域と区別することができないからである」[74]。

　それでは、肺炎が可能な原因としては排除されるとするならば、治療されない乳児の死の原因は何か。もし、死の生ずる（あるいは生じたかもしれない）情況を死が生じない（生じなかったかもしれない）情況と区別するのを可能にするものが医師が治療しないことであるとされうるならば、医師の不作為が死の生じる情況と生じない情況を区別させる因果的要因である。そして、医師の不治療ということが、子供が死ぬことと死なないことの区別を生じさせた、あるいは生じさせたかもしれない因果的要因として認められるのである。それ故、医師の不治療が死の原因なのである[75]。

　因果性についての上記の説明は、不作為の因果的地位は、通常の過程と標準的な実践という観念に依存するというすでに見たハートとオノレの分析の相対性を回避することになる。因果性に関するマッキーの説明は通常性というアイデアに依存することによりもたらされる相対性の循環を打ち破り、不作為が死のような結果をもたらすということで作為と同じ因果的効力をもつということを示している。さらに、不作為が意

図的である、すなわち死なない⦅よ⦆⦅う⦆⦅に⦆⦅処⦆⦅置⦆するのを差し控えるというものである限りにおいて、行為者はその帰結に対して、因果的のみならず、また道徳的にも一応責任がある。悪しきサマリヤ人は、かくして、エラザール・ワインリブの考え方とは反対に、全く簡単に救うことができたかもしれない溺れた人の死に対して、因果的にもまた道徳的にも一応責任がある[76]。同様のことは医師についても言える。生命を維持するのを差し控えること、あるいは死ぬにまかせることは、患者の死を引き起こすことであり、また、ロバート・ヴィーチが当然視していると思われるように医師は生命維持治療をする特別な責務を持つかどうかに関わりなく、一応道徳的にはその死に対して責任がある[77]。

　問題は、誰かを死なないようにする義務を私が持つ持たないにかかわらず、私はその人が死なないようにするのを差し控えることができるということ、そしてもし、私が差し控えることができ、かつ差し控えるならば、私には、私の不作為の帰結に対して、因果的のみならず、一応道徳的にも責任があるということである。私が患者を死なないようにする義務を持っているのは当然かもしれない、しかし、その義務に違反するのは、そのことを差し控えるときだけである。もし私が、誰かを死なないようにするのを差し控えなくてもその人が死ぬとすれば、私は——他の事情が同じなら——その死に対して道徳的に責任はなく、死なないように処置するいかなる義務にも違反していない。それ故、もし、生命維持治療をする特別な責務を私が持っていないなら、死なないように処置するのを差し控えるその死に対して私は責任がないと考える点でヴィーチは誤っている。因果的責任は、差し控えるという観念と一緒になって、第一次的なものである。特別な義務の存在が第一次的なものではない[78]。

　この節の結論を出す前に、これまでずっと暗黙の前提となっていた区別、すなわち因果的責任と道徳的責任の区別をすることが必要である。

1）因果的責任

　[行為：訳注] XはYが死ぬのを防いだであろうと考えられる場合、もし行為者AがXをしなかったなら、そのことがYの死の原因である。しかし、Aが単にYを死なないようにするために何もせず、死なないようにするのを差し控えるのではないとすれば、Aは、その死に対して一般的にみて道徳的に責任はないであろう。Aは、Yが死なないようにするために必要な能力や機会あるいは状況認知を欠いていたからである[79]。

　ここで、死及び他の帰結が、不作為によって消極的に引き起こされるかもしれないという見解（因果性テーゼ）は、どのような行為であれ出来事であれ、それが可能であったとしてもそうでなかったとしても、それが結果Yを妨げただろうと考えられる場合、そのような行為（あるいは出来事）の不在が結果Yの原因であるというネガティブな因果性（negative causation）についての受け入れがたい一般的主張に行き着くのだ、と反対されるかもしれない[80]。

　無数にある因果的必要条件のうちのいずれかのものを何らかのものの原因という地位、あるいは「原因」に仕立て上げるのを許すものは何か、と因果性テーゼに反対する人々は問うかもしれない。あるいは、別の言い方をすれば、何が、原因の数を、処理しやすいグループに限定するのを許すのかということである。しかし、無数にある、因果的に必要な条件のうちの1つを「原因」と認定させるものは何かという問いは疑いもなく複雑であるが、このことは、積極的にしろ消極的にしろ因果性についての一般的な問題であり、ネガティブな因果性だけの問題ではないということは既に述べてきた[81]。さらに、因果性についてのマッキーの説明は因果的領野の観念と特定の領野の範囲内でのinus条件を用いるものであったが、それはこれらの非常に込み入った問題の幾つかを克服するために大いに役立つと私は信じている[82]。

　ネガティブな因果性についてのこの一般的な論議に加えて、なぜ、我々は因果的に可能な行為あるいは出来事が何らかのものの原因であると言

うべきでないのかということについて、よりいっそう特定化された議論が時に提示される。エリック・マック（Eric Mack）は、ジョーンズが溺れているスミスを救わないという事柄に関してそのような議論を提示している。

　　救助行為の不在を含ま○ない○条件は、ジョーンズが救助活動を差し控えるということが可能ではないとき、スミスが溺れ死ぬということにとって他の条件と合体して十分なものであるということを認めるならば、この差し控えるということを可能にする要因も、以前スミスが溺れ死ぬことにとって他の条件と合体して十分な条件であったものを、その危害に対して不十分なものとするという効果をも持つということをなぜ信じるべきだろうか。ジョーンズが差し控えることが可能なとき、ジョーンズによる救助行為がないということはスミスの溺死の原因であるが、そうでない場合、その救助行為がないことは、その危害の原因ではないと信じることはある種の因果的命題に与することになる。この命題は、状況を、差し控えることが可能である状況へと変換させる（例えば、ジョーンズはもがいているスミスに気づき、ジョーンズは自分がスミスを救うことができると信じるに至るという）要因は、溺れ死ぬということにとって以前十分であった一群の条件の因果関係における十分条件の充足性を変えるという特別な効果を持っている、というものである[83]。

　ジョン・ハリスが記しているように、ここでマックは「信じうる結果」[84]に関するエリザベス・アンスコムの議論を使っている。マックは、行為者が自分の信念を変えるという単純な事実が、以前は死をもたらすのに十分であった一群の条件の因果的充足性を変えうるなどということは信じ難いと言っている。しかし、これは明らかに誤りである。抗生物質の開発される前には、特定の感染症に罹患したすべての二分脊椎の乳

児は死んだと仮定しよう。次に、抗生物質の開発後はこのタイプの感染症は治療しうると仮定しよう。医師はこのことを知っており、抗生物質を使うことで感染症にかかっているこれら二分脊椎の乳児の死を避けることができると信じている。このことは、以前は死の十分条件であったものがもはや今日では十分ではないということを全く明らかに示している。1つの新しい inus 条件——死なないようにするのを行為者が差し控えること——が以前には死の最小限の十分条件であったもの（乳児が二分脊椎を患っていること、感染症に罹患していること等々）に追加されなければならない。そして、行為者が、死なないように処置するのを差し控えるときにのみ死の一つの最小限の十分条件が存在する。潮や風や病気のような自然的条件は——その大きさでしばしば人を威圧することがあるにしても——それ自体では因果的に十分ではない。それらは、行為者が差し控えることがその1つであり得る、他の積極的及び消極的 inus 条件と結びついてのみ十分な条件となる。

　そこで、我々は、Yを防ぐことになったと考えられる行為XをAがしないこと（たとえAがX*1をすることが因果的に不可能であるにしろ）がYの原因であるとしても、AはXをすることを差し控えたのではなかった、だからYについては因果的に責任はない、と言ってよいかもしれない。例えば、ジョン・F・ケネディ大統領と暗殺者リー・ハーヴィー・オズワルドとの間に盾を私が投げないことが、ケネディの死の原因であったとしても、ケネディの死を引き起こしたのは盾を私が投げなかったことではない。私はケネディの死を防ぐ能力、機会、適切な信念等々を持っていなかったので、私はそれを防ぐのを差し控えなかった。そこで、私が盾を投げなかったことがケネディの死の1つの原因であったにしても、私は彼の死に対して因果的には責任がない。

2）道徳的責任

　もし行為者AがYが死なないようにするのを差し控えるなら、AがX

をしないことがYの死の原因であり、Aはその死に対して道徳的に一応責任がある。なぜならAはYを死なないようにするための機会、状況認知、あるいは能力等を欠いていたとは主張できないからである。Aが差し控えなかったなら、Yは死ななかっただろう。そしてAはその時このことに気づいていた。

　このこととの関連で、H・L・A・ハートによってなされた因果的責任と「道徳的法的責任」（moral liability responsibility）との区別、つまり、作為や不作為の帰結に対して因果的に責任があることと、作為や不作為の特定の帰結に対して責めを負うべきである、あるいは償いをしなければならないこととの区別を参考にすることは役に立つであろう[85]。行為者は、行為者が自らの行為に対して因果的に責任があるということで、自分の行為の帰結に対して一般に説明の責めを負うべきである（answerable）としても、単にそれに対して因果的に責任があるということで釈明責任がある（accountable）ということではない。釈明責任（accountability）あるいは道徳的責任は、因果的責任と行為に対する行為者のコントロールの種類や範囲との結合から生じる。このようなわけで、行為者が熟慮のうえでの積極的行為によって死をもたらしたとすればそれに対して釈明責任がある、あるいは道徳的に責任があるのと同じように行為者が死に対して一応完全に釈明責任があるのは、行為者が死なないようにするのを差し控えるときだけであるように思われる。確かに何が「差し控えること」と見なされるべきかは、さらに検討を要するトピックではある。しかし、我々の目的にとってはジョン・ローバーとハーバード・エックスタインのような医師が乳児を死ぬにまかせるとき——ちょうど彼らが慎重な熟慮のうえでの積極的な行為によって、乳児の死を引き起こしたとすれば彼らに釈明責任があるあるいは道徳的に責任があるように——彼らの不作為の帰結に対して彼らを完全に釈明責任があるようにさせるために必要な能力、機会及び情況認知を彼らが持っているということを記しておくことで十分であろう。

7　いくつかの反論

この章の最後の節では、殺すことと死ぬにまかせることには、いかなる内在的な道徳上の違いもないという見解に対する、幾つかのよくある反論について論じるつもりである。

1）責　任

O・H・グリーン（Green）は、熟慮したうえでの不作為の帰結について行為者が因果的かつ道徳的に責任があるということには同意するが、「殺すことと死ぬにまかせることとの区別を与える、行為者の因果的役割の違いという点からみて、[殺すことと死ぬにまかせることの]区別と行為者の道徳上の責任の間には本質的な結びつきがある」[86]と考えている。

殺すことの場合、行為者Aは「Bの死をもたらすのに十分な何らかのことをする」、そして、もしAが意図的に行為するなら、このことでAは「Bの死に完全に責任がある」ことになる。一方、死ぬにまかせることの場合、グリーンによれば、AはBの死に対して責任がより軽い。なぜなら、死ぬにまかせることの場合、Aが差し控えることが「Bが死ぬのに……必要であり」、かつ（Aが差し控えることで）Bの死に対して因果的に貢献するとしても、Aあるいは他の行為者が介入して死を防がないならば、Bの死をもたらすのに十分である「Aが引き起こしたのではない」条件の故に、Bは既に死の瀬戸際にいるからである。殺しの場合、グリーンによると、行為者はこのように死に対して──因果的かつ道徳的に──完全に責任がある一方、死ぬにまかせる場合には、行為者は──因果的かつ道徳的に──防ぎうる死に対して責任がより軽い[87]。

しかし、もし、道徳的責任が──グリーンが言っているように──行為者の因果的役割との「本質的な結びつき」に依存しているなら、グリーンがどのようにしてこの主張を維持することができるのか、理解するのは難しい。

因果的効力は既にみたように、殺すことと死ぬにまかせることの場合で変わらない。なぜなら（グリーンとは反対に）死ぬにまかせることが死にとっての必要条件であるに過ぎないのに反して、殺すことは十分条件であるということに基づいてそれらは区別されえないからである。殺すことと死ぬにまかせることは、ともに、死にとっての、2つの異なった最小限の十分条件のうちのinus条件なのである。このことは、殺すことと死ぬにまかせることは同じ因果的効力を持つということを意味している。もし医師が致死薬を与えなかったら、患者は死ななかっただろう。死ぬにまかせるケースにおいても同じである。もし、医師が、死なないように処置するのを差し控えなかったとすれば、患者は死ななかっただろう。そして、死なないように処置するのを差し控えることは、単に「何もしない」ということではなくて、ある出来事の過程が医師が差し控えるということと結びついた場合には、結果として患者の死を招くことになるその出来事の過程に対する熟慮のうえでの不介入であるので、因果的行為者性という点でも殺すことと死ぬにまかせることは区別されえない。

　殺すことと死ぬにまかせることのケースで、因果的行為者性は異ならないということは、死ぬにまかせることが人工呼吸器のスイッチを切るというような積極的行為を必要とするときに多分極めてはっきりと見て取れる。これは殺しの例ではない、なぜなら、もし治療が中止されるならば患者の死に至るその出来事の過程を、医師が引き起こしたのではないからである。しかし、医師は、致死薬を注射した場合と全く同じように、因果関係のうえでは死を引き起こした行為者である。

　しかし、意図、動機、行為者に対するコスト、結果として生じるものの蓋然性等々が等しいとしても、1つの（存在論的な）違いがある。すなわち、殺すことと死ぬにまかせることは、行為者の因果関係における役割という点で区別がなされうる——つまり行為者が人の死に至る1つの因果的過程の創始者であるのか、それとも、人の死に至る、行為者に

よって引き起こされたのではない因果的過程に介入するのを行為者が差し控えるかどうかということである。これは、殺すことと死ぬにまかせることの区別、すなわち、死が現実のものになることを「引き起こすこと」と、死が現実のものになることを「起こるにまかせること」との区別に関する残された根拠であるように思われる。

　しかし、行為者の因果的役割に関する単なる相違ということから、道徳上適切な意味で殺すことと死ぬにまかせることの区別をなしうるであろうか。グリーンはできると考え、この考え方を支持して、殺しをする行為者の因果的役割と死ぬにまかせる行為者の因果的役割とを区別するためにキティー・ゲノヴェスの例を引き合いに出す。

　キティー・ゲノヴェスは通りで、アパートのたくさんの住人の見ている前で刺されて死んだ。だが、ここに関わりのある人々の因果的役割を考察する前に、このケースや似たケースの場合——動機や、行為者へのコスト等々のような——他の道徳上意味のある要因の故に、そのような殺しは死ぬにまかせることよりも実際悪いことだと考えがちになるかもしれないということを記しておく必要がある。しかし、グリーンが我々に考えるよう求めている問いは、殺すことが時に死ぬにまかせることよりも悪い場合があるのかどうかということではなく、行為者の因果的役割、そして、ただ因果的役割だけが、道徳上適切な仕方で殺すことと死ぬにまかせることでは異なるのかどうかということである。

　グリーンは、先の状況下では、殺すことと死なないようにするのを差し控えることの両方がキティー・ゲノヴェスの死にとって必要な条件であったということに同意するが、それらの因果関係における「地位」は反事実的に区別しうると考えている。「アパートの住人がいなかったか、死を防ぐことができなかったとしたら、キティー・ゲノヴェスは、やはり刺し殺されたであろう。一方、襲った人が他の所にいたか襲撃を実行することができなかったなら、彼女は死ななかっただろう」[88]。

　アパートの住人がいなかったとした場合、キティー・ゲノヴェスはや

はり死んだであろう、ということは確かに真である。しかし、その場合見物人は死なないようにするのを差し控えなかっただろうし、彼等はそうすることができなかったであろう。同じことがグリーンのもう一方の場合にもあてはまる。もし襲撃をした人が他の所にいたとすれば、キティー・ゲノヴェスの命は危険にさらされなかっただろうし、そして、どのような人の命も危険にさらされなかったとするならば、行為者は、死なないようにするのを差し控える（あるいは死ぬにまかせる）ということはできない。もし、殺すことと死ぬにまかせることで行為者の道徳的責任を評価しようとするならば、襲う人が潜在的に殺すことができ、見物人が潜在的にその殺しを防ぐことができる状況を比較しなければならない。このようなわけで、適切な反事実的状況は「襲った人が、殺そうとしたが、見物人が、彼女が死なないようにするのを差し控えなかったとしたならば、キティー・ゲノヴェスは死ななかっただろう」ということになるだろう[89]。因果的地位に関するグリーンの区別が示していることは、誰かが死なないようにするのを差し控えることができる前に、誰かの命が襲う人（病気、あるいは同じようなもの）によって脅かされていなければならないということである。それは、行為者が死を防ぐことができ、かつそうすることを差し控えるという状況で、殺すことが──因果的効力においてであれ、因果的行為者性においてであれ──死ぬにまかせることとは異なっているということを示してはいない。

リチャード・トラメル（Richard Trammel）もまた、もし誰も介入しないなら死ぬことになる1つの過程を引き起こす人はその死なないようにするのを差し控える人より、その結果として生じる死に対して「よりいっそう大きな責任がある」と考える。彼は次のように論じる。

　一般に、もしXがYを殺すならば、XはYの死に対して責任がある。しかし、XがYを救わない場合、Yが救助を必要とする状況にY[*2]が置かれていることにXは責任があるかもしれないし、ないかもしれな

い。Yが救いを必要としていることにXが直接に関わり合うことが多ければ多いだけ、XはYを救うための援助に対してよりいっそう責任がある。……結局人は、誰か他の人が救いを必要としているということには必ずしも責任はないが、彼が殺す人の命には責任がある[90]。

しかし、人が救いを必要としている状況に対して責任があるということと、危機に瀕している人がどのようにその状況に陥るに至ったかに関わりなく防ぎうる死に対して責任があるということは別のことである。後に介入することがなければ死に至ることになる因果的過程が始まるのを防ごうとして、一般に、潜在的な危害の源に注意を集中すべきだということは確かに真実である。我々は、人が誰かを襲撃するのを防ぐように努力すべきである。そして、もしそれができないとき、襲撃をした人は彼等のしたことに責任があると考えるべきである。同様に、死が避けるべきものだとすれば、後に医療上の介入を必要とする病気が生じるのを防ぐよう努めるべきである。しかし、こうは言っても、医師の介入がなければ患者の死に至ると考えられる病気の過程を医師が引き起こしたのではないということが真であるとはいえ、防ぐのを差し控える死に対して医師のような行為者に、全く責任がないというのは好ましくないように思われる。トラメルとは反対に、次の例が示すように、非道徳的因果的責任と道徳的責任の間には必然的な結びつきはない。

行為者Xがある事態を実現するようにしたならば、その事態に対してその行為者Xは因果的に責任がある、とトラメルは言っていると私は考える。さらに、もしYの命を危険にさらす事態に対してXが因果的に責任があるならば、Xは、Yを助けるための援助に対してよりいっそう（道徳的に）責任がある、とトラメルが言っていると私は考える[91]。しかし、事態は明らかにこのようにはなっていない。もし、対麻痺の人が、不用意にというのではなく偶然に、小さい子供を肘で軽く押しその結果その子が浅い流れに落ちるとすれば、その子が流れに落ちたことに対しては、

その対麻痺の人は因果的に責任がある。しかし、もし、私とその対麻痺の人がそばに立っていて、その溺れる子を助けるために何もしないならば、私は子供の死に道徳的に責任がある。なぜなら——対麻痺の人でなく——私だけが子供が死なないようにするのを差し控えたからである。対麻痺の人は子供が死なないようにすることができないのだから、その人は死なないようにするのを差し控えたのではない。能力がないということは、一般に適切な道徳的弁明となる[92]。病気が問題となる場合も同様である。もし私が自分が肝炎のキャリアだということを知らないとしても、私は、Yが肝炎に感染することに対して、因果的に責任があるかもしれない。しかし、Yが肝炎になることに対して私が因果的に責任があるという事実は、Yが後にその病気で死ぬとした場合、私はYが死なないように処置するのを差し控えた医師よりもYの死に対して、「道徳的により責任が重い」ということを意味するものではない。逆である。

そのようなわけで、死に至る出来事の過程を引き起こす行為者は、本来は防ぐことのできる死を自分が介入しないことでもたらすに至るのだということが分かっていて、自分が引き起こしたのではない因果的過程に介入するのを差し控える行為者よりも結果として生じる死に対して道徳上よりいっそう責任が重いということを、グリーンもトラメルも示してはいないと私は考える。

2）何が最善であるかを知っているという仮定と選択可能性

殺すことと死ぬにまかせることの区別、あるいは、積極的安楽死と消極的安楽死の区別が、本来的な道徳的意味を持っていると考えるための何か別の理由があるのだろうか。トラメルは、積極的安楽死と消極的安楽死はある重大な誤りの可能性に関して違いがあるということを示すための、また、私たちは患者にとって何が最善であるかということを知っているという仮定に関する、もう1つ別の議論を提出する。

……積極的安楽死と消極的安楽死には、道徳上適切な相違がある。……消極的安楽死は積極的安楽死よりも容易に正当化される。積極的安楽死は、外部から死を促すことにより、消極的安楽死の持っていない、ある種のタイプの重大な誤りの危険性を持っている。積極的安楽死は、消極的安楽死が開いたままにしている、予想してもいなかった仕方でその人を助けるという選択肢を徹底的に取り除いてしまう。当人のために殺すという積極的な試みは、その人にとって最善のことは何かということを私たちが知っているという仮定を含んでいる。一方ある種の治療をしないということは必ずしも、そのような仮定を含んでいるわけではない[93]。

　しかし、明らかなことは、行為者が患者にとって何が最善であるかということを知っているという仮定を積極的安楽死は含んでいるが消極的安楽死は含んでいないという根拠に基づいて消極的安楽死を積極的安楽死と区別することはできない、ということである。生き続けないことが患者の最善の利益だと信じないならば医師は致死薬の注射をしないということが一般的に真であるとしても、命を長らえさせないことが患者の最善の利益だと医師が信じないならば、医師は一般に死なないように処置するのを差し控えないといことも真である。我々は、たくさんの理由で殺すことも死ぬにまかせることもできる。それらの理由のうちの一つは、その人にとって何が最善かということを我々が知っているという仮定である。この点に関する限り、殺すかあるいは死ぬにまかせるか、その方法は問題ではない。

　もちろん、トラメルが言うように、死なないようにするのを差し控えることなく「ある種の治療をしない」ことが可能な場合があるということは本当である。例えば、ある状況下で、どの種類の処置が効果的か分からないときや、ある種の処置を単にすることができないときとか、患者がこれ以上医療の介入を拒むといった場合である。しかし、これらす

べてのケースにおいて、医師は患者が死なないようにするのを差し控えるということをしていないのである。そして、我々はこれらの例を殺すことと死ぬにまかせること、あるいは積極的安楽死と消極的安楽死を区別するために用いることはできない。

　トラメルの第二のポイントも同様である。積極的安楽死と消極的安楽死の相違は、消極的安楽死が開いたままにしておく選択肢を積極的安楽死が取り除いてしまうという事実にあるのではない。

　結果という点から見ると、殺すことと死ぬにまかせることは同じである。両方の場合とも、死は、殺すことや死ぬにまかせることが起こるための必要条件である。そして、意思決定の点から見ると、意図的に殺すことかあるいは意図的に死ぬにまかせるということのいずれにとっても、死は必要条件ではない[94]。それは、蓋然性の問題である。そして、蓋然性に関する限り、その死の蓋然性は行為者が救うのを差し控えようと決心する場合のほうが、殺そうと決心する場合よりも高い場合すらありうる（300メートルの距離からあなたを私が撃ち殺そうとすることと、岸辺から300メートル離れたピラニアの生息する水の中に落ちた私をあなたがボートに引き上げるのを差し控えることを比べてみるとよい）。2章第2節で見たように、もし、治療しないという体制下で、治療を受けないすべての二分脊椎の乳児が生まれて4週間以内に死ぬとすれば、いかなる選択肢も開かれてはいない。このことは、もし、選択肢を開いたままにすることが狙いだとすれば、積極的安楽死のみならず消極的安楽死も禁じなければならなくなるということを意味している。

3）義務の免責可能性

　世界が今あるがままの状態であるとすれば、1人の人が、「援助を必要とするすべての人を助ける」のは不可能である、とトラメルは正しくも指摘している。しかし、人を殺したり、人に危害を与えるのを差し控えるのは可能である。それが可能なのは「殺すという行為を差し控える

のは一種の「無為」であり……救うことは一種の「行為」であるからである。……」積極的な行為は、差し控えることが努力を要しないのに、通常努力を要するのだから、この2つのものの道徳上適切な区別を否定することは、「哲学的なバプテスマのヨハネすら躊躇させるかもしれないほどたいへん難しい倫理に至らざるをえない」[95]。トラメルの分析の根底にあるポイントは、これは彼が「積極的義務」対「消極的義務」(あるいは積極的に人を救う義務〈対〉殺すのを差し控える義務)ということで検討しているものであるが、次のようなものであるように思われる。

　　無為は、我々が介入せずに、出来事の流れを、それが動いていくままにするということを含んでいる。かくして無為は努力の欠如と本質的に結びついている。行為は、出来事の流れを、我々が介入しないならば流れていくその方向から変えることを含んでいる。これが、行為と無為の区別が本来的な道徳上の適切さを持っているということのもう1つの理由である[96]。

しかし、この章を通してずっと論じてきたように、殺すことと死ぬにまかせることは、行為あるいは無為ということで区別できるものではない。またこの2つは、出来事の流れを、我々が介入しないならば、それが動いていくことになるかもしれない方向から変えるための努力という点でも区別しえない。後者のポイントは次の例によって明らかにされる。

　　1人の人が、ルリツグミが巣作りに成功する手助けになる鳥の家を作るのに1時間を費やす(ルリツグミは今日では巣作りがあまりうまくできていない)。別の人は、自分の閉じたガレージのドアの蝶番のところにルリツグミが巣を作っているのを見つける。彼は鳥の邪魔をせずに、個人的にはかなりの不都合を承知で、巣作りの期間中、彼の車をガレージの中に置いておいた[97]。

「引き起こすこと」が「起こるにまかせること」よりもより多くの努力を要するという一般的な通則があるわけではない。殺すの差し控えることは、誰かの命を救うことよりも一般に努力を要しないということは本当である。しかし、たとえこのことが真であったとしても、もちろん、殺すことが死ぬにまかせることより悪いということにはならない。

　次の事柄を考察すると、このことをもっと明瞭に理解することができる。トラメルは、「安楽死は死ぬ人のためでなければならない」[98]と考える。しかし、事情がこのようであるなら、トラメルの積極的義務と消極的義務の区別と組み合わさった害を与えることと利益を与えることの観念は、安楽死のケースにおいては逆になり、我々が仲間の人間に対してなすことに対してその観念が通常適用されるのとは異なった仕方で適用される。死は通常害悪であり、人を殺すのは人に害悪を与えることであるのに、トラメルの理解するように安楽死においてはそうではない。安楽死が正当とされるこれらすべてのケースにおいて、死は患者の立場から積極的に評価された目的である。かくして、殺すこと、あるいは死ぬにまかせることは患者を害することではなく、患者に利益を与えることである。しかし、死が患者に益であり、そしてその含意として、持続された生が害であるなら、その場合は──確かに──患者を殺すこと（そして、積極的に患者に益を与えること）は単に利益が患者にもたらされるにまかすことよりもより悪いことではない（しかも、より善いことかもしれない）。かくして、積極的義務と消極的義務の間に非対称性があるとしても、殺すことは死ぬにまかせることよりも本来的にいっそう悪いということにはならない[99]。

4）残りの相違点──「引き起こすこと」と「起こるにまかせること」

　究極的には、トラメル、グリーン、および他の多くの人々の分析は、前に確認した殺すことと死ぬにまかせることの相違の残りの部分、すなわち殺すことと死ぬにまかせることは、それらが因果連鎖の異なった段

階で——しかも、医療上の文脈では、一般的には異なった因果連鎖に——行為者を巻き込む限りにおいて区別されうるというその残りの部分に依存しているように思われる。患者の死は病気の帰結であるか、あるいは医師が投与した致死薬がもたらす帰結であろう。

前に参照した引用句の中で、ミルは「たくさんの原因が死を引き起こすかもしれない」[100]と指摘している。そして、ミルに依拠してマッキーは、死のような結果に対してはたくさんの最小限十分な条件があるという事実に私たちの注意を向けさせている。致死薬で患者を殺すといった行為は、死ということにとっての1つの最小限の十分条件における1つの inus 条件であり、従って死の1つの原因である。例えば、肺炎を患っている患者に対して、抗生物質を与えるという救命の手段を用いるのを差し控えることは、死という出来事にとってもう1つ別の最小限の十分条件における1つの inus 条件であり、それはもう1つの原因である。死を引き起こすこれら2つの様式は、因果的効力あるいは因果的行為者性という点で区別しえないとしても、これら2つは、最初のケースにおいては死に至る一連の出来事を医師が引き起こすのに対して、第二のケースにおいては、医師が自分が引き起こしたのではないが、介入するのを差し控えるならやはり患者が死ぬことになる一連の出来事において介入を差し控えるというその限りで区別しうるのである。

しかし、「引き起こすこと」と「起こるにまかせること」の単なる区別が、もし他の道徳上適切な要因が同じである場合、なぜそもそも相違をもたらすのか。なぜこのような考え方を人々が持つに至るのかを示すために、医師ヴィンセント・J・コリンズの文章を、今回は幾分長くもう1度引用しよう。

　　避けることのできない生命の終わりに対する医師のアプローチは、積極的であるか消極的であるかのいずれかであろう。死は、積極的に介入するかあるいは消極的に治療を止めることによって起こりう

る。前者の場合、明白な行為によって直接に命を終わらせる。一方治療を止める場合、行為をせず自然がその過程をたどるにまかせることで、死が生じるにまかせるのである。

　積極的に介入する場合、事実、その個人に危害を与えている。たとえこの危害は明らかに善い意図を持つにしても。ここで人は行為している……我々は、積極的に生命を終わらせるために、熟慮した行為をなすことになるのだろうか。法の観点から、道徳律から、かつまた医療実践のガイドラインからして、……意図にかかわらず……積極的に殺すことは許されないという一般的通則が適用されるのを我々は見出す。……しかし、我々は患者を死ぬにまかせることと安楽死とをはっきりと区別しなければならない。……治療を続けないことで死が生じるのを許容する場合、与えられる危害は自然の営みによって与えられる。これは理性と判断に基づく受動的な対処の仕方——しかも、死にゆくことを短くすることである。それは合理的なことである[101]。

　コリンズによって展開された考え方はグリーンあるいはトラメルに由来するものとは思わないが、両者とも、我々は「引き起こす」ことに対しては完全に責任があり、「起こるにまかせる」ことに対しては責任が幾分軽いという１つの点でコリンズと考え方が一致しているように思われる。しかし、「引き起こすこと」と「起こるにまかせること」との区別が、なぜ道徳的にそれ自身において意味を持つと見なすべきかと問われるかもしれない。

　我々が引き起こしたのではない因果の過程の結果に対してよりも、我々が引き起こした因果の過程の結果に対して我々は「よりいっそう責任がある」という考え方は、事実上自然（あるいは神？）が支配的な行為者であり、死なないようにするのを差し控えることで、行為者は、単に自然がもたらすものが生じるままにしておくに過ぎないという、（コリンズにはほとんどはっきりと見て取れる）疑わしい形而上学的仮定に

過ぎないものに究極的には依存しているのかもしれない[102]。死ぬにまかせる場合、かくして行為者は死が起こるということを「引き起こす」のではなく、生じないようにするのを単に差し控えるのである。そして、単に「起こるにまかせる」ことで、行為者は出来事の過程を積極的に形作ることをしない。──行為者は「神を演じ」ないで死のような結果が生じるかどうか、もし生じるならいつ生じるのかを、神、あるいは自然にむしろ委ねるのである。

しかし、行為者性に関するそのような考え方に与するのは道徳的責任を放棄することであり、後に見るように、意思決定を道徳上適切ではない根拠に基づかせることになる。さらに、それは概念上欠点がある。我々は、他のすべてが同じだとした場合、我々が引き起こすものに対してと同様に起こるにまかせるものに対しても、因果的かつ道徳的に責任がある。

では、このことは、条件付き「生命の神聖性」原理は維持できないものであり放棄されるべきものだ、ということを意味するのだろうか。その問いに答えることができるためには、条件付き「生命の神聖性」原理を支持するために提示されている他の2つの主要な区別、すなわち、行為者が意図するものと行為者が予見するものとの区別及び治療の通常の手段と、通常ではない手段の区別を吟味する必要がある。私は、これらを3章と4章でそれぞれ吟味する。

第3章
生命を意図的に終わらせることと二重結果の原理

　苦痛を緩和するために、副次的結果として生命を短縮するかもしれない手段を用いることと、積極的に生命を終わらせることとの間には、別の明確な区別がある。ここで指針となるのは、二重結果の原理として知られている原理である。その原理は、通常誤解されているが、何らかの治療に伴って生じる望ましくない副次的結果が問題になる場合にはいつでも、事実上、医師にとって指針となる原理である。……苦痛を緩和することを意図して薬剤を投与するのは善いことである。そして、苦痛の緩和を繰り返し行うことによって患者の抵抗力が低下し、そうしなかった場合より患者の死期が早まるとしても、それはもっともなこととして許容しうるような副次的結果である。……一方、その患者が二度と目覚めないようにと意図して薬剤を過剰に投与することは、道徳的にみて間違っている。それは殺すことである。
　　　　　　　　　　　　　ジョナサン・グールド（Jonathan Gould）ほか
　　　　　　　　　　　　　『あなたは死を宣告されたのか？ 安楽死の意味』

　患者の生を終わらせるという目的を念頭において過剰量の麻薬を投与する医師には罪があり、一方、その同じ過剰量の麻薬を同じ状況で苦痛を緩和するために投与する医師が、専門的な訓練のおかげで避けられないと分かる帰結つまりその患者の死を忘れていれば罪がないと言うのは、全く不自然すぎる。……「二重結果の教説」が意味するところが、帰結のうちの１つを単に忘れることによって価値について選択を下す必要を回避できるということだとすれば、その原理は、道徳の問題に対する偽善的な態度を助長する以外、何の役にも立たない。
　　　　　グランヴィル・ウィリアムズ（Glanville Williams）『生命の神聖性と刑法』

108　第3章　生命を意図的に終わらせることと二重結果の原理

1　序　論──絶対主義と二重結果の原理

　2章でみたように、医師が患者の死を防ぐのを差し控える場合、その差し控えは患者の死の原因である。さらに、その医師には、因果的のみならず、一応は道徳的にもその患者の死に対して責任がある──その医師が患者に致死薬を注射した場合と全く同じように責任がある、と私は論じた。「生命の神聖性」原理が禁止しているのが、今まで述べてきたように、医師が全く自発的に熟慮のうえで死を引き起こすことだとすれば、殺すことだけではなく死ぬにまかせることも、決して許容されないだろう。そして、整合性を保つためには、延命できる生命はすべて、あらゆる利用可能な手段を用いて延命しなければならいということになるだろう。だが、医師は、すべての患者を延命するわけではない。例えば、既にみたように、重度の障害を持った乳児を死ぬにまかせることはありふれた医療行為である。本章とそれに続く各章では、医療のその他の分野における、熟慮のうえで死ぬにまかせる例も取り上げるつもりである。
　それでは、医師は、熟慮のうえで一部の患者を死ぬにまかせる場合に、「生命の神聖性」教説に違反しているのだろうか。必ずしもそうではない。条件付き SLP を整合的なものにするもう1つの仕方があるかもしれない。すなわち、患者の死を引き起こすことが許容できる事例とそれが許容できない事例とを、行為者の意図という観点から区別できることを示す仕方である。
　その場合、明らかに、条件付き SLP が整合的になるためには、行為者が自発的に死を引き起こす事例の一部は、意図的に死を引き起こす事例に該当しない、と考えなければならない。というのは、行為者が熟慮のうえで自発的に遂行した作為や不作為に伴うと予見されるあらゆる帰結は、その行為者が意図的に引き起こしていると言えるとすれば、条件付き SLP は、明らかに整合的ではないだろうからである。つまり、意

図的なものについてのこの広い考え方によれば、条件付き SLP は、意図的に死を引き起こすことを禁止すると同時にそれを許容することになるだろう。

　従って、条件付き SLP が成立するかどうかは、意図的なものについての首尾一貫した、より狭い考え方があるかどうかしだいである。こうしたより狭い考え方は、行為者が欲したり目指したり望んだりしている帰結と、単に予見しているに過ぎず欲したり望んだりしてにいない帰結との区別のうえに成り立っている、と SLP を支持する人は言う。言い換えれば、区別されるのは、行為者の作為や不作為の「直接意図された」帰結と、「単に予見されたに過ぎない」帰結なのである。

　それ故、作為や不作為の「直接意図された」帰結と「単に予見されたに過ぎない」帰結とのこの区別は、「生命の神聖性」観を支持する人にとって極めて重要である。その区別がつくとすれば、「生命の神聖性」観が形式的にみて整合的でないとする決定的な非難は無効になるだろうし、また、医師は常にあらゆる利用可能な手段を用いて患者の生命を維持しなければならないという直観に反する含意を、その考え方は持たずにもすむだろう。

　SLP を支持する人が実際に下している裁定のうちの多くのものは、意図的なものについてのそうした狭い考え方に基づいている。例えば、バチカンの『安楽死に関する宣言』は、医師が、生命を維持するための治療を時に差し控えたり中止したりすることだけでなく、患者の苦痛を緩和するために、致死的でありうる量の麻薬を投与することも、それをすれば患者が死ぬと予見される場合でさえ許容する。その『宣言』によれば、この事例では、「合理的に考えて死が生じる危険がある場合でさえ、死は決して意図されたり追求されたりしてはいない」[1]とされる。また、この見解によれば、死をも引き起こすと思われる善い行為あるいは道徳的には善くも悪くもない行為（例えば苦痛を緩和すること）を意図的に遂行することや、患者の苦痛を長引かせないために延命治療を差し控える

ことは、生命を意図的に終わらせることに該当せず、従って、許容できるとされる。

　意図された結果と、予見されてはいるが意図されてはいないそれ以外の帰結との区別は、「二重結果の原理(以後PDEと略記)」で定式化される。この原理については、3章第2節で詳しく論じる。PDEは、多くの非帰結主義的倫理において際立ってみられる。しかし、ある種の禁止された行為は、それを遂行しないことの帰結のいかんにかかわらず、内在的に悪いだけでなく絶対的にも悪いとする絶対主義的な道徳図式にとって、PDEはとりわけ重要である。そのため、PDEは、長い間カトリックの道徳思想の重要な要素であった[2]。しかし、最近ではカトリック教徒や神学者でない人も、この原理を適用するようになってきた。そして、PDEやそれと密接に関わる命題は、多大な哲学的関心を喚起するようになってきた[3]。こうした関心の的になってきたのは、主として、行為者が熟慮のうえで遂行する作為や不作為の意図された帰結と単に予見されたに過ぎない帰結との間にPDEが設ける区別であった。この区別が、殺すことに関する道徳に頻繁にその焦点を当ててきたことは驚くには当たらない。それは、無辜の人の生命を意図的に終わらせることが、おそらく最も広く受け入れられている道徳上の禁止事項だからというだけではない。それは、また、二つの異なった領域、つまり戦争と医療行為において、ある許容されている行為が無辜の人の生命を意図的に終わらせることには該当しないと主張することが、ますます困難になってきたからでもある。現代の科学技術は、全く新しい問題を作り出すことによってではなく、古くからある実践的で哲学的な問題をいっそう明らかな、また差し迫ったかたちで描き出すことによって、問題の焦点を浮き彫りにした。戦争において、強力な新兵器は、「無辜の人」に危害を及ぼさずに戦闘員だけを選択的に殺すのではなく、むしろ、戦闘員も非戦闘員も一様に殺す。これは、次のことを意味している。つまり、無辜の人を殺すことに対する絶対的な禁止を維持しようとする人は、現代的な戦争の遂

行（そして、ある価値をそのようにして守ること）を放棄するか、さもなければ、予見された帰結の観点からよりむしろ行為者の意図の観点から、自発的に熟慮のうえで無辜の人の生命を奪う事例のうち禁止される事例と許容できる事例を区別する手段を、見つけなければならないということである[4]。

　医療行為においても、同様の展開がある。強力な麻薬は19世紀の終わりまで一般には利用可能ではなく、20世紀に入るまでその効果はよく分からなかったが、それを用いれば以前には緩和できなかった痛みを緩和することができる。麻薬は痛みをなくすだけではなく、その投与量を増やしていけば患者を死に至らしめもする。それ故、医師が致死量と考える鎮痛薬を投与すれば、その状況で患者の死を引き起こすのに十分な因果的過程を始動させたことになる。患者が死ねば、その死は殺すことの結果である。ここでもまた、十分に多量な薬剤を用いて痛みを緩和することを許容したいとも思いつつ、無辜の人を意図的に殺すことに対する絶対的禁止を維持したいと思う人は、無辜の人の死を結果として引き起こすことが必然的であるか、あるいは、その死を引き起こす可能性が高いと行為者が考えることを行う事例のうち、許容できるものと禁止されるものとを、予見された帰結の観点からよりもむしろ行為者の意図の観点から、区別しようとしなければならない。

　医師が延命を差し控える場合も、事情は同じである。延命すれば激しい苦痛を長引かせることにもなる状況においてさえ、現代の医学・医療技術をもってすれば、多くの患者を延命できるようになった。2章では、重度の二分脊椎に罹患した乳児を選択的に治療しないことについて手短に考察した。こうした乳児の大多数は、その生命を維持するために現代の医療技術を利用できなかった時代には死んでいただろう。今日、この技術は利用可能である。医師がこの技術を用いることを差し控えるならば、――つまり、手術をしなかったり抗生物質を投与しなかったりして、その不作為の帰結として死が生じるだろうと考えているとすれば、――

その医師は患者を死ぬにまかせていることになる。これは、生命を意図的に終わらせる事例であろうか、それとも、死ぬにまかせる許容可能な事例であろうか。

SLPを支持する大多数の人によれば、ピラミッド型鎮痛薬増量（つまり、鎮痛薬の投与量をしだいに増やしていき、ついにはその致死量を投与すること）も、延命治療を差し控えたり中止したりすることも、（本章の以下の節で論じる）ある状況では、生命を意図的に終わらせることには該当しないとされる。当該の状況で、医師が意図的に行う事の帰結として患者が死ぬだろうということを、その医師が単に予見しているだけで、患者を死なせることを目指したり意図したりしてもいなければ、生命を意図的に終わらせることに対する絶対的な禁止に違反することにはならない（と論じられる）。

その理由について、チャールズ・フリード（Charles Fried）のように絶対的な禁止を支持する人は次のように論じるだろう。すなわち、殺すことの内在的な悪は、「それを行うのが悪であるような事」にあり、そして、その場合、その原理に備わる絶対的な力は「我々が意図的に行うことの結果生じるあらゆる事に及ぶのではなく、我々が意図している事だけに及ぶ」からだ、と。行為者が悪い結果、つまり死を目的として目指しているわけでも、また、ある目的のための手段としてそれを選択しているわけでもなく、単に死ぬにまかせているに過ぎないならば、その行為者は絶対的に悪い事は何もしなかったのである[5]。

このように、絶対主義的SLPは殺すことと死ぬにまかせることそれ自体を禁止しているわけではない。むしろ、SLPは、無辜の人の生命を積極的にであれ消極的にであれ意図的に終わらせることを、禁止しているのである。例えば、R・A・ダフ（Duff）は、以下のように述べている。

　　絶対主義が……その主たる関心を向けるのは、行為者による意図的な行為の帰結よりもむしろその行為である。問題なのは、私が予見し

意のままにした出来事、あるいは、そうできたはずの出来事が起こるということだけではなく、私が行為者としてその出来事に関わる仕方である。つまり、問題なのは私が行う事なのである。そして、「私が行う事」は、実際に起こる事によってだけではなく、私の行為のなかに現れている意図に基づいても決まる。……絶対主義者が絶対に禁止しているのは、人を殺すという意図的な行為に対してであり、予見し回避できる死の原因の発生に対してではない。予見し回避できる死の原因の発生を絶対に禁止するというのは、全く馬鹿げているだろう。というのは、禁止された結果がどのようなものであれ、それよりさらに悪い結果を招く選択肢しか選ぶ余地のない事例を、我々は思い浮かべることができる、と考えられるからである[6]。

絶対主義者にとって重要なのは、行為者性の観念を明確に説明することである、とダフは続けて述べる。つまり、「その観念が持っている意味を特定の状況に即して示すこと、そしてまた、どのようにしてその観念が生命についての理解可能な道徳観の一部となるのかを示すこと」が、絶対主義者にとって重要なのだ、と彼は言うのである。

この課題を容易にしているのは、絶対主義者でない人でも、人間の行為者性に同様の意義を認めているという事実である、とダフは考える。

我々が道徳的に区別するのは、意図的に行う事と、我々の行為の結果生じると予見できる事あるいは我々が防がない事である。すなわち、我々が意図的に引き起こす危害と、我々が回避しない危害あるいは他の意図的な行為の副次的結果として生じる危害である。つまり、誰かに危害を加えようとすることと、その人が我々の行うことによって傷つくだろうとか傷つくかもしれないと認識していることとを、我々は区別するのである。そして、我々はその一方を許容しながら、もう一方を非難する場合があるかもしれない[7]。

それ故、PDE及び意図と予見の区別についてダフが解明するところによれば、生命を意図的に終わらせることと意図せずにそうすることとの決定的な違いは、最終的な結果、つまり予見し防ぎうる死が生じるということに基づくのではなく、その死に関わる行為者の意図に基づくとされる。すなわち、死は、行為者の意志の直接的な目的であってはならないとされる[8]。

明確な概念的、道徳的な区別は、我々が意図的に引き起こす事と我々が単に起こるにまかせる事との間にあるという主張は、見かけ上直観的な説得力を備えている場合が多い。フィリッパ・フット（Philippa Foot）は、この直観的な区別を次のような仕方で例を挙げて説明しようとする。彼女は、次のように言う。すなわち、

> 大多数の人は、インドやアフリカの人々が飢えて死んでいくにまかせている。その場合、確かに我々は悪い事をしている。だが、開発途上国の人が飢えて死んでいくにまかせることと、彼らに毒入りの食物を送ることとの間に我々が設ける区別は、単に法律上のものに過ぎない、と主張するのは馬鹿げているだろう[9]。

しかし、このような事例が見かけ上備えている説得力は、意図と予見の区別に対する不適切な性格付けに基づいている。この事例にみられる毒を盛ることと死ぬにまかせることは、行為者が熟慮のうえで良い結果と悪い結果の両方を引き起こす事例ではない。これは、「二重結果の原理」が全く適用できそうにさえないということを意味している。さらに、結果の確実性や動機付けなどの違いから、この場合に毒を盛ることが死ぬにまかせることより悪いとする主張が備えている直観的な説得力を説明できる、と我々は期待するだろう。だが、問題なのは、殺すことと死ぬにまかせることの区別自体でも、殺すことが死ぬにまかせることより悪い場合が多いのかどうかという問題でもない。問題なのはむしろ、他の

すべての事情が同じ場合に、行為者が意図する事と予見する事との間に、道徳上意味のある区別を設けることができるのかどうかということである。つまり、一方では、意図して殺すことと意図せずに殺すことの明白な事例と思われるものの間に、他方では、意図して死ぬにまかせることと意図せずにそうすることの明白な事例と思われるものの間に、道徳的に意味のある区別を設けることができるのかどうかが問題なのである。

　ここで重要なのは、既にジェレミー・ベンサムが以下のような帰結の間に認めていた３つの区別に注目することである。すなわち、

1. 我々が目的として、（あるいはそれ自体のために）意図する帰結
2. それ以上の目的のための手段として我々が意図する帰結、及び、
3. 我々が意図的に行うことの副次的結果あるいはそれ以上の帰結として生じる帰結[10]

これらの帰結の間の区別である。

　行為者は、現実の目的だけでなく、その目的のための手段として選択するあらゆる事をも「直接的に」意図しているのに対して、ある副次的結果は「間接的に意図している」に過ぎない（SLPを支持する人なら「予見する」とか「…するにまかせる」「許容する」と言おうとするだろう）とベンサムが述べるとき、彼は、SLPを支持する人に同意している。この三者間の区別について、これから私はさらに詳しく見ていくつもりだが、その区別は１つの問題ではなく２つの問題を引き起こす。その問題とは、

1. 「手段として意図された」帰結と「間接的に意図された」帰結との間に首尾一貫した、道徳的に意味のある区別を設けることができるか。
2. 行為者がその目的として意図している事と、手段として意図して

いる事あるいは当人が行う事の副次的結果やそれ以上の帰結として引き起こす事との間に、首尾一貫した道徳的に意味のある区別を設けることができるか、というものである。

　3章第2節から3章第6節で、私は以下のように論じるつもりだ。すなわち、PDE に基づく SLP や、その SLP と密接に関わる命題を支持する人が実際に下した裁定に基づいて、行為者の意図という観点から死を引き起こす事例や死ぬにまかせる事例のうち、許容できる事例と許容できない事例を区別することはできないと。さらに、とりわけ3章第3節と3章第6節において、私は次のように論じるつもりだ。すなわち、SLP を支持する人が信奉している理論は、上述の1による手段と副次的結果の区別を極めて疑わしいものにするし、さらに、上述の2による「目的」と「手段」あるいは「副次的結果」との区別は、その区別をつけることができる程度に応じて行為の本性と行為者の善悪の混同を含むようになると（3章第6節）。

　既に述べたことの1つの結果として、意図的なものについての狭い考え方は支持できなくなる。従って、説得力のある「中間的な」理論がなければ、行為者がその作為や不作為から生じると予見されるあらゆる帰結を意図しているという、意図的なものについての広い考え方を取るほかはない。しかし、1章第6節で既に見たように、意図的なものについてのこの広い考え方は絶対的な道徳規則と両立できず、条件付きでない SLP あるいは「純粋な」SLP を理解できないものにしてしまうだろう。対立が生じている状況において、その SLP は両立不可能な行為を要求すると考えられるから、SLP は理解できないものになるだろう。例えば、その SLP は、1人の人を殺すことを差し控えることによって5人を死ぬにまかせるようにも要求する一方で、1人を殺すことによって5人の生命を救うように要求するかもしれない。

2 二重結果の原理、中絶及び意図の問題

1）二重結果の原理：序論

　人の生命の価値を含むその他の価値に明らかに反するが故に、「生命の神聖性」原理が不条理になってしまうと思われる状況に直面して、その原理を支持する人は、無辜の人の生命を意図的に終わらせることに対する絶対的禁止の考え方を維持するために、伝統的に「二重結果の原理」に訴えてきた。行為者がある道徳的に善い（あるいは少なくとも道徳的に善くも悪くもない）作為や不作為の副次的結果として、死を引き起こすか死ぬにまかせてよい条件を、PDEは規定している。

　それ故、PDEは長い間トマス主義の道徳神学の主流であったが、PDEに対する哲学的関心は疑いなく２つの全く異なった要因によって動機付けられてきた。道徳について義務論的な見解を好む人は、次のように論じてきた。すなわち、予見された事と狭い意味で意図された事との間にPDEが設ける中心的な区別は、行為者性について満足のいく議論をするために不可欠であり、また、殺すこと、ならびに中絶、嬰児殺し、安楽死などといった殺すことの個別的な局面に関わる一般的な問題に対して行為者性が持つ含意について満足のいく議論をするためにも不可欠である、と彼らは論じてきた[11]。一方、道徳についてより帰結主義的な見解を好む人は、PDEと結び付いたSLPを採用すれば道徳的に見て受け入れがたい帰結をもたらす、と論じてきた。すなわち、PDEと結び付いたSLPによれば、ピラミッド型鎮痛薬増量や、生命維持治療を差し控える緩やかな過程を通じて、医師が患者の死を引き起こすことは許容されるが、医師が患者の生命を直接終わらせることは決して許容されない。従って、SLPの立場を取れば、それ自体道徳的に意味のない区別に基づいて、苦痛を緩和するよりむしろより多くの苦痛を生じるにまかせておくことになる[12]。

それでは、行為者が悪い結果を引き起こしてよいか、あるいは、悪い結果を生じるにまかせてよい条件とはどのようなものか。PDEは、4つの条件の概要を示しており、『新カトリック百科事典』では、その条件を以下のように列挙している。

1. 当該の行為自体は、道徳的にみて善いか、少なくとも、善くも悪くもないのでなければならない。
2. 行為者は悪い結果を積極的に引き起こそうとしてはならないが、それを許容してもよい。悪い結果をもたらさずに善い結果を達成できるとすれば、そうすべきである。悪い結果は、間接的に自発的であると言われる場合がある。
3. 善い結果は、当該の行為から少なくとも悪い結果と同じくらい直接的に生じるのでなければならない。(時間の順序においては必ずしもそうである必要はないが、因果の順序においてはそうでなければならない)。言い換えれば、善い結果は、悪い結果から生じるのではなく、当該の行為から直接生じるのでなければならない。そうでなければ、行為者は善い目的のために悪い手段に訴えていることになるだろうが、それは決して許されない。
4. 善い結果は、悪い結果を許容することの代償となるほど十分に望ましいものでなければならない。当該の決定を下す際に、その事例の重要さに見合う注意深さと慎重さを以って、多くの要因を比較考量しなければならない……[13]。

従って、PDEの規定によれば、行為者は無辜の人を死なせるような悪い結果を意図してはならないが、その悪い結果を生じるに「まかせ」たり生じるのを「許容し」たりする場合があるとされる。ここで強調すべきことは、意図的に生命を終わらせることと意図せずにそうすることとの間にPDEが設ける区別は、殺すことと死ぬにまかせることの区別

と同じものではないということである。PDEの起源はトマス主義の道徳神学のなかにあると言われているが[14]、そのトマス主義の道徳神学によれば、他人の死を意図することなく殺すことがありうるとされる一方で、死ぬにまかせる人の死を意図しうるとされる。このように、トマス主義とSLPが禁止しているのは、殺す事例であれ死ぬにまかせる事例であれ、生命を意図的に終わらせることである。

この点について、さらに次のような論点に触れておくべきである。すなわち、例外を許容しない道徳規則は、対立が生じている状況では指針を必要とするが、そうした道徳的規則に基づく特殊な道徳体系にとってPDEは必要である。しかし、PDEは絶対主義と同じものではない、という論点である[15]。幾つかの解釈に反してPDEの規定は、例えば、無辜の人の生命を意図的に終わらせることを、常に絶対的には禁止していない。また、はじめの3つの条件が前提としている規範的判断にどのようにして到達すべきなのかを、PDEは説明してもいない。その規範的判断とは、ある行為を道徳的に善いと性格付ける判断である。悪い結果についても、事情は同じである。つまり、どの結果が悪く、またなぜそうなのかを、PDEに基づいて説明することはできない。これが意味しているのは、ある行為がその種類だけに基づいて内在的に善いとか悪いとか評価するいかなる道徳理論でも、PDEと両立できるだろうし、対立が生じている状況でPDEを援用することができるだろう、ということである。

だが、もしPDEが絶対主義と同じものでないとすれば、PDEに差し向けられた一部の批判は見当違いだということになる。例えば、H・L・A・ハートは、次のような事例について論じている。

ある人が炎上するトラックの運転席に閉じこめられており、救出される望みはなかったとする。彼はそれ以上苦しまないために、その場に居合わせた人に自分を射殺してくれるように依頼した。その願い事はかなえられた。「この事例において行われた事をPDEは禁止するだろう」、とハートは考える[16]。そして、PDEを援用すれば道徳的に許容できない

結論に行き着くが故に、その原理を援用すべきでないと彼は主張する[16a]。

　だが重要なのは、炎上するトラックの運転席に閉じこめられた人を意図的に殺すことを悪いとする判断は、PDE に基づくものではなく、例えばカトリックの道徳神学や「生命の神聖性」教説のような、無辜の人の生命を意図的に終わらせることを絶対的に悪いと見なす道徳に基づくものである、ということである。生命を意図的に終わらせることを禁止する絶対主義的道徳の文脈において PDE を適用すれば、ハートが考える通りの結論に行き着くだろう。だがそうなるとしても、直観に反する裁定が下されるのは、PDE のせいではなく、例外を許容しない道徳的な禁止のせいである。

2）死が意図されるのはどのような場合か

　本書の目的からして、「生命の神聖性」教説について絶対主義的な考え方を取る場合の PDE の適用について、主として考えてみたい[16b]。PDE を適用する際に前提となっているのは、その原理が理解可能であるということ、及びその原理にとって中心的な区別、つまり意図と予見の区別が納得のいくようにつけられるということである。だが、以下でみるように、この区別は疑わしい。

　意図の概念を体系的に適用する際には重大な哲学上の問題があり、その適用を批判、非難する文献は多い。PDE の根底にある観念は、その第２条件と第３条件で述べられている。しかし、意図の観念についてさらに十分な説明がなければ、行為者が選択した目的あるいはその目的のための手段として「積極的に引き起こそうとしている」事であると意図を性格付けたとしても、多くの困難な事例ではあまり役立たない。どのような場合に行為者が悪い結果を意図していたと言えるのかは、直観的に明らかな場合が多いが、そうではない場合がある。この問題を指摘するために、次のような事例が提示されてきた。すなわち、

　　ある探検隊が洞窟に閉じこめられ、その狭い出口に肥満した隊員がつ

2　二重結果の原理、中絶及び意図の問題　121

かえている。そして、洞窟内の水位が上昇してきた。1人の隊員がその肥満した隊員の近くで火薬を爆発させるとすれば、その肥満した隊員の死を手段として意図していると言うべきだろうか、それとも、その死は次のようなことの副次的結果に過ぎないと言うべきだろうか。すなわち、その死は、(a)探検隊を救出することの副次的結果、(b)当該の肥満した隊員の体を洞窟の出口から排除することの副次的結果に過ぎないと言うべきだろうか、あるいはこれが最も納得のいかない考え方だが、(c)その肥満した隊員を爆弾で粉々に吹き飛ばすことの副次的結果に過ぎないと言うべきだろうか[17]。

このような事例で、行為者が悪い結果を目的としてあるいは目的のための手段として積極的に引き起こそうとしていたと言えるためには、どのような条件を満たさなければならないのかについて、PDEに基づく公式の裁定は、なんらかの光明を投げかけるかもしれない、と思われるだろう。だが、以下にみるように、PDEの第2条件と第3条件について最も説得力のある解釈さえ、それらの条件に基づくとされる実際の判断を支持できなくなるように思われる。

3) 中絶についての問題

PDEは中絶の問題を巡って最も徹底的に議論されてきたので、意図的に殺すことと意図せずに殺すことの区別にこの原理を適用する事例として、はじめに中絶について集中的に考えてみよう。

「生命の神聖性」教説において、中絶の禁止は、無辜の人の生命を意図的に奪うことに対する禁止を受け入れることと、無辜の人は妊娠の瞬間から存在するという前提とから帰結する。胎児の死に関わる、頻繁に議論される2つの事例を、私は分析したい。PDEは、第一の事例において、胎児の死を引き起こすことを許容するが、第二の事例においては、それを許容しないとされる。けれども、以下にみるように、意図の問題

は、未解決のままである。

事例A：妊婦が子宮癌に罹患している。そのがんを摘出しなければ、妊婦と胎児は両方とも死ぬだろう。がんを摘出すれば、妊婦は助かるだろう。がんを完全に摘出する唯一の方法は、子宮切除術を行うことである。その手術を行えば、結果として胎児は確実に死ぬことになる。

事例B：重い心疾患に罹患している女性が妊娠した。妊娠初期に胎児を摘出しなければ、その女性と胎児は両方とも死ぬだろう。早期に中絶すれば、母親の生命は助かるだろうが、胎児は結果として確実に死ぬことになるだろう[18]。

　事例Aにおける子宮切除術と事例Bにおける中絶は、どちらも二重の結果をもたらす行為である。どちらの事例も、妊婦の生命を救うという善い結果と胎児の死をも引き起こすという悪い結果をもたらす。しかし、PDEは事例Aにおいて胎児の死を引き起こすことを許容するだろう、と伝統的に考えられてきたが、一方、その同じ伝統に基づいて、PDEは事例Bにおける中絶を許容しないだろうとされる。その2つの事例は、善い結果（妊婦の生命を救うこと）と悪い結果（胎児の死）については同じであるから、PDEの比較考量基準（第4条件）の観点からそれらを区別することはできない。従って、この2つの事例を区別するものは、行為を通じて顕わになる行為者の意図でなければならないと思われるだろう。すなわち、事例Bにおいて胎児を摘出することは、生命を意図的に終わらせる事例に該当すると見なされる。一方、事例Aにおいてがんに冒された子宮と胎児を摘出することは、そうは見なされない[19]。
　事例Bにおける行為者は胎児の死を生じさせることを意図しており、事例Aにおける行為者はそれを意図していない、という主張を支持できるかどうか考えてみよう。

それぞれの行為者が意図していると言えるものは、「目的として追求する」、つまり、それ自体のために追求されたり求められたりするという意味より、弱い意味でなければならない。というのは、どちらの行為者も、胎児の死を内在的に望ましいと考える必要はないからである。一方、それは、「ある人の行動の避けられない帰結あるいはその行動から生じる可能性が高い帰結として予見される」というよりは強い意味でなければならない。というのは、どちらの行為者も胎児の死を予見しているからである。

標準的な説明によれば、その２つの事例を区別できる根拠は、事例Ｂにおける胎児の死が妊婦の生命を救うための手段であるのに対して（PDE の第３条件参照）、事例Ａにおける胎児の死は行為者が行う事に伴うと予見された副次的結果に過ぎないということであるとされる。選択された手段は、当人が選択した目的と同程度に意図されているとされる。事例Ｂにおける胎児の死は、妊婦の生命を救うための手段であるから、意図されていなければならない。つまり、その死は、意図的に殺す事例に該当する。エリザベス・アンスコムが関連する文脈のなかで、「当人が選択した目的のために採用する手段である事をしようと意図していないと主張するのは、馬鹿げている」と述べているように[20]。

このことは、解明、説明する必要がある。ここで私はその問題について手短に述べておくが、それは我々が本章で主として取り組む問題になるだろう。

目的と手段の区別と、我々は自分で選択した目的のための手段となる事を意図的に行っていなければならないという主張に備わる直観的な説得力は、例えばジェレミー・ベンサムの言う、動機の連鎖における「究極的に」意図された出来事と「媒介として」意図された出来事の区別に基づいている。ベンサムは、この区別を、ウォルター・ティレル卿 (Sir Walter Tyrrell) が鹿狩りの際にウィリアム２世 (William II) に致命傷を負わせたことについての、２つの可能な解釈を挙げて説明している。すな

わち、

1. 彼［ティレル］は、王に対する憎悪に駆られて、王を殺す喜びのためだけに王を殺した。この場合、王の死は、直接的に意図されていただけでなく究極的にも意図されていた。
2. 彼［ティレル］は、全く意図的に王を殺した。だが、それは、彼が王に対して抱いていた憎悪のためではなく、死んだ王から略奪するためである。この場合、王の死という出来事は直接的に意図されてはいたが、究極的には意図されていなかった。それは、媒介として意図されていた[21]。

　第二の事例において、手段と目的は明確に区別できるように思われる。そして、ティレルが選択した目的（王から略奪すること）のための手段であった事（王を殺すこと）をしようと意図していたのは、ほとんど疑いないように思われる。しかし、この見かけ上の単純さは当てにならず、すぐに2つの問題が生じる。第一に、ティレルは、王を殺すことを意図していたのだろうか（それとも、王から略奪できるように王を動けなくすることだけを、意図していたのだろうか）。第二に、この場合に2つの異なった行為（殺すことと略奪すること）の間に設けられた、目的と手段の区別は、その本性が行為者の意図する事に基づいて確定するとされる人間による単一の行為においても、設けることができるのかどうか。第一の問題については本節で、第二の問題については3章第3節で論じるだろう。
　事例Bには、善い結果と悪い結果の両方をもたらす単一の行為がある。はじめに問題となるのは、どのような意味で胎児の死をその母親の生命を救うために必要な手段と見なすことができるのかということかもしれない。確かに、事例Aと同じように、母親を救うために必要なのは、胎児が死ぬことではない。必要なのは、胎児を母体から摘出することだけ

である。それではなぜ、事例 A の行為者は胎児の死を意図しておらず事例 B の行為者はそれを意図しているとされるのか、と我々は尋ねるかもしれない。結局のところ、どちらの事例においても胎児は母体から摘出される。唯一の違いは、一方の事例では胎児を子宮ごと摘出するのに対して、もう一方の事例では胎児を子宮から切り離して摘出するということである。

　この点については、PDE の第 2 条件も重要である[21a]。第 2 条件によれば、行為者が悪い結果をもたらさずに善い結果を引き起こすことができる場合には、そうしなければならないとされる。この規定は、はじめは、意図について判定を下すために極めて重要であるように思われるだろう。そして、その規定は、伝統的な基準すなわち反事実的テストを生み出した。反事実的テストとは、行為者が悪い結果を何とか防ぐことができ、その後、出来事が「自然な」成り行きにまかされる場合に、当該の行為者は依然として同じように行為することを選択しただろうか、というものである。例えば、胎児を死なせることなく中絶を行うことができ、胎児を子宮外で生かし続けることができる場合、行為者は胎児にとって致命的でない中絶を選択するだろうか。そのような利用可能な選択肢を行為者が選択しない場合、胎児の死が意図されていなかったと論じるのは難しいだろう。

　フィリッパ・フットは、PDE についての議論のなかで同様の考え方を述べている。彼女が取り上げているのは、既に見たように、運転手が狭いトンネルから別の路線に進むことしかできない待避線の事例である。運転手が同じ路線にとどまれば、5 人の人が殺されるだろう。別の路線に進路を変更すれば、1 人の人が殺されることになるだろう。その運転手が路線を変更する場合、彼はその 1 人の人の死を意図しているだろうか。そうではない、とフットは言う。というのは、例えば、その人がトンネルの側壁にしがみついて奇跡的に助かった場合、「その運転手は電車から飛び降りてバールで彼の頭を打ち砕いたりはしない」からである。

このことから分かるのは、運転手はその人の死を意図していない、つまりその人を死ぬにまかせているに過ぎないということである、とフットは言う[22]。

　行為者の意図を確認するこのテストが役立つ事例があるかもしれないが、その一方で、このテストは、それを支持する人が許容しようとするよりずっと多くの事を許容するように思われる。フットが挙げているもう1つの事例について、考えてみよう。その事例とは、5人の生命を救うために1人の無実の人を処刑するというものである。フットは、この事例を待避線の事例と対比している。我々が無実の人に冤罪を着せることに戦慄を覚えるのは、この事例において判事が無実の人の死を「その計画の一部」として「目指している」からである、とフットは述べている[23]。しかし、この場合でさえ、行為者が他人の死を目指していることとそれを目指していないこととの間にフットが設けたいと望んでいる区別は明確ではない。無実の人を処刑することがその人の死を論理的に伴うと理解するなら、その死は意図されていなければならない、と言われるかもしれない。しかし、我々は、無実の人に冤罪を着せることをこのように理解する必要はない。つまり、判事が何とかして現実にその無実の人を殺さずに死んだように見せかけることができるとすれば、判事は、その無実の人が何か別の方法で確実に死ぬように仕向けたりはしないだろう、と我々は考える。

　洞窟の中でつかえて身動きがとれなくなった肥満した人の事例でも、事情は同じである。ほとんどありえないことだが、その肥満した人が洞窟からダイナマイトで吹き飛ばされても助かるとすれば、彼の友人は、待避線の運転手と全く同じように、その人の頭をバールで打ち砕いたりはしないだろう。中絶Bの事例でも、同じ事が考えられる。この中絶は、はじめはPDEの第3条件によって禁止されるように思われるだろうが、当該の妊婦の生命を救うために必要なのは胎児の死ではなく、胎児を母体から摘出することだけであるということを、我々は既に見てきた。胎

児を生きたまま取り出して生かし続けることができるとすれば、母親はその選択肢に乗じるだろう。彼女がそうしないとすれば、事例Aの女性もそうしないかもしれない。

　問題は次の点にある。すなわち、PDEによって禁止されているのが胎児を母体から摘出することではなく、（目的としてであれ手段としてであれ）胎児の生命を意図的に終わらせることだとすれば、後者の事例をどのようにして確定すべきなのかが明らかでない、ということである。肥満した人の死が洞窟探検家の計画の一部であるとは限らないのと同様に、胎児の死はその女性の計画の一部であるとは限らない。その肥満した人や胎児が全く予期に反して助かるとしても、どちらの場合にも、行為者は、その目的を妨げられなかったと主張できるだろう。しかしそうだとすれば、少なくとも、死そのものが行為者の計画にとって不可欠な部分でないような、利害の釣り合いがとれたあらゆる場合に、PDEは殺すことを許容するだろう。

　これは、PDEを支持するレナード・ゲデス（Leonard Geddes）が明らかに受け入れている見解である。子宮から胎児を摘出するために胎児の頭蓋を砕いて母親の生命を救う医師は、伝統的なカトリックの教義に反して誕生以前の子供を意図的に殺しているわけではない、とゲデスは論じる[24]。胎児の死はそれ自体、医師が目指す目的でも、それ以上の目的のための手段でもない。

　　　外科医は、母親の子宮から胎児を摘出しなければならない。外科医が子供の寸法を変えずに摘出しようとすれば、母親は確実に死ぬだろう。そこで、外科医は子供の寸法をある仕方で変える。この処置に伴う全く必要でもなければ望まれてもいないが必然的な帰結は、その子供が死ぬことである。明らかに、その子供の死は、何かのための手段として考慮されてはいない。従って、その外科医は子供を殺すことを、目的自体としても目的のための手段としても、適切な意味で意図して

はいなかった。それ故、無辜の人を殺すことに関わる原理を、[この]種の殺すことに適用できると考えるのは誤りである……[25]。

　しかし、熟慮のうえで開頭術を行うことが生命を意図的に終わらせる事例に該当しないとすれば、それは何だろうか。問題となっている行為を目的あるいは手段としての死とは無関係な言葉で記述し直すことができれば、行為者が他人の首を切り落としても、その行為は生命を意図的に終わらせる事例に該当しないことになるだろう。また、洞窟探検家は、その肥満した人の死を意図していたと言われることなく、その人を爆弾で粉々に吹き飛ばせるだろう。そして、食料を持たずに筏で漂流しているダドリー（Dudley）とスティーブンス（Stephens）は、彼らの空腹をいやすことだけを意図してキャビン・ボーイの予見される死を意図せずに、生きているキャビン・ボーイを少しずつ節約しながら食べてしまうことができるだろう[26]。

　ゲデスの説明が正しいとすれば、その説明は、それが支持しようとしている、PDEと絶対的な禁止との両方を明らかに無意味なものにするだろう。R・A・ダフは、絶対主義とPDEの両方を熱心に擁護しているが、ゲデスの説明が「詭弁的で受け入れられない結論」[27]に行き着くことに気づいている。しかし、生命を意図的に終わらせることと意図せずそうすることとの区別をオーツ大尉の有名な事例を取り上げることによって設けようとするダフの試みは、ゲデスの試みと同様に、PDEが許容する事の範囲を限定することにほとんど成功していない。

　ダフが述べる物語によれば、オーツは「友人が生き残る機会を増やすために、確実に死ぬと分かっていながらブリザードの中へ立ち去った」。ダフによると、オーツがピストル自殺をした場合、それは生命を意図的に終わらせる事例に該当し、当人の生命であれ他人の生命であれ生命を意図的に奪うことに対する絶対的な禁止に基づいて許容されなかっただろうとされる。一方、「どちらの場合にも死が等しく確実だ」としても、

また「目指されている目的、すなわち、オーツが友人と一緒にいる間は彼らがオーツに頼らずに生きていくことはないだろうとオーツには分かっていて、友人を彼に頼らず生きていくように仕向けるという目的が同じだ」としても、ただ立ち去ることは生命を意図的に終わらせる事例には該当しないとダフは主張する[28]。しかしながら、彼は次のように言う。

> 採用された手段は、決定的に異なっている。というのに、一方の場合に、オーツが死ぬことによって彼の友人たちは生き延びていくだろうし、そのための手段としてオーツは意図的にピストル自殺をする。だがもう一方の場合、……オーツがその集団から身を引くことを選択したと友人たちが気づくことによって彼らが生き延びていくことを、オーツは意図している。そして、それを達成するために必要なのは、彼が立ち去ることだけである。
>
> もちろん、オーツには自分が確実に死ぬだろうということが分かっているし、それは彼の友人たちにも分かっている。だが、彼の死は、彼が意図した行為の一部ではなくその帰結である。彼の死は、それをピストル自殺から分離することができないような仕方で、彼が意図した行為から分離できる。この分離、つまり彼が意図的に行う事とその帰結として生じる彼の死との間に論理的な必然性がないということは、重要である。それは、その分離がオーツや彼の友人に、彼が実際に助かるという希望を抱かせるからではない（彼らは、そのような希望を抱かなかった）。そうではなく、オーツが自分の死を意図しそれに注意を払っている必要は全くないということ、つまり後のことは神に委ねられているということを、その分離は示しているからである[29]。

ジョン・ハリス（John Harris）が指摘するように、ダフの説明はゲデスの詭弁とあまり変わりがない。

オーツはその集団から立ち去るほどの強い体力を持っていなかったが、ピストルを持っていた場合、彼は銃身を口に入れて引き金を引き、「私が死ぬかどうかは神だけが知っている」と考えることによって、同じくらい有効にその集団から離れたかもしれない[30]。

　ピストル自殺をする事例においては、オーツが実際に死ぬ場合に限ってその集団から離れることに成功したのに対して、立ち去る事例においては、彼は死ぬかどうかにかかわらずその集団から離れたように思われるかもしれない。だが、弾丸によってオーツが失神しただけなのに、彼は死んだとその友人たちが考えて彼を残して立ち去った場合、その集団がオーツに頼らず生きていくように仕向けるという彼の目的は妨げられなかっただろう。

　ダフ自身、彼の説明には問題があると気づいている。そして、オーツ大尉の事例に内在する問題がいっそう明らかになる事例を挙げている。すなわち、友人を救うために点火した手榴弾の上に身を投げ出す人の事例である。この事例は、意図的に自殺するのではない事例に該当するとたいていは考えられている[31]。だが、この人が意図的に自らを殺すのではないと言うとすれば、我々の言いたい事が言えなくなる、すなわち、他人の身を手榴弾の上に投げ出す人が、殺人の罪あるいは意図的に他人を殺すという罪を犯していると言えなくなるとダフは認めている。この問題をどのようにして解決するかについて適切な答えがダフ自身にも分かっておらず、PDEを擁護する他の論者にも分かっていないように思われる、ということを彼は認めている[32]。

　ユーニアクが指摘するように[32a]、PDEの原理を適用するに当たってそのような詭弁や自己矛盾を引き起こさないために、この原理を擁護する人は、フィリッパ・フットの仮説的な「接近性」基準のようなものに訴えるかもしれない。その基準によれば、「我々が文字通り目指している

2　二重結果の原理、中絶及び意図の問題　131

こ事に極めて近い事はすべて、我々の目的の一部であるかのように見なされる」[33]。(あるいは)、PDE を擁護する人は、例えば洞窟の出口で爆破された人の助かる論理的可能性を、事実に反するシナリオは「非現実的でないもの」でなければならないというフィリップ・ディヴァイン（Philip Devine）の要件に限定しようとするかもしれない[34]。しかし、接近性基準も、事実に反する想像上の事例は非現実的でないものでなければならないという要件も、PDE の原理の下で現実に与えられた裁定に基づいて、意図について納得のいく説明をしたいと思う人にとって役立たない。

　誕生以前の子供の頭蓋を砕くことや肥満した人を洞窟から爆弾で吹き飛ばすことは、生命を意図的に終わらせる事例と見なさなければならない、とフィリッパ・フットは考える。なぜなら、フットによれば、これらの事例は、２つの出来事（頭蓋を砕くことと死、爆弾で粉々に吹き飛ばすことと死）を含んでいるとしても、その２つの出来事は「非常に接近しているので、二重結果の教説を適用できない」[35]と考えうるからである。いずれにしても、PDE の下で与えられた伝統的な裁定の根底にある意図の観念に基づいて考えようとする人は、そうした「接近性基準」に訴えることができない。鎮痛薬の投与量をしだいに増やしていく事例を考えてみよう。既に見たように、バチカンの『安楽死に関する宣言』は、患者の死を引き起こすとしても、適量の鎮痛薬投与を許容している。その『宣言』は、患者の生命を短縮するかもしれないと述べているだけだが、鎮痛薬の効果を維持するためにその投与量を増やす必要があるかもしれないということを認識してもいる。そうなると、多くの事例において、患者の苦痛を緩和するのに十分な量の鎮痛薬を投与すれば、積極的に患者の死を引き起こすことにもなると医師が予見する段階に到達すると思われるだろう。フットの「接近性基準」に基づいて、何が生命を終わらせることに該当し何がそうでないのかを決定するとすれば、医師が致死量と考える鎮痛薬を熟慮のうえで患者に投与する行為は、明らかに生命を意図的に終わらせる事例に該当するだろう[36]。だが、PDE につい

ての伝統的な解釈によれば、そうはならない。すなわち、医師が「行う」と言われるのは、患者の苦痛を緩和することだけである。だが、ここでもまた、この行為が生命を意図的に終わらせる事例に該当しないなら、SLPを擁護する人が生命を意図的に終わらせる事例として記述しようとする熟慮のうえで遂行された他の多くの行為も、そのような事例に該当しないことになると思われるだろう。

　当該の行為が致死的な結果をもたらさない、過度に非現実的ではないシナリオがある場合には、殺すことは意図的でない（ディヴァインはそれを「間接的」と呼ぶ）と見なすディヴァインの示唆についてはどうだろうか。このシナリオは、「やはりあまりにもありえない非現実的なものであってはならない［が］、当該の状況で現実に可能である必要はない」[37]、とディヴァインは言う。しかし、フィリッパ・フットの「接近性基準」と同様に、ディヴァインの経験的な可能性の基準は、生命を意図的に終わらせることと意図せずにそうすることを区別するために役立たない。ディヴァインが気づいているように、行為者が意図的に行う事という観念は医療技術の段階のような相対的な要因に依存しているだけではないだろう[38]。そのうえ、この基準は、意図と予見の区別を擁護する人が是認したいと思う以上の事を許容するだろう。例えば、その基準は中絶Aと中絶Bを両方とも許容するだろう。というのは、胎児を子宮から生きたまま摘出して子宮外で生かし続けることができると想定するシナリオが中絶の方法自体によって非現実的なものにならなければ、その想定は非現実的なシナリオではないからである。従って、ディヴァインの基準は、結果として胎児の身体を破壊することになる真空吸引や開頭術のような中絶の方法を許容しないかもしれないが、胎児を無傷のまま摘出する中絶は許容するだろう。そのような中絶は、事例Aだけではなく事例Bにおいてもおそらく保証できるだろう。

　この点について、我々はまた、PDEの第3条件を想起するかもしれない。その条件によれば、「手段」とは、意図された善い結果に対して

因果的に先行する結果と定義される。

> 善い結果は、当該の行為から悪い結果と少なくとも同じくらい直接的に生じるのでなければならない。(時間の順序においては必ずしもそうである必要はないが、因果律の順序においてはそうでなければならない)。言い換えれば、善い結果は悪い結果から生じるのではなく、当該の行為から直接生じるのでなければならない。そうでなければ、行為者は善い目的のために悪い手段に訴えていることになるだろうが、それは決して許されない。

この因果性条件は、少なくとも、胎児を母体から無傷で摘出するあらゆる状況において満たされると思われる。子宮外で生存できない胎児を子宮から無傷のまま摘出する場合、胎児の死はその摘出に対して因果的に先行してはいないだろう。むしろ、胎児の死は、それを摘出した直後に起こるかあるいはそれ以後に起こるだろう。だが、そうだとしたら、当該の胎児の死は、明らかに、例えば妊婦の衰弱した心臓を救うために因果的に必要な手段ではない。妊婦の心臓は、胎児を彼女の血管系から切り離すときに既に救われている。従って、当該の胎児の死は、医師が意図的に行った事、つまり胎児を母体から切り離して妊婦の衰弱した心臓を救うことの副次的結果である。

それ故、当該の胎児の死は事例Aにおいても事例Bにおいても、妊婦の生命を救うための因果的に先行する手段であるとは限らない、と私は結論する。

ティレルがウィリアム2世を射殺する事例においても、事情は同じである。ウィリアム2世の死は、王の財産を略奪するというティレルの目的を達成するために因果的に必要な手段ではない。王の死が、略奪の後に起こったかもしれないだけではない。ティレルが王から略奪し終えた後で王が奇跡的に息を吹き返したとしても、ティレルの目的は妨げられ

なかっただろう。このように、殺すことと略奪することのような人間による2つの異なった行為が含まれる場合でも、死は、行為者がその目的を達成するために因果的に必要な手段であるとは限らない[39]。

従って、中絶Aと中絶Bの事例において我々に残されるのは、次のような趣旨の禁止である。すなわち、その禁止によれば、胎児を母体から「直接」摘出することは許容できないが、がんに冒された子宮の内部に胎児がいてその子宮を摘出することが妊婦の生命を救うために因果的に必要な場合には、胎児を母体から「間接的に」摘出することは許容できるとされる。「直接的に」死を生じさせる行為と「間接的に」死を生じさせる行為とのこの区別は、「二重結果の原理」に訴える人の語彙の一部であることが多い。それ故、私は、この区別について次節で議論するつもりだ。

3 「直接的に」殺すことと「間接的に」殺すこと

1）序　論

無辜の人の死を引き起こす事例のうち許容できるものとできないものとの区別は、人の生命を「直接的に」奪うことと「間接的に」奪うことの区別の観点から表現されることが多い。

「直接的に」殺すこととは、「その唯一の直接的な結果が人の死となる」ものである。一方、「間接的に」殺すこととは、「例えば、罹病器官を摘出することのような、何か別の目的を達成することを直接目指している処置に伴う避けられない事あるいはその避けられない結果として死が生じる」[40]ものである。3章第2節で論じた事例Aと事例Bに立ち帰れば、事例Aにおける胎児の生命は「間接的に」奪われると言われるのに対して、事例Bにおける胎児の生命は「直接的に」奪われると言われる。さらに、伝統的なカトリックの教義によれば、後者の事例において、胎児を子宮の内部で殺すのかどうか、あるいは子宮外で生存できない胎児を単に子宮から摘出するだけなのかどうかは、重要でないとされる[41]。

「直接的」と「間接的」の区別が、正確に言ってどういうことなのかは明らかでない。「二重結果の原理」に訴える人はその区別を用いることが多いが、その区別について十分に説明したり擁護したりしている哲学の文献を、私は見たことがない。だが、直接的と間接的の区別が、生命を意図的に終わらせることと意図せずそうすることの区別と一般に同じ意味で用いられているのは明らかである。さらに、その区別は、（ジョナサン・ベネットが「寄せ集め」と呼ぶ）[42]一連の要因を含んでいるように思われる。その一連の要因とは、例えば、行為者が手を下して行う事と他人の死との時間間隔の短さや欠如、空間的な接近性、因果関係の単純さ、身体に対する侵襲の少なさなどである。しかし、この「接近性」基準は、生命を意図的に終わらせる事例とSLPを支持する人が見なしたい事に合致する場合が多いかもしれないが、それらは、常に合致するとは限らない。3章第2節で既に1つの事例を挙げた。すなわち、ピラミッド型鎮痛薬増量の許容可能性である。もう1つの事例は、以下に示すように、正当防衛のために人を殺すことの許容可能性である。

2）行為と帰結

「直接的に」殺すことは意図的に生命を終わらせる事例に該当する、と考えられることが多い。というのは、例えば外科医が胎児を母体から摘出するために胎児の頭を砕く場合、あるいは子宮外で生存できない胎児を子宮から摘出する場合、それは殺すことに該当するので、その外科医は誕生以前の子供を殺すことを意図していなければならないからである。

ここでは、極めて複雑な問題について2、3の意見を述べておくだけで十分であるに違いない。とはいえ、その意見は、我々の目的にとって適切であろうと思う。

殺すことは、「基礎行為」（basic action）ではない。そして、中絶のような医療行為が問題になる場合、行為者が行う事を様々な仕方で記述す

ることは常に可能だろう。極めて単純に言って、行為者の行為は、「胎児を摘出すること」、「衰弱した心臓を救うこと」、「生命を救うこと」、あるいは「胎児を殺すこと」として記述できるだろう。このことは、行為とその帰結の境界線をどこで引くべきかという、長い間潜在的であった問題を提起する[43]。その境界線は様々な仕方で引くことができるだろうが、例えば、頭を砕くことは殺すことに該当するという主張の意味するところを考えてみよう[44]。

　私が「行う」事はその行為の因果的な帰結と同一であるという見解は、行為についての幾つかの理論によって支持されているように思われる。例えば、G・E・M・アンスコム（Anscombe）とドナルド・デイヴィドソン（Donald Davidson）は、アルヴィン・ゴールドマン（Alvin Goldman）が「同一性テーゼ」[45]と呼ぶ考え方を提出している。アンスコムとデイヴィドソンの両者によれば、ジョンが、(1)指を動かし、(2)拳銃の引き金を引き、(3)発砲し、(4)スミスを殺す場合、彼は4つの異なった行為を遂行したのではないとされる。これらは、すべて1つの同じ行為である。この見解によれば、ジョンが指を動かすことは、彼がスミスを殺すことと同じである。そこで、エリザベス・アンスコムは以下のように書いている。すなわち、

　　単一の行為が、多くの異なった仕方で記述できる。例えば、「板を鋸で引く」、「オークを鋸で引く」、「スミスの板を一枚鋸で引く」、「鋸でギイギイ音を立てる」、「大量の鋸屑を作り出す」といった具合である。……（意図的に）腕を動かし、ポンプを操作し、貯水槽を満たし、その家の住人に毒を盛る人は、4つの行為を遂行していると言うべきだろうか。それとも、1つの行為だけを遂行していると言うべきだろうか。……要するに、問題となっている彼の明確な行為は、この行為Aだけである。というのは、ポンプのハンドルを指で回しながら腕を上下に動かすことは、この状況ではポンプを操作することに該当するか

らである。そして、この状況で、それはその家の貯水槽を満たすことに該当するからである。また、この状況において、それは住人に毒を盛ることに該当するからである。従って、4つの記述を伴った1つの行為がある……[46]。

ドナルド・デイヴィドソンも同じように述べている。「私は、スイッチをひねり、電灯をつけ、部屋を明るくする。また、それと意識することなく私が家にいるという事実を、こそ泥に警告することにもなる。ここで私は4つの事をしているのではなく、1つの事だけをしており、それについて4つの記述が与えられている」[47]。さらに、彼は言う。「だが、私が拳銃で狙いをつけること、引き金を引くこと、犠牲者を射殺することの関係はどのようなものだろうか。自然で正しいと私が考える答えは、その関係が同一性の関係であるということである」[48]。

このことが意味しているのは、行為者がY（誕生以前の子供の頭を砕くこと）を行うことによってXを行う（その子供を殺す）場合、その行為者がXを行うことはYを行うことと同じだということである。外科医は、頭を砕くことによってその子供を殺すのだから、頭を砕くことは誕生以前の子供を殺すことと同じだという結論になる。

これは、因果的行為者性に関する納得のいく考え方である。だが、その考え方を、行為者が行為のすべての帰結を意図的に引き起こしているということを示すために用いることはできない。

デイヴィドソンが挙げている事例は、適当なものである。私は、スイッチをひねることを意図しており、部屋を明るくすることを意図しているが、こそ泥に警告を与えることは意図していない。もう1つの事例は、再び取り上げることになるが、ピラミッド型鎮痛薬増量である。ここで、SLPを支持する人は次のように言おうとするだろう。すなわち、医師はその注射を打つことを意図しており、苦痛を緩和することを意図しているが、その患者を殺すことは意図していないと。

このことから明らかになるのは、ここで述べたような「同一性テーゼ」が倫理学の理論のなかで役立つとすれば、意図についての理論によって補完する必要があるということである。例えば、これはもちろん我々の目下の関心事なのだが、行為者はその行為に伴うと予見されるすべての帰結を意図しているのだろうか。この問題に対する答えは、おそらくPDEによって与えられるだろう。また、「生命の神聖性」観を支持する一部の人が、「直接的に」殺すことと「間接的に」殺すことの間に設ける区別によって与えられるだろう。

3）因果性の要件

それでは、生命を「直接的に」終わらせることと「間接的に」そうすることの区別を、どのように理解すべきだろうか。既に述べたように、この点について文献の叙述は極めて曖昧である。だが、PDEの第3条件は、行為者が行う事と意図された善い結果との間に、因果的な「単純さ」あるいは「接近性」が成り立つために必要な事項を規定している。その規定によれば、「善い結果は、悪い結果によって生じるのではなく、当該の行為によって直接生じるのでなければならない。そうでなければ、行為者は善い目的のために悪い手段を用いることになるだろう」とされる。

それ故、この第3条件は、意図と予見の区別にとって重要な「接近性」基準である、と思われるだろう。その基準は、2種類の因果的構造があることを示唆している。その1つは、善い結果が善い手段あるいは善くも悪くもない手段によって達成されるが、それと同時に、予見されているが望まれてはいない悪い副次的結果も、その手段から生じる場合である。もう1つは、悪い手段によって善い結果が達成される場合である[49]。

1. 行為 → （悪い）手段 → （善い）結果
2. 行為 → （善い）手段 → （善い）結果
        └─────────→ （悪い）副次的結果

3 「直接的に」殺すことと「間接的に」殺すこと

　従って、「直接」意図的に殺すことは、死が当該の行為者が目指す善い目的のための手段であるような事例を含む。一方、「間接的に」、意図せず殺すことに該当するのは、行為者がその目的のために選択した手段の副次的結果として、死が生じる場合である。それ故、この因果的構造に照らして考えれば、事例Aにおける子宮切除術と心臓が衰弱した女性に対して行われた中絶（事例B）との区別に備わる見かけ上の説得力は、手段と副次的結果の区別に基づく。事例Bにおける胎児の中絶は、妊婦の生命を救うための手段と見なされ、「直接」殺す事例として禁止される。一方、がんに冒された子宮を摘出することは、妊婦の生命を救うために許容できる手段と見なされる。その場合、予見された胎児の死は、望ましい目的を達成するために採用された手段の副次的結果として生じる。

　3章第2節で既に見たように、少なくとも、胎児を子宮から無傷で摘出するあらゆる状況において、その胎児の死は妊婦の生命を救うために因果的に必要な手段ではない。だが、意図の違いに基づいて事例Aと事例Bを区別できるという見解を擁護する人が念頭においているのは、次のような事だと仮定してみよう。すなわち、その妊婦の子宮から胎児を「直接」摘出する行為者は、当該の状況において胎児の死を意図していなければならない。一方、胎児を「間接的」に摘出するに過ぎない行為者、つまり胎児を子宮ごと摘出する行為者は、胎児の死を意図しているとは限らない。というのは、事例Aにおける子宮切除術は、がんに冒された子宮のなかに子宮外で生存できない胎児がいたのかどうかにかかわらず行われるだろうからである。一方、事例Bにおいて妊婦の生命を脅かしているのは、胎児の存在にほかならない。それ故、妊婦の生命を救うために因果的に必要なのは、胎児を摘出することである。従って、予見された胎児の死は、事例Aにおいては意図されているとは限らないが、事例Bにおいては意図されていなければならない。

　しかし、殺すことのうち許容できるものと許容できないものとをこのような仕方で区別しても、意図の違いに基づいて事例Aと事例Bを区別

できるという見解の支持者にとって役立たないだろう。というのは、中絶Bと適切な意味で同じだと思われる殺しが、「生命の神聖性」教説についての伝統的な解釈に基づいて許容されるからである。それは、異所性妊娠の事例における殺しと正当防衛のために殺すことである。異所性妊娠の問題について議論することから始めよう。

・・・・・異所性妊娠

　伝統的な道徳神学は、異所性妊娠の事例における中絶を常に許容してきたわけではない。(というのは、この事例において、胎児の死は妊婦の生命を救うための手段と見なされ、それ故、意図的に「直接」殺す事例に該当すると考えられたからである)[50]。だが、そのような中絶を許容できるということは、いまや公然と受け入れられている。というのは、胎児の死は「間接的に」、つまり行為者が行う事の副次的結果として引き起こされるに過ぎないからである[51]。

　これは驚くべきことである。というのは、事例Bと異所性妊娠は、次のような点で共通しているからである。すなわち、事例Bにおいては妊婦の衰弱した心臓に過度の負荷をかけることによって、また異所性妊娠の事例においては出血を引き起こすことによって、妊婦の生命を脅かしているのは、胎児の存在と成長であるという点である。従って、どちらの事例においても、医師は胎児を摘出する際に（例えば事例Aの医師が行っているように）、胎児の存在から独立な病的状態を治療しているわけではない。そうではなく、胎児そのものが妊婦の生命を脅かしているのである。従って、妊婦の生命を救うべきだとして、因果的に必要なのは、胎児を摘出することである。そのような摘出は、伝統的な解釈によれば、胎児に対する直接的な攻撃に該当するとされるだろう。だが、例えばジョセフ・B・マカリスター（Joseph B. McAllister）の議論の仕方がその好例となる巧妙な議論によって、異所性妊娠の事例において胎児を摘出することは、今では許容できると考えられている。卵管妊娠は出血の

原因になるとして、マカリスターは以下のように説明している。

> 胎児に攻撃を加えることによってではなく、出血の原因を除去することによって、すなわち、動脈を結紮(けっさつ)することによって止血できるし、またそうすべきである。胎児は死ぬだろうが、その死は、止血するために血液の供給を遮断することの間接的な結果である。その死後に、卵管と死んだ胎児を摘出すべきである[52]。

「二重結果の原理」を適用する行為者は、胎児が成長して母体の動脈を破裂させるまでその動脈を結紮することを延期しなければならないだろう、と我々は考えてよいかもしれない。だが、そのように考えることは実情にそぐわない。むしろ、イエズス会士ジェラルド・ケリー(Gerald Kelly, SJ)が指摘するように、

> 医学研究が進歩するにつれて、卵管そのものが(例えば結果として出血を引き起こすことになる血管の崩壊によって)病気に冒されているということが分かってきた。従って、このような状態を解消するための手術は、胎児に対する直接の攻撃には該当せず、もはや非難されることはない[53]。

だが、その卵管が破裂する以前に病的な状態にある(従って、がんに冒された子宮に幾分似ている)と認めるとしても、当該の病態と予見される出血の原因(成長しつつある胎児!)に対してその生命を維持するために必要な血液の供給を遮断することは、胎児に対する「直接の」攻撃として禁止されている中絶Bと適切な意味で同じではない、と行為者が意図している事についてのなんらかの納得のいく解釈に基づいて主張することは、難しいと思われるだろう。

　問題は、次のような点にある。すなわち、異所性妊娠の事例において

胎児が生存するために必要な手段（血液の供給）を奪うことを許容できるとすれば、例えば事例Ｂにおいて無傷の胎児を子宮から摘出してその胎児が生存するための手段（子宮）を奪うことが同じように許容できないのはなぜだろうか。この事例を区別する根拠は、極めて薄弱である。というのは、どちらの事例においても、妊婦の生命を脅かしているのは胎児の存在だからである。どちらか一方の事例において、胎児が生存するための手段を奪うことによってその死を引き起こすことを許容できるとすれば、もう一方の事例においてそうすることも許容できなければならない。一方の事例において行為者は生存するために必要な手段から胎児を切り離しており、もう一方の事例においては生存するための手段を胎児から切り離しているということに基づいて、行為者の意図の違いを区別することはできない。胎児を直接中絶する代わりに、医師がまず胎盤への血液の供給を遮断し、そうすることによって、病気に冒された妊婦の心臓を過剰な活動から解放し、その後で胎盤と死んだ胎児を摘出するに過ぎないとすれば、その事例に関する伝統的なモラリストの判断は変わるだろうか。伝統的なモラリストは、「イエス」と答えなければならないだろうと私は考える。だが、彼らがそう答えるとすれば、なぜ彼らがこの事例について異なった判断を下すのかが明らかでない。いまや当該の行為者の目的は「妊婦の衰弱した心臓を救うこと」であると説得的に記述できるのと全く同じように（いまや胎児の死は、医師が用いる手段すなわち動脈を結紮することに伴うと予見される帰結に過ぎない）、事例Ｂにおける行為者の目的は、「妊婦の衰弱した心臓を救うこと」あるいは「彼女の心臓にかかる病的な負荷を軽減すること」であると記述できる（いまや胎児の死は、医師が手段として行う事、すなわち、動脈を切断することに伴うと予見される帰結に過ぎない）。従って、残されているのは、生命を維持するために必要な動脈を結紮することとそれを切断することの違いである。動脈を切断する行為者が、胎児の死を手段として意図していると言われるのに対して、動脈を結紮する行為者はそ

う言われないのはなぜなのか、私には分からない。どちらの行為者も当該の妊婦の生命を救うことを意図しており、結果として胎児が死ぬことが避けられないだろうと彼らが考える因果的過程を始動させている。一方の事例において胎児の死を手段と見なすとすれば、もう一方の事例においてもそう見なさなければならない。あるいは、異所性妊娠の事例において、胎児が生存するための手段を奪うことによってその死を引き起こすことを許容できるとすれば、母親の生命を救うために、別の胎児を子宮から摘出することによってその胎児が生存するための手段を奪うこともまた許容できなければならない。

　従って、行為者が「手段として直接意図する」事という観念に基づいて、許容できるとされる中絶とそうでない中絶を区別することはできない、と私は結論する。

正当防衛、及び、どのようにして、許容できない手段が許容できる副次的結果になるのか

　さて、行為者が手段として意図していると言える事という観念が、SLP を支持する人が期待する役割を果たさないもう 1 つの理由を、私は述べておきたい。この理由は、正当防衛のために「直接」人を殺すことの許容可能性にあり、また、事例 B における中絶や安楽死の事例を含む他の禁止された殺すことと、正当防衛のために「直接」人を殺すことが、極めてよく似ているということ（この類似は、因果的構造の類似と行為者が意図していると言える事に関する類似の両方である）にある。

　正当防衛のために人を殺すことの正当化は、トマス・アクィナス（Thomas Aquinas）にまで遡る[54]。また、PDE の起源は、そのような明らかに「直接」人を殺すことに対する彼の正当化にあったと言われる[55]。行為者は不正な攻撃に対してだけでなく、母親の生命を脅かす胎児を含む道徳的に無辜の人からの脅威に対しても自分の身を守って差し支えない、と伝統に従う著述家は指摘している。私が、精神異常者（insane person）から攻撃される場合、その人は道徳的責任を負う能力がないかもしれず、従ってその意味で無辜だとしても、私はその人を殺して差し支えない。そのような場合に、私が自分の生命を守るために必要なことなら何をしても許容されるとすれば、私が他人を「直接」殺して差し支えない事例があると思われるだろう。狂人（mad man）が私に向かって斧を振りかぶっており、私は彼の足を拳銃で撃つことによって自分の身を守ることができるとしよう。その場合に、PDEの第2条件は、私が彼の心臓を狙い撃ちしてはならないことを条件として要求する。だが、私が持っている唯一の武器が1本のダイナマイトだけだとすれば、それを投げつけることはおそらく許容されるだろう[56]。SLPとの整合性を保つためには、これが生命を意図的に終わらせる事例に該当しないか、あるいは殺される人が考慮すべき意味で無辜であってはならないか、のいずれかでなければならない。第一の立場はジャーメイン・グリセズ（Germain Grisez）によって、第二の立場はアラン・ドナガン（Alan Donagan）によって擁護されている。以下で議論するように、どちらの説明に基づいても、母親の生命を救うために中絶することは許容できるとされる。

　我々にとってとりわけ興味深い問題は、次のようなことである。すなわち、正当防衛のために「直接」人を殺すことは、行為の因果的構造の観点から、また行為者が意図していたと言える事の観点から、どのように正当化されるのだろうか。そして、この行為が、「生命の神聖性」教説についての伝統的な解釈に基づいて禁止されている人を殺すその他の事例と異なっているとすれば、どのように異なっているのだろうか。

　トマス・アクィナスにとって、正当防衛のために人を殺すことは許容できる。というのは、「道徳的行為の性格は、意図が及ぶ範囲外にある事によって決まるではなく、意図されている事によって決まるからである」。彼の文章を長めに引用することが役立つ。

1つの行為が2つの結果をもたらすのを妨げるものは何もない。その結果のうちの1つは行為者の意図が及ぶ範囲内にあり、もう1つはその範囲外にある。いまや、道徳的行為の性格は、意図が及ぶ範囲外にある事によって決まるのではなく、意図されている事によって決まる。というのは、既に説明したように、意図が及ぶ範囲外にある事は偶然的であるに過ぎないからである。

　従って、自分の身を守る行為から2つの結果が生じうる。すなわち、自己を保存することと、攻撃を仕掛けてくる人を殺すことである。それ故、当人が自分自身の生命を守ることを意図しているので、この種の行為は「悪い」面を持たない。というのは、可能な限り自分の存在を維持することは、すべてのものにとって当然のことに過ぎないからである。とはいえ、善い意図から生じた行為であっても、その行為が意図された目的に釣り合わない場合には、やはり悪い行為になりうる。

　従って、当人自身の生命を守るために必要となる以上の力を行使する場合、それは悪いことだろう。だが、適度の力で攻撃を撃退する場合、その防御は悪いことではないだろう。相手を挑発していないのに攻撃を受けた人が、適度の力で相手の暴力を撃退することを、法は許容している。相手を殺すことを避けるために、適度の力で自分の身を守る行為を差し控えることは、救済にとって必要事項ではない。というのは、各人は、他人の生命を守らなければならない以上に、当人自身の生命を守らなければならないからである。

　だが、既に説明したように、公権力が共通善のために人間の生命を奪う場合を除いて、人間の生命を奪うことは悪いことであるから、自分の身を守るために他人を殺すのを意図するのは悪いことである。唯一の例外は、兵士が敵と戦ったり警察官が強盗と戦ったりする場合のように、公的な権限を持つ人がその義務に基づいて正当防衛のために他人を殺すことを意図する場合である。しかし、こうした場合であっても、彼らが人を殺したいという私的な欲求から行為している場合に

は、罪を犯すことになるだろう[57]。

このように、正当防衛のために人を殺すことを許容できるとするアクィナスの議論の核心にあるのは、行為者が手段として行う事（自分の身を守ること）という観念と当人が目的として意図している事（自分の生命を維持すること）という観念である。従って、グリセズが指摘するように、アクィナスの議論は「人を殺す意図が正当化される」というものではなく、「人を殺すことにもなる正当防衛のための行動を遂行することは、殺人ではなく正当防衛として意図されることができる……」というものである[58]。

それ故、攻撃を仕掛ける人の死は、行為者が行う事の目的でも手段でもない。それは、行為者が行う事の副次的結果である。グリセズが正しく理解しているように、これが前提しているのは、次のようなことである。すなわち、正当防衛の行為が許容できるためには、その行為を、例えば行為者が相手を刺殺することが正当防衛という目的のための手段と見なされるような、多くの異なった行為としてよりむしろ単一の行為として考えなければならない。この考え方は、既に手短に論じた「同一性テーゼ」を反映している。しかし、同一性テーゼによれば、当該の行為の単一性は行為者が始動させた因果的過程に由来するとされたのに対して、アクィナスの見解についてのグリセズの解釈によれば、行為の単一性は2つの起源、つまり因果的過程の単一性と行為者の意図の単一性に由来するとされる[59]。

このことが意味しているのは次のようなことである、とグリセズは言う。すなわち、「当該の行為が単一のものであり善のみが意図の範囲内にあるとすれば、自然の順序において悪い結果に後続して遂行される善い結果が、悪い手段によって達成される善い結果であると考える必要はない」[60]。

PDEの第3条件について我々が既に理解したことに照らしてみれば

（3章第2節第3条件、118頁）、この解釈は何も新しいことを言っていないように思われる。この場合にも、悪い結果（攻撃を仕掛けてきた人の死）は、自分の身を守る人の生命を救うという良い結果に対して因果的に先行しているとは限らない。だが、我々が見落としたかもしれないのは、PDE の第2条件によれば、行為者はその悪い結果を「積極的に引き起こそうとし」てはならないということである。それでは、当該の行為者が、許容できないことつまり無辜の人を「直接」殺すことを積極的に引き起こしているということは、それ自体そのような悪い「結果」なのだろうか。そうでなければならないように思われる。というのは、例えば直接的な中絶と間接的な中絶のいずれの事例においても、妊婦の生命を救うという行為者の善い目的に対して胎児の死が因果的に先行するとは限らないとすれば、伝統的なモラリストが直接的な中絶と間接的な中絶の間に楔（くさび）を打ち込もうと骨を折る理由が他にあるだろうか。それ故、伝統的な見解に基づいてこれらの事例を区別するように思われるのは、人を「直接」殺す事例において、行為者はその身体を適切な仕方で動かすのに先立って悪い結果を積極的に引き起こそうとしていなければならず、この「結果」（ある意図を形成すること）は我々が世界のなかで観察できるそれ以上のいかなる結果に対しても必ず先行する、と考えられているということである。

　そして、これは、正当防衛のために人を殺すことに対するアクィナスによる正当化にその起源を持つ意図的行為の観念に基づいて、グリセズが疑問視している見解であるように思われる。無辜の人の生命を「直接」奪う場合でさえ、行為者はその死を「積極的に引き起こそうとしている」とは限らない、とグリセズは考えている。

　PDE についてのこうした理解に基づいて、グリセズに次のように言う。すなわち、「アブラハムがイサクを犠牲に供したことは正当化されただろう。というのは、イサクを殺したまさにその同じ行為が、アブラハムの宗教的な服従の故に崇拝の行為として特定されただろうからであ

る」。「ある女性は、彼女の子供と、襲いかかってくる獣との間に、立ちはだかってよいだろう。なぜなら、その単一の行為は、当該の行為者を意図せず負傷させるだけでなく、子供を救うと考えられるからである」。しかし、彼女が「自分の子供を救出するために、姦通の罪を犯すことはできないだろう。というのは、その善い結果は人間による異なった行為によって達成されるだろうし、その善い目的のための手段として彼女は姦通の行為に同意しなければならないと考えられるからである」[61]。母親の生命を救うための中絶が問題となる限り、当該の行為者が善い結果（その女性の生命を救うこと）だけを意図しており悪い結果（胎児の死）を意図していなければ、その中絶は単一の行為として許容できるだろう。言い換えれば、不可分な行為の道徳的な本性は、当該の行為者が、「心の中の行為」として積極的に引き起こそうとしたり意図したりしている事に基づいて確定するのである[62]。

　おそらく、これは、既に引用した箇所でチャールズ・フリードが、殺すことの内在的な悪さは「それをすることが悪であること」にあると言うときに念頭に置いていたことでもある。その場合に、殺すことの内在的な悪さは「それをすることが悪である事」にあるという原理の絶対的な力は、「我々が意図的に行う事の結果として生じるすべての事にではなく、我々が意図している事だけに結びついている」[63]。

　だが、フリードによる行うこと（doing）の定義は、そのままのかたちではあまり役立たない。私が始動させた単一の因果的過程のなかで生じると予見されるあらゆる結果を、私は意図しているのだろうか。それとも、私が「引き起こそうとすること」は、エリザベス・アンスコムの表現を借りて言えば、その意図をもって、個々の可能な仕方で記述される当該の行為が遂行され、かつ「一連の先行する行為を遂行するための（with）あらゆる先行する意図を、いわば含んでいる」[64]意図に基づいてその道徳的性質が決められる統一ある遂行過程なのだろうか。

　既に見たように、PDEについての伝統的な解釈は、ローマ・カトリッ

クにおいて、おおよそ19世紀の間に教会が公然と承認したものである[65]。その解釈によれば、(悪い結果とは違って)善い結果が人間による他の行為のみに基づいて生じる(自分の子供を救うために姦通の罪を犯す女性というグリセズが挙げる事例のような)場合に限らず、善い結果と悪い結果の両方が、その目的を達成するためにそれ以上因果的に介入することを必要としない自然的過程の一部である場合にも、生命に対して直接攻撃を加えることの悪い結果あるいは望ましくない結果(死)が意図されているとされる。だが、この見解は擁護できるだろうか。

　3章第2節における私の議論が示したのは、以下のことである。すなわち、事例Bにおいて、当該の行為者は、妊婦の生命を救うために因果的に必要な手段として胎児の死を意図しているとは限らないということである。本節で、私はさらに進んで、「手段として意図されている」という観念は我々が議論している伝統においては首尾一貫していないと言いたい。その理由は、(以下に示すように)PDEのなかに暗に含まれている観念にある。つまり、行為者が「行う」事は、当人が意識的に、自発的に、そして熟慮の上で引き起こす事によってではなく、当人がその行為の目的として意図している事によって決まるという考え方にその理由がある。

　(道徳的に無辜の人を)正当防衛のために殺すことが絶対的な「生命の神聖性」教説の文脈のなかで許容できるためには、攻撃を仕掛けてきた人の死が、当該の行為者自身の生命を救うという良い目的のための手段として意図されていてはならない。このことが暗に意味しているのは、正当防衛の行為は単一の行為と見なさなければならず、その場合に、当該の行為は、それを遂行する際に当事者の行為者性が及ぶすべての帰結に等しいということである。この事例で「直接」殺すことが許容できるとすれば、行為者が攻撃を仕掛けてきた人を殺すことと自分の身を守ることは別の行為である、という見解は維持できない。殺すことと自分の身を守ることは、別の仕方で記述された同じ行為であると考えなければ

ならない。当該の行為がどのように記述されるかは、行為者がその目的として意図している事に基づいて決まる。アクィナスが言うように、「道徳的行為の性格は、意図が及ぶ範囲外にある事によってではなく、意図されている事によって決まる」。従って、攻撃を仕掛けてきた人を「直接」殺すことが、その死を引き起こすという意図ではなく当該の行為者自身の生命を維持するという意図をもって遂行される場合には、それは道徳的に言って殺すことではなく正当防衛の行為である。正当防衛は、その行為者が自分の生命を維持するために採用した手段である。従って、道徳的観点から見れば、正当防衛のために人を殺すことは、138頁の **1** に示した因果的構造を備えていない。むしろ、行為と手段と帰結の境界線は、「間接的に」殺すことを **2** に示したように既に特徴付けた仕方で引き直されてきた。言い換えれば、行為とその帰結の境界線をどこで引くかは、我々が議論している伝統においては、当該の行為者がその目的として意図している事に基づいて決められる。

行為 → 手段（正当防衛） → 目的（生命の維持）
　　　　　└──────→ 副次的結果（攻撃を仕掛けてきた人の死）

　当該の行為者は、その目的として死を意図していない場合に、殺すことを手段として意図していない。むしろ、その行為者が目指す目的のための「手段」は、正当防衛であり、これは、必要ならば無辜の人を殺すことを含む。

　もちろん、これは、正当防衛のために人を殺すことのアクィナスによる正当化と「二重結果の原理」をジャーメイン・グリセズが理解していたと思われる仕方でもある。つまり、1つは善くもう1つは悪い2つの結果をもたらす意図的な行為を遂行することは、その行為を遂行する意図が悪い結果ではなく善い結果を引き起こすことである場合には、許容できるということである。この解釈が正しいとすれば、許容できる中絶

と許容できない中絶を行為者の意図という観点から区別するときに、伝統的なモラリストが直面する問題は解消するだろう。母親の生命を救うために遂行されるすべての中絶は、許容できるだろう。というのは、その中絶は、もはや胎児に対する致命的な「直接の」攻撃には該当しないと考えられるからである。その胎児の死は、当該の行為者が妊婦の生命を救うために行う事の副次的結果として生じると考えられるからである。この立場と（人間の生命の異なったタイプや種類を区別しない）「生命の神聖性」教説を取れば、次のようなことが言える。すなわち、例えば、医師が母親の生命を救うために胎児に開頭術を行うことが許容される事例では、医師が「乳児を救うために母体を削り取ることも同じように正当化される」[66]だろうということである。

アラン・ドナガンは、トマス的な正当防衛の原理（とPDE）についてのグリセズの解釈を許容しない。そして、PDEは母体を削り取ることも同じように許容するだろうというグリセズの結論を——それは、すべての人の生命を等しく侵し難いものと考えるグリセズ自身の枠組みを考慮すれば幾分驚くべきものだが、——「ヘブライ・キリスト教の伝統にとって衝撃的である」[67]とドナガンは考える。ドナガンも、母親を救うための中絶を許容することを望んでいる。だが、当該の胎児は攻撃者であり、攻撃者の生命を奪うことは正当であるからその中絶は正当化できると彼は論じる。

この見解を取る論者は、アラン・ドナガンだけではない。彼の議論は、次のように考える論者、すなわち無辜の人を意図的に殺すことは決して許容できないと考えるが、死刑や正当防衛のために人を殺すことは許容できるとも考えたい他の論者の議論を代表している。正当防衛のために殺される人や処刑される人は無辜であるわけではないと論じることによって、彼はそのように考えようとするのである。

無辜の人とは、「他人を攻撃してもいなければ、犯罪を犯して死刑を宣告されてもいない人［責任ある行為者］」であるとドナガンは論じ

る**68**。道徳的な無辜のこの定義に基づいて（我々の目下の関心は「責任ある行為者」にある）、死刑と正当防衛のために人を殺すことをどちらも許容できるのは、殺される人が無辜でなくなり保護を受ける地位を失っており、他人の生命を保護するためにその人を殺すことが正当だからである、とドナガンは述べている**69**。私はこの論点を追求するつもりはない。だが、その攻撃者が責任ある行為者でないとすれば、どうだろうか。無辜の胎児であるとすれば、どうだろうか。狂人と胎児を包摂するために、ドナガンは、道徳上の無辜という観念を、術語上の無辜も包摂するように拡張する**70**。母親の生命を脅かす胎児は、道徳上無辜だが術語上は攻撃者である。そして、逆上したり麻薬を服用して攻撃を仕掛けてくる人を殺すことが行為者が自分の身を守る唯一の方法である場合には、その攻撃者を殺してよいのと全く同じように、その術語上の攻撃者の生命を奪ってよいとされる**71**。

　この点について、2つのコメントを述べておく。第一に、術語上罪がある（が道徳上は無辜である）人を殺すことを許容できる可能性は、道徳上無辜である人を意図的に殺すことを禁止する規則とどのように結合できるのか理解し難い**72**。第二に、他人の生命を意図せず脅かすだけで保護を受ける地位を失うのだとすれば、母親ではなく胎児に攻撃者の役割を割り当てるのはなぜだろうか。例えば、母親の恥骨が胎児の生命を脅かす場合、母体を削り取ってその脅威を除去しないのはなぜだろうか。ドナガンは、この結論を「衝撃的」であると考える。というのは、胎児は、「まさにそれ自身の生命に関して、両親に対してとりわけ母親に対して、当然感謝すべき」立場にあるからである。しかし、このことによって、母親の立場が有利になることはないだろう。「無辜」という言葉が術語上の意味で用いられているとすれば、感謝の欠如は、その議論に何も付け加えないだろう。また、「無辜」という言葉が道徳的な意味で用いられているとすれば、ドナガンが気づいているように、もちろん胎児には「全く過失がなく無辜である」。おそらく、ドナガンは、この問題

に気づいて、正当防衛に基づく議論が許容することを限定しようとして「問題なのは攻撃者の罪のなさではなく、犠牲者に相当のことである」[73]と少し後で認めている。おそらく、その通りだろう。しかし、そうだとしても、それは、まさに、胎児あるいは胎児の利益を代弁する論者が提起したいと思うかもしれない問題である。

　それ故、正当防衛のために人を殺すことの許容可能性から出発するどちらの議論に基づいても、母親の生命を救うための中絶や胎児の生命を救うために母親を殺す事例は正当化されるだろう、と私は考える。我々の目下の関心事の一部ではないが、興味深い問題が残る。すなわち、母親と胎児の両方ではなくどちらか一方だけしか生存できない葛藤に満ちた状況において、母親と胎児のどちらの生命を犠牲にすべきかについて、許容できる恣意的でない原理に、これらの立場を支持する人はどのようにして到達するのだろうか。

　しかし、もう１つ、我々に直接関係がある問題も残る。すなわち、術語上罪がある（が道徳上無辜である）という観念が「生命の神聖性」原理に関して引き起こす問題に照らして考えるとき、SLPを支持する人は、正当防衛の許容可能性が道徳的に無辜の人を殺すことには適用されないということを是認するのだろうか、それとも、（実際、トマス・アクィナスの原典が示唆しているように）正当防衛のために人を殺すことは「二重結果の原理」に基づくということを受け入れるのだろうか。しかし、正当防衛のために人を殺すことが許容できるのは、殺される人に道徳上罪があるかあるいは術語上罪があるからではなく、彼らの死が意図されていなかったからであるということを受け入れれば、禁止された「手段」という観念は、その道徳的本性が行為者の意図している事に基づいて確定する人間の行為によって始動された、単一の因果的過程のなかにその場所を持たない、という結論に当然行き着く。正当防衛のために直接人を殺すことを禁止するよりも、単一の行為の道徳的本性は行為者が意図している事に基づいて確定するという、意図についてのこの狭い考え方

を受け入れるほうが、はじめは魅力的であるように思われるかもしれないが、SLP を擁護する人は、この選択肢を選ぶことができない。というのは、PDE とそれが支持しようとする絶対的禁止とが、どちらも無意味になると考えられるからである。「しかじかの同定可能な種類の行為としてのその記述のみに基づいて」禁止される（無辜の人を殺すこと、偶像崇拝、男色、姦通などのような）行為は、もはや存在しなくなるだろう[74]。許容できないことを当該の行為者が目的として意図している場合に限って、行為は許容できなくなるだろう。

　しかし、これは、正当防衛のために「直接」人を殺すことの許容可能性を正当化するアクィナスの議論の根底だけにある立場ではなく、PDE についての現代の説明にも暗に含まれている立場である。ある行為が、道徳的に言って、行為者がその媒介的な目的あるいは究極の目的として意図している事に基づいて定まる種類の行為だとすれば、行為者がその目的として意図している事のいかんにかかわらず、まさに禁止されている「手段」に該当する種類の行為があるという見解を取らない限り、禁止された手段という観念は、人間による単一の行為においては理解できなくなる。しかし、これが「生命の神聖性」原理の根底にある立場だとすれば、探究の全体がうまくいかなくなるように思われる。必要と思われるのは「二重結果の原理」ではなく、むしろ、目的として意図されている事のいかんにかかわらず、自発的に熟慮のうえで無辜の人の死を引き起こしたりそのような死を起こるにまかせたりするのを禁止することである。

　なぜそうでなければならないのかを、説明しよう。PDE の第 2 条件と第 3 条件は、当該の行為が道徳的に許容できるために満たさなければならない要件を規定している。鎮痛薬の投与量をしだいに増やしていく場合を考えてみよう。その場合、医師は、末期患者の痛みを緩和するために、致死量と考えるモルヒネを投与する。というのは、それより少ないモルヒネを投与しても、もはや痛みを緩和できないと考えられるからである。

PDE の第2条件によれば、「当該の行為者は、悪い結果を積極的に引き起こそうとしてはならない」とされる。それ故、医師が（その患者を殺すことではなく）痛みを緩和することだけを意図している場合、その行為は道徳的に言って善いものだろう。言い換えれば、当該の行為者の目的が、行為をそれ自体善いものあるいは悪いものとして限定する。

　当該の行為者の意図が行為を限定するというこの性格は、第3条件に関しても重要である。その条件によれば、「善い結果は（因果関係の順序において…）悪い結果と少なくとも同じくらい直接的に、当該の行為から生じるのでなければならない」と規定される。悪い結果が善い結果よりも因果的に先行する場合、その悪い結果は手段として意図されていなければならないということが示唆され、その行為を遂行することは許容できない。しかし、その道徳的本性が第2条件に基づいて確定する単一の行為の場合、この条件が常に満たされるのは明らかである。例えば、当該の行為者が苦痛を緩和することを意図しており、かつ、その「手段」が致死量のモルヒネである場合、この手段から2つの結果即ち苦痛の緩和と死が生じるだろう。当該の行為者は、苦痛を緩和することだけを意図しており患者の死を意図していないのだから、その悪い結果を「積極的に引き起こそうとし」てはいない。そして、因果性の観点から見れば、その禁止された結果（死）は、当該の行為者の目的（苦痛を緩和すること）より因果的に先行していない。従って、当該の行為者が「善い」目的として意図している事に基づいてその道徳的本性が確定する、利害の釣り合いのとれた他のあらゆる行為と同じように、その行為は許容できる。

　しかし、PDE をこのように理解すれば、「当該の行為自体が道徳的に善いかあるいは善くも悪くもないものでなければならない」という第1条件は、厳密に言えば不必要になる[75]。つまり、行為は、なんらかの結果によってのみ善くなったり悪くなったりすることができる。そして、ある行為が許容できない場合、その行為を遂行することは悪い事を意図することを含むだろう。これは、PDE の第2条件によって禁止されてい

る。それでは、なぜ、第１条件があるのだろうか。禁止された行為を遂行する際に当該の行為者が意図していたと言える事のいかんにかかわらず、「生命の神聖性」原理を支持する人が伝統的に許容できないと考えようとする行為、例えば「直接的な」中絶や無辜の一般人を「直接」殺すこと、偶像崇拝、姦通のような行為をあらかじめ除外することを私は提案する。しかし、行為者が子宮から摘出する（あるいは直接的に殺す）胎児の死を意図しているのかどうかは、まさに目下の問題である。それは、前もって解決することができない。正当防衛の事例において、また、鎮痛薬の投与量をしだいに増やしていく事例において「直接」殺すことが許容できるとすれば、当該の行為者が問題となっている死を意図していなかった、とPDEによれば言われるからである。このことは、PDEの第２条件と第３条件に訴えることによって確立される。だが、そうだとすれば、子宮外で生存できない胎児を直接摘出するような行為はまさに生命を意図的に終わらせる事例に該当するのに対して、同じ意図の条件を満たす他の行為はその事例に全く該当しないということを、それ以上問いただすことなく受け入れるのでなければ、第１条件によってはいかなる「直接」殺すことも、もちろん禁止できなくなる。しかし、そのような規約的で明らかに恣意的な分類をする理由が、私には分からない。従って、その立場を検討するつもりはない。

４）結　論

　従って、問題となっている死を行為者が究極の目的として意図していないあらゆる場合に、PDEは殺すことを許容するだろう、と私は考える。中絶の問題を手短に振り返ることによって明らかになるように、このことは広範な含意を備えている。二重の結果をもたらす行為が、(a)単一の行為であり、かつ(b)当該の行為者の意図のなかに善しかないという理由で、その行為を許容できるとすれば、少なくともすべての治療的な中絶は、その同じ原理に基づいて許容できるはずではなかろうか。

ここで、我々は、絶対主義の文脈でPDEを適用することに関する文献のなかで、ほとんど全く見逃されている重要な区別を指摘しなければならない。すなわち、PDEの意図の条件に関わる行為の許容可能性とPDEの比較考量条件に関わるその正当化可能性との区別である。これについては、本章のいたるところで立ち帰るつもりだ。差し当たり、その２つは同じものではなくひとまとめにしてはならない、ということだけを指摘すれば十分である。PDEによれば、行為は、意図の条件（第２条件と第３条件）を満たす限り、一応許容できるとされる。また、比較考量条件（第４条件）を満たす限り、行為は正当化されもする。この２つをひとまとめにしてはならないということは、次のような事実から直観的に明らかだろう。すなわち、例えば、１人の人を「直接」殺すという犠牲を払って500人の生命を救うことは、比較考量に基づいて正当化されるだろうが、その１人の人の死が直接意図されていると考えられる限り、それは許容できないだろう。我々にとって最も重要な問題は、当該の行為者の意図に関わる行為の許容可能性である。すなわち、行為者が予見された死を意図していたと言えるのは、どのような場合だろうかということである。

　PDEに関する現在の解釈によれば、例えば女性が中絶することは、それを行う意図が例えば怒張静脈の形成を防ぐことである場合には、絶対的には禁止されないだろう。PDEによれば、彼女がその善い結果（怒張静脈を防ぐこと）だけを誠実に意図している場合には、胎児の生命を意図的に終わらせてはいないだろうとされる。彼女が、その意図する事を行うのは、正当化されないかもしれない。というのは、PDEの第４条件に基づいて、その善い結果が悪い結果に釣り合わないとされるかもしれないからである。しかし、そうだとしても、その女性が意図する事を行うのが正当化されない理由は、比較考量というPDEの実質的な規準にあり、PDEの意図の条件にはない。従って、当該の行為がPDEの第２条件に関して道徳的に許容できその行為を企てる重大な理由がある

場合には、予見された帰結のいかんにかかわらず道徳上その行為は遂行してよい。差し当たり、その女性が意図する事を行うのは間違っているかもしれないし間違っていないかもしれないが、生命を意図的に終わらせることを禁止する絶対的な規則に違反してはいないだろう。しかも、彼女は、絶対的に悪い事は行っていないだろう、つまり無辜の人を意図的に殺してはいないだろう。

　さらに、このように理解すれば、「生命の神聖性」原理を支持する人は、問題となっている死が行為者の目的ではないような、利害の釣り合いのとれた「直接」殺すいかなる事例を禁止するためにも、PDEに訴えることはできない。既に指摘したように、アブラハムがイサクを直接殺すことは許容されただろう。「兵士は、……敵の戦力を銃1つ分低下させることを意図しており、敵兵を殺すことを意図していなければ、敵兵を狙撃することができる」。また、医師は、「妊婦の生命を救うために砕くべきものを」砕くに「過ぎず」、「赤ん坊を救い出すために切除すべきものを」切除するに過ぎないならば、産道につかえた乳児を砕いたり、あるいは、赤ん坊を救うために母体を削り取ることができるだろう。というのは、必要な損傷ではなく過度の損傷が「意図の及ぶ範囲内にあると思われる場合に、当該の行為は悪いものになるだろう」からである[76]。

　さて、SLPを支持する多くの人は、PDEについての目下の解釈が多くのことを許容し過ぎるので、それを否認したいと思うだろう。エリザベス・アンスコムは、彼女自身PDEと絶対的な禁止を擁護しているが、次のように考えている。すなわち、PDEを許容しないことは、「カトリック的でない思考の腐敗」をもたらしたが、PDEを乱用することは「カトリック的な思考の腐敗」をもたらした[77]。この乱用は、とりわけ無差別爆撃を許容できるという主張において明らかになる、と彼女は言う。その場合、行為者が「無辜の人の血を流すことはすべて「偶然」であると「意図の方向」によって保証すれ」ば、多くの人の死を引き起こすことは許容されると言われる。また、保留性交(coitus reservatus)〔射

精を遅らせたり、がまんしたりする性交：訳注］は許容できるが、中絶性交（coitus interruptus）［避妊のため射精の前に陰茎を抜去すること：訳注］は許容できないという幾分奇妙な教説において、この乱用は明らかになるとされる。「ある男性が、射精をしないことを意図していると自分に言い聞かせながら射精を差し控えることをその習慣にしているとしよう。もちろん、（それが彼の習慣だとすれば）彼は通常はそうするが、その［射精という：訳注］出来事は「偶然」であり意図の範囲を越えている。要するに、それは二重結果の事例である」[78]。

　後者の事例について、手短にコメントを述べておく。その事例が、PDE の「乱用」を含むと考えられるのはなぜだろうか。その男性が射精しないことを心から意図しているとすれば、このことは、彼が射精するかどうかにかかわらず、彼の行為が保留性交の事例に該当するために十分だろう[79]。絶対主義的な原理を支持する人が、行為者がその発生を予見している事に基づいて行為について判断を下すとすれば、帰結主義と絶対主義の断絶は、もちろん埋められただろう。だが、エリザベス・アンスコムのコメントを他にどのように理解すべきか分からないが、これは彼女が目指している事ではないと私は思う。

　しかし、明らかに、絶対主義的な原理を支持する他の論者と同じように、エリザベス・アンスコムは、絶対主義にとって PDE が必要であるということに鋭敏に気づいている。PDE は、「キリスト教倫理にとって絶対に欠かすことができない」と彼女は考えている[80]。彼女は、また、PDE が乱用されていることにも、鋭敏に気づいている。困ったことに、PDE をどのように理解すべきか、その乱用を（それが乱用だとして）どうすれば防ぐことができるか、彼女は述べていない。アンスコムは「手段」の観念に言及して、「直接」殺すことは許容できない手段を含んでいると述べているが、SLP を擁護する他の論者と同じように、彼女は、何が直接の殺しの手段に該当するのかあるいは直接殺す事例に該当するのかについて、整合的な説明を提示していない[81]。

正当防衛のために人を殺すことについて考えてみよう。当該の行為者が「その他人の死を意図しておらず、その死は、相手の攻撃を防ぐために取った手段の副次的結果であった」と良心にかけて言える場合には、正当防衛のために人を殺すことは PDE の条件の下で許容できる、とアンスコムは言う[82]。このように、正当防衛のために「直接」人を殺すことは、上述の138頁**2**に示した因果的構造を備えているだろう。一方、無差別爆撃は、**1**に示した構造によって性格付けられるだろう。というのは、この場合、市民の死は、当該の行為者が選択した（私が想定するには）敵を打ち負かすという目的のための手段だからである、とアンスコムは考える[83]。だが、無差別爆撃を行う人が、正当防衛のために人を殺す人と同じように、その予見された死は意図されておらず（何か別の仕方で敵を打ち負かすことができたとすれば、彼は、無差別爆撃を行わずにすんだだろう）、敵を打ち負かすために取った手段の副次的結果であると良心にかけて言うとすれば、正当防衛のために人を殺すことと無差別爆撃とを、「直接性」の観点からも「手段」という観念の観点からも、私は区別できない。どちらかといえば、正当防衛のために人を殺すことは、本節の冒頭で言及した接近性の「寄せ集めの要因」の観点からみれば、無差別爆撃より「直接的」だろう。もちろん、その2つの事例を道徳的に区別する別の仕方があるかもしれないが、その仕方がどのようなものであれ、それは、当該の行為者が手段として意図していたといえる事という観念を含まないだろう。

「直接的に」殺すことと「間接的に」殺すことという曖昧な観念と「手段として意図されている」という曖昧な観念によって、無辜の人の死を引き起こす許容できる事例と許容できない事例とを区別することができないならば、そして、当該の行為者が「行う」事が、結局、その目的として意図している事に基づいて決まるとすれば、カトリックのモラリストは、（エリザベス・アンスコムが考えるほど）PDE を乱用していなかったのかもしれず、納得のいく仕方で PDE を解釈していただけかもしれ

ない。とりわけ、その教説の起源が、正当防衛についてのアクィナスの考え方のなかにあると主張される場合にはそうである。

しかし、次のようなことが明らかになる。すなわち、生命を意図的に終わらせることと意図せずそうすることとを伝統的なモラリストが望むような仕方で区別できないとすれば、ある行為が「しかじかの同定可能な種類の行為としてのその記述のみに基づいて」[84]あらかじめ禁止されていないあらゆる場合に、当該の行為の許容可能性は、主として、意図と予見の区別から全く独立な、比較考量基準や道徳的に意味のあるその他の要因に基づいて決まるということが分かるだろう。

4章の目的は、このことを示すことにある。そこで、私は、「通常の」手段と「通常でない」手段との伝統的な区別について議論する。しかし、生命を意図的に終わらせることと意図せずそうすることを、何か別の仕方で区別できそうにないのかどうか、我々はまず確認しなければならない。

4 意図的に殺すことと死なないようにするのを差し控えること

1）序 論

殺すことと死ぬにまかせることの区別は、道徳上重要であると考えられることが多い。というのは、その区別が、問題となっている死に関する、行為者の意図における区別を表しているからである。その分野の何人かの著述家たちは、殺すことと死ぬにまかせることの区別と意図と予見の区別とは等価であるとさえ主張している。例えば、英国国教会のあるモラリストは、「人を殺す危険を冒してその意識を失わせることと、意識を失わせるために当人を殺すこととの区別」は、「死ぬにまかせることと殺すこと」の区別と同じであるとほのめかしていた[85]。同様に、哲学者のR・A・ダフは既に引用した箇所で、意図することと予見することとの区別から、作為と不作為の区別を経て、誰かに危害を加えようとするこ

とと危害を防がないことの区別へと、あたかも方向の転換がなかったかのように滑らかに移行する。

　　我々が意図的に行う事と、我々の行為が予見可能な仕方で引き起こす事あるいは我々が防がない事とを、我々は道徳上区別する。また、我々が意図的に引き起こす危害と、我々が防がなったり何か別の意図的な行為の副次的結果として生じたりする危害とを、我々は道徳上区別する。誰かに危害を加えようとすることと、我々が行う事によって誰かが傷つくだろうとかあるいは傷つくかもしれないと認識することとを、我々は道徳上区別する。そして、我々はその一方を非難しながら、もう一方は許容する場合があるかもしれない[86]。

この一節は多くの問題をひとまとめにしてしまっているが、それは私の目下の関心事ではない。行為者の意図という観点から殺すことと死ぬにまかせることとを区別できるようにする、納得のいくいかなる意図の観念にも訴えることはできないようだ、ということを示すのが私の関心事である。ここで、SLPを支持する人は一般に、死ぬにまかせることが生命を意図的に終わらせる事例に該当することは決してないと考えているわけではない、ということを思い出すべきである。むしろ、（「直接」）人を殺すことは生命を意図的に終わらせる事例に常に該当するのに対して、死ぬにまかせることは必ずしもそうとは限らない、という見解に彼らは同意する[87]。もちろん、この見解は条件付きSLPのなかに暗に含まれている。この見解の前提となっているのは、意図の区別に基づいて、あらゆる殺人を、死ぬにまかせる事例のうち少なくとも一部のものから分離できるということである。

2）2つの事例

殺すことと死ぬにまかせることの区別を、次のような2つの事例に即

4 意図的に殺すことと死なないようにするのを差し控えること　163

して検討してみよう。これらの事例に即して、生命を意図的に終わらせる事例と意図せずそうする事例とを区別できるようにすると考えられる特徴を取り出してみたい。これを達成するためには、一方が殺す事例に該当しもう一方が死ぬにまかせる事例に該当するという点以外、それらの事例が意味のあるあらゆる点で一致していることが必要である。その場合に限って、当該の行為者が意図していたと言える事に関する違いを分離できるだろうと我々は確信できる。

1．患者Cは昏睡状態に陥っており、我々の判断が及ぶ限り、死ぬまで昏睡状態のままだろう。その患者は、透析装置と人工呼吸器の助けを借りれば際限なく生かし続けることができる。人工呼吸器のスイッチを切れば、その患者は数分以内に死亡するだろうと医師は考えている。
2．患者Dも昏睡状態に陥っており、末期状態にある。我々の判断が及ぶ限り、2、3日以内に確実に生じると考えられるその死に至るまで患者は昏睡状態に陥ったままだろう。一定量の薬剤を静脈に注射すれば、その患者は2、3分で死亡するだろうと医師は考えている。これは、人工呼吸器のスイッチを切った場合に患者Cが死亡するまでにかかるのと、ほぼ同じ時間である[88]。

それらの事例を意味のある点で一致させるために、患者Cの事例において治療を中止する帰結として死が生じる可能性と、患者Dの事例において薬剤を投与する帰結として死が生じる可能性とが、同じだと仮定しよう（延命治療に伴って死が生じる確実さが問題となる限り、違いがあるとしても。つまり、当該の状況で、患者Dの死は、患者Cの死より確実だと考えられるとしても）。

延命治療を中止して患者Cの死を引き起こすことは道徳上許容できるが、致死薬を投与して患者Dの死を引き起こすことは許容できない、と

考えられることが多い。というのは、後者の事例が生命を意図的に終わらせる事例に該当すると考えられているのに対して、前者の事例はそう考えられていないからである。

この点については、先ほど、ある状況で胎児の死を引き起こすことが許容できるかどうかを決定する際に述べたPDEについての議論を、想起すべきである。意図と予見の区別に関して、事例Cと事例Dは、意味のある点で事例Aと事例Bに似ている。患者Cの事例において治療を中止し患者Dの事例において致死薬を注射すれば、どちらの事例においても、胎児Aと胎児Bに関してそうであったのと全く同じように、死は二重の結果をもたらす行為の帰結として生じる。どちらの行為も、例えば「予見される結果に釣り合わない……器材と人材を投入」[89]しなくてすむという善い結果と患者の死を引き起こすという悪い結果とをもたらす。事例Cと事例A、B、Dとの違いは、事例Cにおける死が、死ぬにまかせることの結果であるのに対して、それ以外の事例では死が殺すことの結果として生じるということである[90]。

ここで、我々の主たる関心は事例Cと事例Dにある。それらの事例の区別つまり殺すことと死ぬにまかせることの区別は、生命を意図的に終わらせる事例と意図せずそうする事例をどのようにして区別するかに関する基準を与えるはずである。

3）手段と副次的結果——再論

現代ではなじみ深い標準的なPDEの解釈によれば、患者Cの死は当該の行為者が「行う」事の副次的結果であるのに対して、患者Dの死はその行為者の目的のための手段であるという理由で、その2つの事例は区別できるとされる。例えば、患者Dの事例について意見を述べているある著述家は、次のように言う。

　　　安楽死の決定に含まれることが多い慈愛に満ちた目的は、当人が

死ななければ実現できない。従って、患者の生命を終わらせる場合に限って苦痛と出費が終わる。それ故、死は、この目的を実現するための手段であって、その実現の副次的結果ではない[91]。

　「手段として意図されている」という観念が患者Ｃの事例と患者Ｄの事例を区別するために役立たないだろうということを示すために、中絶の文脈でその区別に反論する際に既に用いたのとよく似た議論を提示することができる。その議論は既になじみ深いものなので、手短に述べるにとどめたい。
　事例Ｄの医師が患者の死を意図しているのに対して、事例Ｃの医師はそうではない、と考えるのは誤りである。事例Ｄの医師が致死的と考える注射を患者に打つとする。だが、不可解な過程によって、その注射を打っても患者は生存し続けるだけでなくそれによって治癒するとしよう。この場合、フィリッパ・フットが挙げた待避線の運転手（３章第２節）や中絶の事例Ａ、Ｂにおける医師と全く同じように、その医師は患者が生存したからといって何か別の仕方で確実に死ぬように仕向けたりしないだろう、と私は考える。それどころか、その医師は、患者の死を引き起こすことを余儀なくされずに、「不相応な治療」を避けるという目的を達成できて喜ぶと予想されるだろう。このことが示しているのは、当該の行為者が意図している事がその患者の死ではなく、むしろ、不相応な治療を避けることであり、その患者の死は医師の行為に伴うと予見された副次的結果であるということである。
　以下の節でさらに十分に議論すべき論点は、治療が「不相応」であるとすれば、それは何かに対して不相応でなければならないということである。この「何か」は、典型的には患者の病状である（永続的昏睡状態に陥っていない患者の生命を人工呼吸器のおかげで維持している場合、他の条件が同じならば、医師はそのスイッチを切るかどうか自問してみよ）。だが、治療が適度なものかそれとも不相応なものかを決めている

のが患者の病状だとすれば、医師の目的（不相応な治療を避けること）を達成するために因果的に必要な手段は、患者の死ではなくむしろその病状を改善することである。患者の死を伴わない方法で（例えば、患者の病状を治療することによって）この目的を達成できるとすれば、おそらく医師はその機会に乗じるだろう。そして、患者を殺したり死ぬにまかせたりすることによってその死を引き起こさないだろう。だが、実際にはこの選択肢は利用可能ではなく、医師は、——その患者の死を厳密には意図せずに——患者を殺したり死ぬにまかせたりすることによって、防ぐことができる死を引き起こすことができる。

　これまでのところ、医師が患者Dを殺すことと患者Cを死ぬにまかせることを、行為者の意図の観点から区別することはできないように思われる。イエズス会士ジェラード・J・ヒューズ（Gerard J. Hughes, SJ）は決して急進的ではないが、これらの事例について議論する際に、このような方向で議論を進めている。彼は、事例Cにおいて医師が患者の生死について熟慮する際に経験するかもしれない推論過程の概略を述べている。その医師は、「それ以上何かしても大して役立たないので」、治療を中止するという決定を下すかもしれない。ヒューズは、次のように述べている。

　　　医師がいかがわしい理由のためにも患者が死ぬのを望んでいることが明らかになる場合に限って、彼は道徳的非難を受けるだろう。その医師がある行為即ち機械のスイッチを切るという行為を遂行したという単なる事実は、その行為の結果、全く確実に極めて短時間のうちに患者が死ぬことになる場合でさえ、それ自体、我々の判断を左右しないだろう[92]。

　患者Dの事例において、医師は、患者の生死に関する決定を下す際に、「これとよく似た一連の議論」を提示できるかもしれない。だが、この

点については、次のように言われるかもしれない。

　　すなわち、医師が患者にその注射を打つとすれば、彼が患者の死を意図しているからでしかありえない、と。おそらく、医師は、彼が患者の死を望んでいたというのは、もう一方の医師の場合と同じように全く正しくないと答えるだろう。遺贈を受けたいということであれ、その患者を救えないという専門家としての無力さの証拠を目のあたりに見続けたくないということであれ、その医師には隠れた動機はなかった。その意味で、彼は、患者の死を望んでいなかった。

ヒューズは以下のことを認めている。すなわち、確かに、

　　その医師は、意識して熟慮のうえで、患者の死を避けられない直接の帰結として伴う行為を遂行した。しかし、第一の医師も、そのように行為した（が）、……その第一の医師は、患者を死ぬにまかせはしたがそれを意図してはいなかったと言うことが許される[93]。

4）死を意図することと死を望むこと

　ジョゼフ・M・ボイル（Joseph M. Boyle）は、ヒューズの批判に応えて、殺すことと死ぬにまかせることの区別を擁護しようとする。彼の擁護は、意図と予見の区別に基づいており、しかも私が知る限り、目下の文脈におけるその区別についての最も周到な議論であるから、彼の議論を詳しく検討することは有益だろう。
　ボイルはヒューズに対するその反論を始めるに当たって、意図と欲求は「ヒューズが想定しているほど単純な仕方では相関していない」と論じている。むしろ、

　　義務や必要にせまられれば、人は望んでいない事をするだろうし、

望んでいない事をしようと努力する場合もあるだろう。確かに、当人は、自分がしている事やしようと努力している事を意図して行っている。労働者は、眠い時にベッドから出たくないが、そうすることを意図する。彼はベッドから出ようと努力し、実際にそうする。一般に、誰かがXを意図しているからといって、それを望んでいるとは限らない。また、彼がXを望んでいないということは、彼がXを意図しているということと矛盾しない[94]。

　ボイルの主張が当てはまるような意味での「欲求（want）」がある。しかし、そうだとしても、ボイルが設けるような「意図すること」と「望むこと（wanting）」の区別が、患者Cの事例と患者Dの事例を区別するためにどのように役立つのかは、明らかでない。その労働者はベッドから出ることを、そのこと自体のためには望んでいない。だが、そうしなければ失業するだろう（と仮定してみよう）ということが、彼には分かっている。従って、彼がベッドから出ることは、ベンサムの言葉を借りて言えば、「媒介として意図されている」（3章第2節にある解釈の2項目、124頁）。その労働者は、ベッドの中にとどまって失業するのか、それともベッドから出てその仕事を続けるのかを、選択しなければならない。結局、その労働者は仕事を続けることを望んでおり、それ故、結局ベッドから出ることを望んでいる。彼は、それを意図し、実際にそうする。事例Cと事例Dの医師についても、事情は同じである。どちらの医師も患者の死をそれ自体としては望んでいないが、他の選択肢つまり彼らが無益な治療と考えている事を続けるよりは、患者の死を望んでいる。従って、結局どちらの医師も患者の死を望んでいる。彼らは、熟慮のうえで、結果として患者が死ぬことになるだろうと考えることを行う。それ故、この意味で、医師が「望んでいる」事と「意図している」事の区別はない。

　しかし、また、「第二の医師が患者の死を望んでおり第一の医師はそれを望んでいないような、『欲求』の意味が」ある、ともボイルは述べてい

る。どちらの医師も予想される患者の死を歓迎しておらず、患者が死ぬことで利益を得る立場にもない、と我々は想定しているわけだが、それにもかかわらず、第二の医師は「患者の死を条件付きで望んでいた」。「患者を殺すという決定を下す場合、医師は患者を死なせることに決めている。彼は、患者の死を引き起こすために行為する。はじめの注射を打ってもその患者が死ななければ、彼はその注射をもう1本打つだろう」[95]。

患者の死を引き起こすというこの決定は、「医師が考えを変えない限り、患者の死に行き着く過程を始動させることになる」。第二の医師が患者の死に関与しているのに対して第一の医師はそれに関与していないのは、「条件付きの欲求（conditional want）」というこの意味においてである、つまり、「第一の事例の医師は、『望む（want）』という言葉の条件付きの意味では患者の死を望んでいるとは限らない。第一の医師は、患者の死を引き起こそうとしてはいない。彼は、その患者の死に関与することを前提とするいかなる行為も遂行しているとは限らない」、とボイルは論じる[96]。

だが、もちろん、事例Cの医師が「患者の死に関与することを前提とする行為を遂行しているとは限らない」というのは正しくない。その医師が当該の状況で患者の死を引き起こすだろうと考えて、人工呼吸器のスイッチを切るという行為を遂行する決定を下す場合、彼は、何らか条件付きの欲求の意味でその患者の死を望んでもいなければならない。そうでないとすれば、いったいどうして差し控えることができる事を熟慮のうえで自発的に行ったりするだろうか。確かに、事例Cの医師は、当該の状況でその患者の死を引き起こすために十分な因果的過程を始動させていないのだから、その患者を殺してはいない。彼は、その患者の死を防ぐのを差し控えることによって、患者を死ぬにまかせている。だが、殺すことと死ぬにまかせることの区別は、生命を意図的に終わらせることと意図せずそうすることの区別と同じ外延を持たないし、2章で既にみたように、その区別は、行為者が他人の死に関与したりその死を望ん

だりする程度と一致してもいない。

　その医師は、患者に致死薬を注射するという決定を下す際に、その患者を死なせることに決めていた、つまり、はじめの注射を打っても患者が死ななければ、医師は注射をもう1本打つだろう、とボイルは考える。おそらく、これは正しい。しかし、そうだとしても、このことによって、当該の行為者の意図に基づいて事例Cと事例Dをどのようにして区別できるようになるのかは明らかでない。事例Cの医師が患者の死を引き起こすだろうと考えながら治療中止を決定する場合、彼もまた「患者を死なせることに決めていた」のでなければならない。事例Cと事例Dを近似させるために、事例Cの医師と事例Dの医師はいずれも、彼らが意図している事を行えば、つまり患者にある注射を打ったり人工呼吸器のスイッチを切ったりすれば患者は死ぬだろうと考えている、と我々は仮定した。それ故、意図のレベルでは、どちらの医師も――結局のところ――患者を死なせることに決めていたのでなければならない。事例Cで患者が全く予期に反して生存し続けるとしても、（人工呼吸器のスイッチを切れば、その結果として患者が死ぬことになるのは避けられないだろうと考えながら）医師がそのスイッチを切るという意図を形成し、その意図に基づいて行為してしまうまでは、その患者が全く予期に反して生存し続けるということが彼には分からないだろう。従って、事例Cの医師と事例Dの医師が結果として患者が死ぬことになるだろうと考えている行為を熟慮のうえで遂行した場合に、彼らが意図していたと言える事のレベルでは彼らの間に違いはない。事例Cの医師の信念が誤っていたと事実に基づいて判明するとしても、この誤った信念が含意している事つまり患者の死を引き起こすことを、その医師が意図していなかったということにはならない。従って、この意味で、2人の医師の行為を区別することはできない。

　それでは、このことに関係があるボイルの論点についてはどうだろうか。その論点とは、どちらの患者も全く予期に反して生き続けるとすれ

ば、事例Ｄの医師は今度は２本目の注射を打つだろうが、事例Ｃの医師は何か別の方法でその患者が確実に死ぬように仕向けたりしないだろう、というものである。

　この点について、２つのコメントを述べておく。第一に、既にみたように、どちらか一方の患者あるいは両方の患者が生き続ける場合でさえ、このことは次のようなことを示してはいないだろう。すなわち、事例Ｃの医師と事例Ｄの医師が自らの行為の帰結として患者が死ぬだろうと考えながら彼らが行ったように行為した場合に、当該の行為者が意図していた事に違いがあったということを示してはいないだろう。第二に、事例Ｄの医師は、他の条件が同じなら、今度はその患者に２本目の注射を打つとしよう。だが、その状況は、事例Ｃにおいて実質的に異なるだろうか。私は、そうは思わない。例えば、医師が「それ以上何をしても仕方がない」という理由で「不相応な治療」を中止するという決定を下しても、Ｃのような患者が人工呼吸器の助けを借りずに説明のつかない仕方で全く予期に反して昏睡状態のまま生き続ける場合、人工呼吸器を切るという決定に行き着いたその同じ推論が、今度は透析装置のスイッチを切るという決定に論理的に行き着くように思われる。問題は、この点にある。それ以上いかなる治療を行うことも「不相応」もしくは「無益だ」ということの根拠が当該の患者の病状にあるとすれば、「それ以上何をしても仕方がない」という判断を促したその患者の病状が存続する限り、ある事例ではいかなる治療も不相応もしくは無益になるだろう[97]。

　もちろん、患者を治療しない場合や人工呼吸器のような装置のスイッチを切る場合に、患者が単に生き続けるだけでなく回復するとすれば、医師は何か別の方法でその患者が確実に死ぬように仕向けたりしないだろう。だが、致死的であると考えていた注射によって患者が治癒した医師も、やはり患者が確実に死ぬように仕向けたりしないだろう[97a]。それ故、ここでもまた、それぞれの医師が患者を殺したり死ぬにまかせたりする場合に意図していると言える事のこの意味に関して、殺すことと死

ぬにまかせることは区別できないだろう。

　エリザベス・アンスコムがその著書『インテンション』のなかで支持し現在広く受け入れられている意図についての考え方に訴えることによって、その２つの事例を区別するもう１つの仕方があると言われることがある[98]。彼女の分析が示唆しているように、意図を規定しているのが行為者の行為を動機付けている信念だとすれば、次のように問うことによって２人の医師の違いを明確にすることができるかもしれない。すなわち、医師の信念がある点で異なっていたとすれば、彼らの行動にどのような違いが生じただろうか、と問うことによって。この目的のために、次のようなテストが２人の医師に差し向けられるだろう[99]。

　　仮に、あなたの行為の結果その患者が死なないだろう、と考えていたとしても、依然として同じように行為しただろうか。

　この問いに対する答えは次のようなものだと、はじめは予想されるかもしれない。すなわち、事例Ｃの医師は「イエス」と答え（というのは、たとえ患者が死ななくても、その医師は「期待された結果に見合わない……器材と人材を投入せずに」すむだろうからである）、事例Ｄの医師は「ノー」と答えるだろう（というのは、その患者が死ななければ、資源を節約することはできないだろうからである）と。そして、第二の医師はその患者の死を「条件付きで」望んでいるのに対して第一の医師はそれを望んでいない、とボイルが述べるとき、彼の念頭にあるのは、おそらくこの反事実的テストである。

　許容できる中絶と許容できない中絶を区別しようと試みた際に、我々は反事実的テストという手法に既に出会っていた。しかし、その反事実的テストは、胎児を直接殺すことと間接的に殺すことを適切に区別するためには役立たなかったのに対して、それを用いれば、事例Ｃと事例Ｄにおける医師の意図の違いを全く明確にできるように、はじめは思われ

るだろう。事例Cの医師は、「人工呼吸器」のスイッチを切ってもその患者は死なないだろうと考えていたとしても、おそらくやはりそのスイッチを切っただろう。一方、事例Dの医師が、患者にその注射を打っても死を引き起こすことはないだろうと考えていたとしてもその注射を打っただろう、と述べても説得力がない。

　しかし、目下の問題に答えるためにそのテストを用いる際には、細心の注意を払わなければならない。その問題とは、意図の違いに基づいて事例Cと事例Dにおける医師の行為を区別できるかどうかというものである。そのテストを理解する3通りの仕方がある。

1. 医師が置かれている状態は、その患者が死なないだろうという信念に限って現実の状態と異なるだろう。このことが意味しているのは、患者にその注射を打てば「期待された結果に見合わない……器材と人材を」用いずにすむことになるだろう、と事例Dの医師は依然として考えており、事例Cの医師もその同じ信念を抱いているということである。そのテストについてのこの解釈に照らして考えれば、どちらの医師もそのテストに肯定的に答えるだろう。つまり、彼らは依然として、彼らが実際に行為した通りに行為しただろう。従って、そのテストをこのように解釈すれば、2人の医師を区別することができない。

2. このテストの第二の解釈によれば、患者が死なないだろうと医師が考えているという点で、そして、彼らが抱いている他のあらゆる（不変のままにとどまる）現実の因果的信念のおかげで、その患者が死なないだろうという信念から生じてくるあらゆる事に関して、医師たちが置かれている状態は、彼らが現実に置かれている状態と異なるだろう。そのテストをこのように表現すれば、事例Dの医師はそのテストに「ノー」と答えるだろう。つまり、彼は、その致死的な注射を患者に打たなかっただろう。というのは、患者は死な

いだろうし、従って「不相応な手段」を用いずにすますことはできない、とその医師は考えるからである。なぜなら、その患者が死ななければ資源を節約できないという因果的信念を、彼が抱いているからである。だが、事例Cの医師もそのテストの質問を受ければ、同じように「ノー」と答えるだろう。というのは、彼もまた患者は死なないと考えており、従って、不相応な資源を節約することはできないだろうと考えていなければならないからである（なぜなら、患者を生かしておくためにはその資源が必要であると彼は考えているからである）。従って、また、そのテストをこのように解釈しても、2人の医師の意図を区別することはできないだろう。

3．だが、その医師たちが置かれている状況に違いが生じうるもう1つの仕方がある。医師たちの行為が患者の死を引き起こさないだろうという信念を医師が抱いているという点で、そして、ジョナサン・ベネットが「因果的に後続する推論」[100]と呼ぶものによってその信念から生じてくるあらゆる事に関して、その医師が置かれていると仮定された状態が、そのテストについてのこの第三の解釈に基づいて彼らが現実に置かれている状態と異なっているとすれば、2人の医師の状況に違いが生じうる。言い換えれば、そのテストを適用すべきなのは、因果的にあらかじめ必要とされる事に関してではなく、結果として生じる事に関してである。この解釈に照らして考えれば、事例Dの医師は、患者は死なないだろうし、従って不相応な資源を節約できないだろう、と考えていると想定される。一方、事例Cの医師は、患者は死なないだろうと考えているが、生命維持装置が作動し続けるとは考えていないと想定される。というのは、生命維持装置は、その患者の死に因果的に後続するものではないからである。そのテストをこのように解釈すれば、事例Dの医師は「ノー」と答え、事例Cの医師は「イエス」と答えるだろう。従って、この第三の解釈によれば、事例Dの医師は患者の死を意図しており、事例Cの医

師はそれを意図していない。

3は、そのテストに関する通常の解釈だが、間違っていると思う。というのは、それらの事例に意味のある点で依然として違いがない場合に当該の状況で行為者が信じていなければならない事に関する、不当に不完全な観念を、その解釈が含んでいるからである。既に見たように、医師の信念が、彼らの患者が死ぬだろうという信念を含んでいないという点に限って異なっているとすれば、それらの事例に違いはない。というのは、この場合どちらの医師もその行為を差し控えないだろうからである。また、彼らの信念がある仕方で変わり、しかも、そのことから因果的に帰結するあらゆる仕方で彼らの信念が変わったとすれば、どちらの医師もその時点で意図している事を行うのを差し控えるだろう。両者を区別するためには、問題となっている死に対して（因果的に先行する事ではなく）因果的に後続する事だけが変化するだろうと規定しておくことが必要だった。その仮定は妥当でない、と私は思う。

事例Cにおける行為が死ぬにまかせることあるいは死を防ぐのを差し控えることの一例に該当するために必要なのは、医師が引き起こしたのではない因果的過程が既に進行しており、その過程と医師がそれを防ぐのを差し控えることが重なれば、患者の死を引き起こすために十分であるということ、及び医師がそれに気づいているということである。医師がそれに気づいていないとすれば、人工呼吸器のスイッチを切れば結果としてその患者が死ぬことになるという信念を、彼が抱くことはできないだろう。このように、患者Cに人工呼吸器を装着することを余儀なくさせた病気は、人工呼吸器のスイッチを切るという医師の行為に対して因果的に先行するが、その医師の行為とそこから因果的に生じてくる事は、その行為に対して因果的に先行する事から切り離して理解することはできない。その医師の行為が患者の死を引き起こすために十分であるということは、その患者の病状のみに基づいている。死ぬにまかせる事

例において因果的に先行する要因に関する信念を考慮に入れないとすれば、その医師の行為を現にあるところのものつまり死ぬにまかせることにしている事を考慮に入れないことになる。

それ故、患者は死なないだろうとその医師が考えていたとしても、彼は依然として同じように行為しただろうか、と問うテストは誤解を招く。というのは、死ぬにまかせることにとっては意味があるが殺すことにとっては意味がない因果的に先行する要因を、そのテストは容易に見落としてしまうからである。すなわち、当該の行為者の作為や不作為が、因果的に先行する要因のせいで、特定の状況で患者の死を引き起こすために十分なものとなるかどうかということを、そのテストは容易に見落としてしまうからである。そうだとすれば、我々が考察している事例のように、当該の行為者の作為や不作為が、因果的に先行する要因のせいで特定の状況で患者の死を引き起こすために十分なものとなる場合、当該の行為者の行為を現にあるところのもの、つまり、「人工呼吸器のスイッチを切る」事例よりむしろ死ぬにまかせる事例あるいは死を防ぐのを差し控える事例にしているその因果的に先行する要因を、我々は考慮に入れないわけにはいかない。従って、そのテストを3の意味では正しく理解することができない、と私は思う。そして、もちろん、そのテストを1や2のように解釈すれば、殺すことと死ぬにまかせることの間に区別はなくなる。

これが正しいとすれば、どちらの医師も彼らの患者の死を「条件付きで望んでいる」か、それとも、どちらの医師もそうでないかのいずれかである。どちらの医師も、患者を死なせずにすむとすれば、つまり何か別の方法で彼らの目的（不相応な資源を節約すること）を達成できるとすれば、患者の死を避けるだろう。だが、彼らが置かれている状況を考慮してみよう。つまり当該の行為者が自らの行為を理解するために、その行為に対して因果的に先行する信念と後続する信念との両方が重要だとしてみよう。その場合、ボイルが「意図する」という言葉に付与する

意味で、つまり、ひとは結局望んでいる事をするのを意図しているという意味で、医師が患者の死を意図していないとすれば、彼が患者の生命を維持するために必要な装置のスイッチを切ったり患者に致死薬を注射したりすることはできない。

　従って、患者Ｃと患者Ｄの２つの事例を区別しているのは、行為者の意図の違いではなく、むしろ、殺すことと死ぬにまかせることの区別である。殺すことの場合、当該の行為者は、死を生じさせるために十分な・因・果・的・に・後・続・す・る因果的過程を始動させる。死ぬにまかせることの場合、・因・果・的・に・先・行・す・る・要・因と・因・果・的・に・後・続・す・る・要・因が死を生じさせるために十分であるような状況で、当該の行為者は、死を防ぐのを差し控える。特定の状況で、因果的に先行する要因と後続する要因との両方に関わる信念によって行為者が動機付けられている限り、２人の医師がそれぞれ人を殺す行為と死ぬにまかせる行為に着手する際に、彼らの意図に違いはない、と私は考える。

5　死ぬにまかせること

1）序　論

　「直・接」殺すすべての事例は生命を意図的に終わらせる事例に該当するが、死ぬにまかせるす・べ・て・の事例がそれに該当するとは限らない、と「生命の神聖性」観を支持する人は一般に考えている。この信念は、条件付きSLPのなかに取り込まれており、死ぬにまかせる事例の一・部・は意図的であるという可能性の余地を残すものである。我々が議論してきた事例は、すべて、避けられる死を医師が意図的に引き起こした事例であったから、生命を意図的に終わらせる事例と意図せずにそうする事例との違いを、これまで明確にすることができなかったのかもしれない。言い換えれば、「生命の神聖性」原理を支持する（一部の）人によって、患者Ｃの事例も生命を意図的に終わらせる事例として記述されることになる

かもしれないのである。従って、この問題に対する首尾一貫した、原理に基づいたアプローチを見出すことができるのかどうかを理解するためには、意図的に死ぬにまかせる事例とされるものと意図せずにそうする事例とされるものとの区別を、さらに詳しく調べる必要があるだろう。

　通常、2つの主張がなされている。その主張とは、患者の病状の違い、または、患者の生命を維持するために用いられる手段の違いに基づいて、医師が意図的に死を引き起こす事例と、死が医師の行う事の予見された帰結に過ぎない他の事例とを、区別することができるだろうというものである。私は、この2つの主張について順に論じるつもりだ。

2）「病状」に基づく議論

　異なった病状を識別することによって、死ぬにまかせることのうち許容できる事例と許容できない事例の間に区別を設けることができる、と主張される場合がある。ジョゼフ・M・ボイルは明確にこの考え方を提唱しているが[101]、4章で見るように、この分野における他の多くの著述家は、死ぬにまかせることのうち許容できるものと許容できないものとを区別しようとする際に、暗黙のうちに患者の病状に依拠している。

　患者の病状に基づいて、生命を意図的に終わらせることと意図せずそうすることとの区別を維持できるのかどうかという問題を検討するに先立って、3章第3節4項で手短にふれた重要な論点に立ち帰る必要がある。その論点とは、行為の許容可能性とその正当化可能性の違い、及び「二重結果の原理」の意図の条件と比較考量条件の違いである。ひとたびこの区別を設ければ、医療において意図的に死ぬにまかせることと意図せずそうすることとの間の概念的、道徳的な違いと一般に考えられているものが、死ぬにまかせることのうち正当化されるものと正当化されないものとの区別に概ね相当する、ということが明らかになるだろうと私は思う。しかしながら、どのような場合に死ぬにまかせることが正当化されるのかという問題は、問題となっている死を我々が意図しているのか

どうかという問題とは、全く別である。

　説明しよう。「生命の神聖性」原理は、無辜の人の生命を奪うことや防ぎうる死を引き起こすこと自体を禁止しているわけではない。むしろ、その原理は、問題となっている死を、目的としてであれ手段としてであれ、行為者が意図的に引き起こすことを禁止しているのである。そして、PDEの第2条件と第3条件は、禁止された結果を行為者が意図していたと言えるのはどのような場合かを規定している。この条件は、行為者の行為の手段、目的、それ以上の帰結の区別を含む形式的な要件である。さらに、我々が考察している見解によれば、無辜の人の死を意図することは、その帰結のいかんにかかわらず常に絶対的に禁止されるので、PDEの第4条件の下で慎重に考量すべき善い結果も悪い結果も、意図の条件に基づいてある行為が絶対的に禁止されるかどうかを我々が決定する際には、いかなる役割も果たさない。意図の条件が満たされる場合に限って、比較考量条件がその役割を果たすだろう。この点について、SLPを支持するジャーメイン・グリセズは次のように述べている。すなわち、「はじめから殺人であると認められている行為の悪い結果をその結果から全く切り離して許容することの正当化可能性について議論しても意味がない」と[102]。

　次のような結論に行き着くことは、全く明らかであるように思われる。その結論とは、禁止された行為は、その帰結から完全に切り離してしまえば、「意のままに生じさせる［ことができる］心の中の行為」[103]とエリザベス・アンスコムが呼ぶものに相当する、というものである。その場合に、この心の中の行為はその帰結から完全に独立しており、しかも、その帰結に先立つ。ジョセフ・M・ボイルは、意図の要件について同様の解釈を施している。彼は次のように考えている。すなわち、行為は、

　　いかなる結果からも独立して、道徳的に評価できる。従って、我々はその要件を次のように理解して差し支えない。すなわち、当該の

行為者は、人間による企てつまりある選択をすることに関わる善い結果だけを意図しており、その企ては、引き起こされる善い結果と悪い結果から独立して、道徳的に評価することができる[104]。

私は後ほど「心の中の行為」としての意図という観念に立ち帰るつもりだが、目下の目的に関して、次のことは十分に明らかだと思う。それは、PDEの意図の条件と比較考量条件は全く別のものであり、SLPに関する絶対主義的な文脈において我々は１つの問題ではなく２つの問題に関わっている、ということである。その問題とは、(1)ある行為は、当該の行為者が意図していると言われる事の観点から、許容できるか、また、(2)当該の行為が、行為者が意図している事の故に禁止されない場合に、その行為は比較考量条件に照らして正当化できるか、というものである。

　従って、行為者が予見された悪い結果を意図していたと言えるのかどうかという問題に対して、比較考量基準によって答えることはできないということは、自明である。あるいは、その問題に対して、当該の行為者が意図に従って行為する際に、意図の条件から独立した、帰結主義的な理由もしくはその他の道徳上重要な理由に訴えて正当化される、と主張することによって答えることはできないということは、自明である。しかし、行為の許容可能性と正当化可能性、あるいは、PDEの意図の条件と比較考量条件は、絶対的な禁止を巡る議論のなかで混同されることが極めて多い。例えば、友人を救うために点火した手榴弾の上に身を投げ出す人の事例を、我々は思い起こしてもよいだろう。その事例について、当人が生き残ることが「人間業では考えられない」場合でさえ、我々は「彼が意図的に自殺したとか不正に自殺したとか言いたくない」だろう、とジェイムズ・ハニンク（James Hanink）は述べている[105]。だが、誰かが意図的に自殺しているのかどうかということと、彼が不正にも自殺しているのかどうかということとは、別の事柄かもしれない。この事例は生命を意図的に終わらせる事例に該当しないと判断する点で、ハニン

クは、その事例について伝統的な解釈を施すフィリップ・ディヴァインのような人に同意している[106]。だが、この見解に基づいて、この事例が意図的に人を殺す事例に該当しないとすれば、点火した手榴弾の上に他人の身を投げ出す人がその人をまさに意図して不正に殺しているとも伝統的に考えられているのはなぜだろうか。ここで機能しているように思われるのは、PDEの意図の要件ではなく、例えば、自発的な自己犠牲は道徳的に容認できるが他人をその意志に反して犠牲にすることは容認できないという趣旨の考えである。

　同様の傾向は、医療行為において意図的に死ぬにまかせていると言われる事と意図せずそうしていると言われる事との区別を擁護する際に明らかになる。ジョゼフ・M・ボイルの説明は、その好例である。私が提示しようと思う議論は主として彼に差し向けられているが、その含意はそれよりずっと広い。その議論は、患者の病状に基づいて、意図的に生命を終わらせることと意図せずそうすることを区別できる、と考えるすべての人に対して、差し向けることができる。

　死ぬにまかせる事例の一部は生命を意図的に終わらせる事例に該当し、その他の一部はそれに該当しない、という考え方を擁護する際に、ボイルは２つの事例を利用している。第一の事例は、有名なジョンズ・ホプキンス病院の事例であるが、ボイルによれば、その事例は意図的に死ぬにまかせる事例に該当するとされる。

> 事例E：この事例では、ある女性がアメリカ合衆国のボルチモアにあるジョンズ・ホプキンス病院でダウン症の乳児を出産した。その乳児には腸閉塞があり、通常行われるべき手術を行う必要があった。手術を行わない場合、その子供は食物や液体を経口的に摂取できず、経静脈的に栄養を与えなければ脱水と飢餓で死ぬだろう。この事例において、両親は手術に同意せず、その乳児を死ぬにまかせた。

この事例に関する議論のなかで、それは死ぬにまかせることのうち「多くの人の意見では正当化されない」事例に該当していた、とボイルは述べている[107]。しかし、この事例において、死ぬにまかせることは正当化されたかもしれないし、されなかったかもしれないが、生命を意図的に終わらせる事例にも該当していただろうか。ボイルによれば、その事例は生命を意図的に終わらせる事例に該当していたとされる。というのは、その両親が子供を育てることを望んでいなかったからからである、と彼は言う。言い換えれば、「その両親が進めた行為の計画は、その子供が死んでいるという事態を不可欠な構成要素として含んでいた」[108]。

ベビーEの死は生命を意図的に終わらせることを含んでいたと述べるとき、ボイルは、ジェイムズ・レイチェルズのような哲学者に同意している[109]。しかし、レイチェルズは、医師が死を防ぐのを差し控える場合にはいつでも意図的に死にまかせている、と述べようとしているのに対して、ボイルは、死を防ぐのを差し控えるすべての事例が生命を意図的に終わらせる事例に該当するとは限らないと論じている。ジョンズ・ホプキンス病院の事例を、生命を意図的に終わらせる事例に該当しない他の事例から区別しているのは、当該の患者の病状と必要な治療の本性であるとボイルは論じる。ここで私は、主として、生命を意図的に終わらせることと意図せずそうすることは、当該の患者の病状を考慮することによって区別できるという主張について議論するつもりである。治療や医療処置に関しては、3章第5節3項でさらに十分に議論する。

ダウン症の子供に言及して、ボイルは言う。

> その子供の腸の病状や治療の本性に関して、[当該の]決定を下す際に考慮される事のうち悪いものは何もなかったように思われる。それに対して、死ぬにまかせる多くの事例において、死ぬにまかせるという決定にとって重要なのは、その患者の病状や治療の本性なのである[110]。

そして、当該の患者の病状が治療を差し控えるという決定にとって重要であり、そして、その病状からすると、その患者の予見された死が意図されてはいない次のような事例を、ボイルは挙げている。

> 事例F：患者は、末期がんで死に瀕している。医師は、その患者の生命を維持することを差し控え、予見された帰結としてその患者は死ぬ。

この事例で治療を差し控える理由は、「その治療が相対的に無益であるからか、その治療が引き起こすかもしれない苦痛のせいか、あるいは、設備をより良く用いるためである」とボイルは述べている。そうした理由は、医師が患者の死を意図していることを必要としないとボイルは論じる。医師は、患者の死を予見しそれに同意しているが、「その死を引き起こそうと努力してはいない。彼の目的は、高価な治療を行ったり不足している設備を用いたりしてもその効果が十分でないと見込まれる場合に、その治療や設備を用いずにすますことである」[111]。

救命できるダウン症の子供を脱水と飢餓で死ぬにまかせることと、末期状態で苦しんでいると考えられるがん患者を延命しないこととの間には、直観的な道徳上の区別があるということに、大多数の人はおそらく同意するだろう。だが、道徳的な応答がこのように異なることの核心は、意図と予見の区別にはない。むしろ、その核心は、当該の行為者が死を防ぐのを差し控えなかった場合に達成できたはずの相応な善や、生の質の考慮、そしておそらく正義の観念のような、道徳的に意味のあるその他の要因にあるように思われるだろう。

しかし、事例Eの行為者は患者の死を意図しており、事例Fの行為者はそれを意図していなかったということを、SLPを擁護する人が示すことを可能にすると思われる形式的な条件は、利害の均衡や他の道徳上意味のある要因を考察しても得られない。

事例Fにおいて行為者が患者を死ぬにまかせる意図が「より有効に利用できるはずの相対的に無益な治療を差し控える」ことにあったと我々が認めるとすれば、もちろん、事例Eの行為者は、同様の動機に基づいていたと主張するかもしれない。事例Eの行為者は、当人がその子供の死を望んでいたというのは端的に誤りであると言うかもしれない。むしろ、事例F[*3]の行為者と同様に、この場合にも治療は「相対的に無益で」あり、「より有効に利用できるかもしれない」、と事例Eの行為者は思ったのである。もちろん、ジョゼフ・ボイルのように意図と予見の区別を擁護する人は、ここで反論を提起したいと思うかもしれない。すなわち、ダウン症の子供に対する治療は、「相対的に無益で」はなかっただろう、と彼らは言いたいと思うかもしれない。そのダウン症の子どもに治療をすれば、ほぼ正常な寿命が期待できただろうが、そのがん患者はいずれにせよ間もなく死ぬと見込まれていた、と彼らは言うかもしれない。従って、それらの事例には実質的な違いがある、と彼らは主張できるだろう。

だが、生命の長さがそれ自体、意図を決定する際に意味のある要因にならないということは、全く明らかである。2、3時間以内に絞首刑を執行される予定の確信犯を苦痛に満ちていると考えられる死から解放したいという理由で、私が当人の心臓に熟慮のうえでナイフを突き刺すとすれば、私はその生命を意図的に終わらせたことになる。私が意図した通りに振る舞うのを差し控えたとしても、その確信犯はいずれにせよ間もなく死んだだろうということは重要ではない。死ぬにまかせることについても、事情は同じである。その確信犯が一時的だが重篤な喘息発作を起こしており、人工呼吸器の助けを借りて呼吸を維持しなければ致命的だとしよう。その場合、私は、人工呼吸器のスイッチを切ることによって、心臓を突き刺すのと全く同じくらい確実に、当人の生命を終わらせることができるだろう。その場合にも、私は、その確信犯の生命を意図的に終わらせたことになるだろう。医療においても、事情は同じである。すなわち、患者がいずれにせよ間もなく死ぬだろうと思われるという事

実は、その死を防ぐのを差し控える医師が生命を意図的に終わらせたのかどうかという問題とは、全く関係がない。

　だが、おそらく我々は、当該の患者の病状をもっと詳細に検討する必要がある。事例Eで治療をしなかったのは、患者の病状のためでも必要な治療の本性のためでもなく、その乳児がダウン症に罹患していたからであるとボイルは述べている。「仮にその赤ん坊がダウン症に罹患していないとすれば」、両親は「ためらうことなく」手術に同意しただろうと彼は言う[112]。なるほど、そうかもしれない。だが、そうだとしても、このことが事例Eと事例Fを区別するためにどのように役立つのかは明らかでない。当該の患者ががんに罹患していなかったとすれば、事例Fの医師は延命するための治療をしただろう、と考えることも理にかなっている。1週間以内に死ぬと見込まれるがん患者が、肺炎に罹患するとしよう。思うに、この事例は、患者の生命を維持するために抗生物質を注射することが相対的に無益なので、例えばその注射を打たないことなどによって、医師が死を防ぐのを差し控えることを許容できるだろう、とボイルが言いたいと思う事例に該当するだろう。

　もちろん、（他の条件が同じで）当該の患者ががんに罹患していなかったとすれば、医師はためらうことなく抗生物質を投与しただろうし、その患者の死を防ぐのを差し控えなかっただろう。しかし、患者Fはがんに罹患しており、その根本的な条件は治療をしても変わらないと考えて、医師は患者の死を防ぐのを差し控えたのである。抗生物質を投与すればその患者を延命できただろうが、そのような治療をしても、事例Eにおける手術とまさに同じように、単にある種の生命を延長するに過ぎなかっただろう。すなわち、ある種の生命とは、一方の事例では末期がんとそれに伴うすべてのことを担う生命であり、もう一方の事例ではダウン症児の生命である。だが、たとえそうだとしても、ボイルは、患者の病状や必要な治療の本性に基づいて、事例Eと事例Fを区別したり、生命を意図的に終わらせることと意図せずそうすることを区別したりする

ことはできない。
　事例Fより事例Eにおいて、死は当該の行為者の計画にとっていっそう不可欠な要素だったろうか。私はそうは思わない。どちらの事例においても、当該の行為者は、患者の死を望んでいなかった、その死は彼らが目指していたことではなかった、と主張できるだろう。彼らが望んでいたのは、患者の根本的な病状を治せないと考えられる治療を避けることだけだった。そのがん患者が奇跡的に治癒し、その子供のダウン症が治癒したとすれば、どちらの行為者も延命するための治療をすることをおそらく差し控えなかっただろう。しかし、どちらの患者も、そもそも治療しないという決定を促した根本的な状態から回復しなかったために、死ぬにまかせられたのである。さらに、死ぬにまかせるという決定は、どちらの事例においても自発的に熟慮のうえで下されたのであり、死が避けられないかあるいは死ぬ可能性が高いと見込まれており、しかも、どちらの行為者も患者が死ぬことを望んでいなかった（あるいは望んでいた）のであるから、その２つの事例を、意図と予見の区別という観点から区別することはできない。当該の行為者の動機に違いがあったかもしれない。その両親はダウン症の子供を育てることを望んでおらず、それ故、人によっては利己的と見なすと思われる動機に基づいて行為したと述べるとき、おそらくボイルは正しい。一方、がん患者を死ぬにまかせる場合に、医師は共感によって動機付けられていたように思われる。しかしながら、異なった種類の動機の区別は（行為者の行為の本性に関する問いにとって重要であるというよりも、むしろ、行為者の道徳的な善さや悪さに関する問いにとっては重要だが）、それ自体、生命を意図的に終わらせることと意図せずそうすることとを区別するためには重要でない。私が誰かに致死薬を注射する場合、私は愛からそうするのかもしれないし憎悪からそうするのかもしれない。つまり、「ある人を恐ろしい苦痛から解放するために」私はそうするのかもしれないし、「許し難い嫌な奴に金輪際会わずにすむように」そうするのかもしれない。死

ぬにまかせることについても、事情は同じである。私が考えているように、どちらか一方の事例において私が生命を意図的に終わらせたとSLPを擁護する人が言いたいとしても、善い動機と悪い動機の違いは、それ自体、意図について判断を下すために重要ではない。

　このことが示しているのは、病状の違いや、死を防ぐのを差し控える際の行為者の動機付けの違いに基づいて、生命を意図的に終わらせる事例と意図せずそうする事例を区別することはできないだろうということである。これが意味しているのは、ボイルや、意図にとって重要なのは患者の病状であると考える人が、選択すべき整合的な立場は２つしかないということである。すなわち、

　　——それらの事例において死を防ぐのを差し控えることは、生命を意図的に終わらせる事例に該当する場合がある、ということを否定するか、

　または、

　　——死を防ぐのを差し控えることは、常に、生命を意図的に終わらせる事例に該当する、ということを受け入れるかである。

　条件付きSLPを支持する人は、どちらの立場も取らない。彼らは、死ぬにまかせる事例の（すべてではなく）一部が生命を意図的に終わらせる事例に該当するという見解を擁護しようとする。そのような区別を設ける方法について満足のいく基準をボイルは与えていないが、伝統的には、通常の治療手段と通常でない治療手段の区別という観点から、解決が試みられてきた。

3）通常の手段と通常でない手段

　「通常の」治療手段と「通常でない」治療手段との区別には、とりわけローマ・カトリック教会において長い歴史がある。ローマ・カトリック

教会において、その区別は、消毒と麻酔が発達する以前に外科手術の問題を扱うために考え出された。患者が通常の手段——例えば、食事——を拒否する場合、そのような拒否は自殺か生命を終わらせることに該当すると見なされた。通常でない手段を用いること——例えば、苦痛を伴う外科手術——を患者やその家族が拒否しても、それは生命を意図的に終わらせることとは見なされなかった[113]。

「生命の神聖性」教説に即して通常の手段と通常でない手段の区別を適用することに関しては、4章でさらに詳細に議論するつもりである。そこで、私は、いわゆる治療「手段」の区別は、生の質についての考慮を典型的なかたちで隠蔽するので、SLPに関わる意志決定の原理としては許容できないと主張するだろう。ここでは、通常の手段と通常でない手段の区別は、行為者が生命を意図的に終わらせたと言えるのはどのような場合かという問いには無関係であり、その問いから独立しているということを、私は手短に示したい。

通常でない生命維持手段を用いることを差し控える行為者は、生命を意図的に終わらせているわけではない、という見解が流布している。その見解は、道徳神学者[114]や一部の哲学者[115]だけが抱いているものではなく、頻繁に議論される米国医師会による1973年の方針声明のなかにも、暗に含まれている。その全文を引用する。すなわち、

> 人の生命を他人が意図的に終わらせること — 慈悲殺 — は、医療の専門家が標榜することに反しており、米国医師会の方針にも反する。
> 　生物学的な死が切迫しているという反論し難い証拠がある場合に、その身体の生を長らえさせるための通常でない手段を用いるのを中止することは、患者及び／あるいはその直近の家族が決定すべき事柄である。医師の忠告と判断は、患者及び／あるいはその直近の家族に自由に利用されるべきである[116]。

この声明は、アメリカの専門職団体が出したものだが、アメリカの状況のみに当てはまるものではない。それどころか、その声明のなかで表明された態度は、世界中の多くの地域で医師たちに受け入れられている[117]。

それでは、通常でない治療手段とは何だろうか。標準的な定義によれば、

> 生命を維持するための通常でない手段とは、……過度の費用、苦痛、あるいは、その他の不便を伴わずには達成できないか、それを用いても利益をもたらすという納得のいく希望を与えないと考えられるすべての薬剤、治療、手術［である］。

一方、通常の治療は、以下のものを含む。

> 患者に利益をもたらすという納得のいく希望を与え、過度の費用、苦痛、あるいは、その他の不便を伴わずに達成でき用いることができるすべての薬剤、治療、手術を含む[118]。

しかし、長い歴史があるからといって、明晰であるとは限らない。そして、通常でない手段という規準は「原理としては依然有効である」としても「術語として不正確であり、また、病気の治療が急速に進歩したために」修正が必要である、とカトリック教会は指摘してきた。この観点から、バチカンの『安楽死に関する宣言』は以下のように続く。

>「相応な」手段あるいは「不相応な」手段について語ることを好む人がいる。いずれにしても、用いられる治療のタイプ、その複雑さや危険の程度、その治療にかかる費用やそれを用いる可能性を研究し、これらの要素を期待できる結果と比較し、当該の病人の状態と身体的・精神的な能力を考慮することによって、手段について正しい判断を下

すことができるだろう[119]。

　それ故、通常の治療手段と通常でない治療手段の区別、あるいは、相応な治療手段と不相応な治療手段の区別が、PDE の第４条件つまり比較考量規準の敷衍であることは全く明らかである。その規準によれば、ある行為者が当人や他人を延命する必要があるかどうかは、その治療がもたらすと考えられる良い結果と悪い結果の釣り合いによって決まるとされる。

　バチカンの『安楽死に関する宣言』のなかで展開されている規準、つまり、蓋然性、予見可能性、危険性、費用などは、道徳上極めて重要である、ということを我々は指摘すべきである。しかし、それらの規準は、通常の手段と通常でない手段の区別にも、生命を意図的に終わらせることと意図せずそうすることの区別にも、体系的に結び付いていないということも、我々は指摘しなければならない。

　これは、次のような理由による。すなわち、ある手段が各人の選択に委ねられている（つまり、通常でないあるいは不相応である）かどうかを決定する際の主要な要因は、「病人の状態」と「期待できる結果」である。それ故、所与の手段は、患者の状態に応じて通常にもなりうるし、通常でなくもなりうる。「各人の選択に委ねられている（optional）」（「通常でない」あるいは「不相応な」）という形容詞は、単にそれ自体として考察された治療に関わるのではなく、患者との関係における治療に関わる。末期がんに罹患した患者の事例（事例Ｆ）において、例えば抗生物質による治療はおそらく「通常ではない」と見なされ、従って、各人の選択に委ねられていると見なされただろう。その同じ抗生物質による治療は、健康な人が肺炎に罹患する場合には、各人の選択に委ねられているとは、おそらく見なされないだろう。この論点は、当該分野の著述家であるボニー・スタインボック（Bonnie Steinbock）によって明確に述べられている。何が「通常でない」かは状況しだいだ、と彼女は言う。「その概念は

柔軟であり、ある状況で「通常でない」と考えられるかもしれないことが、別の状況では通常であると考えられるかもしれない」。重篤だが一時的な病気に罹患している患者の生命を維持するために人工呼吸器を用いることは、通常であると見なされるだろうが、一方、「重篤な脳損傷を被って不可逆的な昏睡に陥っている患者の生命を維持するために」人工呼吸器を「用いることは、通常でないと考えられるだろう」[120]。

　全くその通りである。だが、ここで用いられている規準に、(手段あるいは特殊なタイプの治療として考えられた)通常の手段と通常でない手段の区別や、意図的に死ぬにまかせることと意図せずそうすることの区別から独立した、正当化の実質的な規準である。行為者が、救命できる患者に人工呼吸器を用いることを差し控えたのは正当でなかったかもしれない。また、当該の行為者が、患者Fに1クールの抗生物質を投与することを差し控えたのは正当だったかもしれない。だが、患者の病状から独立に考えて、最も納得のいく解釈に従えば、人工呼吸器は、単なる抗生物質の注射に比べて「通常でない」[121]。明らかなのは、この正当化が治療手段にはほとんど関係がなく、治療によってあるいは治療後に特定の患者に開かれる生の質と種類に関係が深いということである。

　米国医師会の声明が暗に含んでいることに反して、通常でない手段を用いるのを中止することは、患者の病状に基づいて生命を意図的に終わらせることに該当する。通常の手段と通常でない手段の区別は、既に到達した結論に何も付け加えることができない、と私は結論する。すなわち、死ぬにまかせることは、あらゆる場合に生命を意図的に終わらせる事例に該当するか、それとも、いかなる場合にもそれに該当しないかのいずれかである。

6　二重結果の原理、絶対主義及び責任

1）序論：絶対主義者のジレンマ

　これまで、条件付き SLP を支持する人が生命を意図的に終わらせることと意図せずそうすることを区別しようとするその仕方を、我々は論じてきた。私の議論が正しかったとすれば、PDE あるいは意図と予見の区別に基づくとされる実際の裁定から、意図に関する納得のいく説明を集めてくることはできない。つまり、死に行き着くと予見される因果的過程を行為者が熟慮のうえで自発的に始動させたりその過程に介入するのを差し控えたりする、私が議論したすべての事例が生命を意図的に終わらせる事例に該当するか、それとも、そのうちのいかなる事例もそれに該当しないかのいずれかである。

　「生命の神聖性」原理を支持する人にとって、問題は、その原理がPDE と結び付くことから生じてくる。この結び付きは単に便宜上のものではなく、必然的なものであると考えられることが多い。例えば、絶対主義者[122]のエリザベス・アンスコムは、以下のように述べている。

> 行為や拒否に伴うと予見された帰結に対して、行為それ自体に対してと同様に、私が説明の責めを負うべきである（answerable）とすれば、これらの［絶対的な］禁止は成り立たなくなる。この考え方によれば、私が悪い事をしなければ誰か無辜の人が死ぬ場合に、悪い事をするのを拒否すれば、私はその人を殺すことになる。だから、私に残されているのは、様々な悪を比較することだけである。ここで、神学者が二重結果の原理を携えて干渉してくる。「そうではない。その人の死があなたの目的でもあなたが選択した手段でもないとすれば、また、その死に行き着く仕方で行為せざるをえず、さもなければ絶対に禁止されている事をせざるをえないとすれば、あなたは決して殺人者ではな

い」[123]。

　だが、PDE が絶対主義者の役に立つことができる、というのは疑わしい。３章第３節で見たように、「手段として意図されている」という観念は、行為者が媒介的な目的あるいは究極の目的として意図している事に基づいてその道徳的本性が確定する単一の行為に関して適用される場合には、整合的でない。しかし、そうだとすれば、SLP を支持する人にとって、問題はまさにこの点に生じる。PDE によれば、行為者が禁止されている結果を意図的に（つまり、知っていて熟慮のうえで）もたらすことは許容されるが、問題となっている死を（「欲し」「望み」、あるいは「目指す」という意味で）直接意図することは許容されない。だが、SLP が、PDE に内在する、意図的なものについてのこの狭い考え方に基づいているとすれば、それは、行為者が死をそれ自体のために欲している場合に限って、生命を意図的に終わらせることを許容しないことになるので、際限なく多くの事例を許容することになるだろう。

　というのは、既に見たように、（PDE によれば）、行為者が行為の目的として意図している事に基づいて、その行為者が「行う」事が確定するからである。従って、行為者が問題となっている死を意図していない（熟慮のうえで知っていてその死をもたらしているに過ぎない）場合、その行為者は生命を意図的に終わらせてはいない。それどころか、この見解によれば、死は常に、当該の行為者が「行う」事の副次的結果になるだろう。

　前節までの私の議論が正しかったとすれば、条件付き SLP の支持者には２つの選択しか残されていない。すなわち、

　　　── PDE を放棄して、意図的なものについての広い考え方を受け入れる。その考え方によれば、行為者は、予見された死を、作為や不作為によって防ぐことができると考えられ、かつ、そうする

ことを差し控える・す・べ・て・の・場・合・に、生命を意図的に終わらせているとされる。あるいは、

——　PDE を保持しながら、意図的なものについての狭い考え方を受け入れる。その考え方によれば、行為者は、問題となっている死をその目的として意図しているかあるいはそれ自体のために意図している場合に限って、生命を意図的に終わらせているとされる。

　この 2 つの選択肢が与えられているとすれば、条件付き SLP を擁護する人はジレンマに直面する。彼らが意図的なものについての広い考え方を受け入れれば、彼らの原理は整合的でなくなるだろう。というのは、その原理は、生命を意図的に終わらせることを禁止すると同時にそれを許容すると考えられるからである。一方、彼らが意図的なものについての狭い考え方を受け入れれば、彼らの原理は空虚なものになるだろう。そして、「生命の神聖性」観を支持する人が、意図的に生命を終わらせる事例のうち許容できないと伝統的に考えてきたものを、その原理はもはや禁止しなくなるだろう。

　ひとたび展開されれば、生命を意図的に終わらせることと意図せずそうすることを条件付き SLP を支持する人が恣意的でない仕方で区別できるようにすると考えられる、意図的なものについての「中間的な」理論がありえないということを、私が示してこなかったのは確かである。私は、そのような理論が・存・在・す・る・か・も・し・れ・な・いということを否定しないが、これまでにそのような理論が提示されたことはなかった。そして、そのような理論が展開されるまでは、そして、これまで展開されたことがなかったとすれば、条件付き SLP を支持する人は、意図的なものについての広い考え方と狭い考え方のどちらかを選択しなければならないと思われるだろう。さらに、本節の終わりのほうで論じるように、仮にそのような理論が現れるとしても、その理論は、行・為・の・本・性・を行為者の

道徳的傾向性と混同しているという批判に応えなければならないだろう。

　しかしながら、もう1つ別の選択肢があると思われるかもしれない。すなわち、SLP と PDE を両方とも保持して、それらを、行為者がその行為の目的として意図していたと考えられる事のいかんにかかわらず常に悪い行為、例えば、無辜の人を「直接」殺すような行為が存在するという趣旨のテーゼと結合することである。この見解は、殺人あるいは無辜の人を熟慮のうえで殺すことのように、「当人の行う事が殺人に該当するために、当人がそれを殺人に該当すると考える必要がない」ある種の行為が存在する、とエリザベス・アンスコムが述べる際に、明らかに彼女が採用しているものである。「当人の行為が殺人に該当するために必要なのは、当人がしかじかのことを熟慮のうえで行うことだけである」[124]。

　だが、このように、殺人とは、当人が考えたり意図したりする事のいかんにかかわらず当人が「行う」事だとすれば、致死量のモルヒネと見なすものを苦しんでいる患者に熟慮のうえで投与する医師が、まさに殺人を犯していないというのはどうしたわけか[125]。あるいは、(例えば、医師が人工呼吸器のスイッチを切る場合、抗生物質を投与しない場合、手術をしない場合などに) 医師が死を防ぐのを差し控えることが、まさに、無辜の人の生命を熟慮のうえで終わらせることあるいは殺人に該当しないのはどうしてか。反対に (アンスコムが別の箇所で述べているように)、「その死は意図したものではなく、攻撃を回避するためにとった手段の副次的結果であった」と当該の行為者が良心にかけて言えることが、正当防衛で人を殺すことの許容可能性にとって重要なのはどうしてか[126]。

　哲学者も他の人と同じように、ケーキをとっておくと同時にそれを食べることはできない。つまり、当人が目的として意図している事は、当人が「行う」事についての記述にとって意味があるかないかのいずれかである。道徳上非常に重要であるために、それ以上の帰結を示す言葉や、

その行為が手段となった目的に、その記述を解消できない行為が存在する、ということをエリック・ダーシー（Eric D'Arcy）とともに受け入れるとしても[127]、このことは、死を引き起こしたり死を生じるにまかせたりする事例のうち、SLPを擁護する人が許容できると考えたいものとそうでないものとを区別するために役立たないだろう。例えば、回避できる死は常に道徳上極めて重要な出来事であるということに、我々は同意するかもしれない。しかし、たとえそうだとしても、この死が当該の行為者の「行った」事の手段として引き起こされたのか、それともその副次的結果として引き起こされたのかは、重要でないように思われる。重要なのは、当該の行為者が防ぎえた死、いずれの場合にも当該の行為者の作為や不作為の因果的に後続する帰結である死を、熟慮のうえで自発的に生じるにまかせたということである。このことが正しいとすれば、絶対主義者のジレンマは依然として未解決のままである。つまり、許容できる死と許容できない死との区別をどうやって、またどのような根拠に基づいて設けるべきなのかということは、依然として明らかでないのである。

２）意図的に行動することと責任

　どのようにして、このジレンマを解決すればよいのだろうか。また、どのような場合に、行為者が死を意図的に引き起こしたと我々は言うべきだろうか。次のような立場を採用すべきだと私には思われる。すなわち、死が、行為者が熟慮のうえで自発的に下した決定の帰結である限り、たとえその死を目的としてあるいはそれ自体のために意図していなかったとしても、当人はその死を意図的に引き起こしたと我々は言うべきなのである。

　そのことは、意図性という用語から示唆される。というのは、我々が意図的に行う事と、自発的に熟慮のうえで引き起こす事に対する責任との間には、密接な関係があるからである。我々が目的として意図してい

る帰結を、意図した行為の副次的結果として引き起こす帰結から区別するために、我々は（ベンサムとともに）「直接意図された」帰結と「間接的に意図された」帰結を区別するかもしれない。ベンサムは、この区別を以下のように設けている。すなわち、

> ある帰結を生じさせるという見通しが、当人が行為する決意を促した原因の連鎖の一部である場合、その帰結は直接的に意図されているあるいは直系のものとして意図されていると言われるかもしれない。帰結が予想されており、当該の行為が遂行されればその帰結が生じる可能性が高いと思われてはいたが、そのような帰結を生じさせるという見通しが既に述べた連鎖の一部ではなかった場合、その帰結は間接的に意図されていると言われるかもしれない[128]。

用語法は概ね異なってはいるものの、この区別を設ける点で、ベンサムは、SLPを支持する人を含む当該分野の他の著述家と同じ考え方をしている[129]。SLPを支持する人は、通常、「意図する」とか「意図的な」という言葉を、行為者が媒介的な目的あるいは究極の目的として引き起こしたいと欲したり望んだりしている帰結に限定して用いる。そして、彼らは、この帰結を、行為者が望んでおらず単に生じるのを「許容したり」生じるに「まかせたり」しているに過ぎない「意図されていない」帰結あるいは「意図的でない」帰結と対比させる。だが、そのような用語は誤解を招くかもしれない。というのは、（スチュアート・ハンプシャー（Stuart Hampshire）とH・L・A・ハートが指摘しているように）、誰かを銃で撃つ人は「知っている」という言葉の全く通常の意味で、彼の行為が大きな音をたてることを含むだろうということを知っており、従って、彼がその音を「意図せずに」たてたと言うのは適切でないと思われるからだけでなく[130]、「意図されていない」とか「意図的でない」というような用語が曖昧だからでもある。ある行為者がXを意図していなかったと

いうことは、当人がXを予見していなかったということを含む意味でそれを意図せず引き起こしたということか、あるいは、当人が手段や目的としてXを欲していなかったということかのいずれかを意味しうる。ある結果を意図することとそれを意図的に引き起こすことの間に、術語上の区別を設けることができるだろう、とR・A・ダフは述べている。「期待されたり望まれたりしている結果が生じることが、行為者がその行為を遂行する理由の少なくとも一部である場合に限って、行為者はその結果を意図している。だが、行為者は、当該の行為に賛成する理由としてであれそれに反対する理由としてであれ、当人の行為を特徴付けるあらゆる結果を意図的に引き起こしている」[131]。

　我々がそれらの用語を整合的に用いる限り、どちらの用語を用いるかは重要ではない。曖昧さを避けるために、（また、我々が熟慮のうえで引き起こす事に対する責任と、我々が自発的に引き起こす事あるいは意図的に引き起こす事に対する責任との結び付きを示すために）、私は、「間接的な」意図と「直接的な」意図というベンサムの用語を用いよう。さらに、最近の幾つかの見解に反して、予見された帰結を欲していないということは、それ自体、当人が自発的に熟慮のうえで遂行した行為の帰結に対する道徳的責任を免除する要因ではない、と私は論じたい[131a]。実際、これは、PDE の根底にある見解である。PDE の目的は、時としてそう考えられるように、行為者による行為の欲されていない帰結に対する道徳的責任を免除することではなく、行為者が直接意図している事に関わる行為の許容可能性と、直接意図された帰結と間接的に意図された帰結の両方に関わる行為の正当化可能性とについて、判定を下すことである。

　しかし、PDE は、行為者の意図的な行動の帰結に対する当人の責任について判定を下すべきものだ、と考えられることが多い。すなわち、我々の行為の、間接的に意図された悪い帰結に対して、我々には責任がないか、あるいはいずれにせよ幾分責任が軽い、と考えられることが多

い。例えば、エリザベス・アンスコムは、「目的としてであれ手段としてであれ、当人が予見した事を欲していなかったということは、その事に対する当人の責任にいかなる違いも生じさせない」という見解には異論の余地がある、と考えている[132]。だが、いったいどうして、特定の帰結を欲していないという事実が、我々が意図的に引き起こす事に対する責任を軽減したり免除したりするだろうか、と問われるかもしれない。この問いは、アンスコムの批判の的となったヘンリー・シジウィック (Henry Sidgwick) によって提起されている。シジウィックは、以下のような見解を提唱している。すなわち、正確な道徳的議論をするために最も良いのは、

> 「意図 (intention)」という言葉の下に、ある行為に伴って確実に生じるかもしくは生じる可能性が高いと予見されるすべての帰結を包摂することである。というのは、我々がそれ自体のためにもあるいは究極の目的のための手段として、我々の行為に伴うと予見されたいかなる悪い結果も欲していなかったと弁解しても、その結果に対する責任を免れることはできない、ということが是認されるだろうからである。つまり、我々の意志の作用によりもたらされた欲していた結果に伴うそのような欲していなかった事が、明らかに我々によって選択されたり引き起こされたりしているのである[133]。

このように、シジウィックの見解によれば、我々の行為の間接的に意図された帰結が確実に生じるかもしくは生じる可能性が極めて高い場合、意図と、従ってまた責任とは、我々の行為の直接的間接的に意図された帰結に及ぶとされる。この立場は、ロデリック・チザム (Roderick Chisolm) によって次のように定式化されている。すなわち、

> 理性を備えた人がある事態Pを引き起こす意図をもって行為し、かつ、

Pを引き起こすことによってPとQという連言的な事態も引き起こすだろうと考えている場合、彼は、PとQという連言的な事態を引き起こす意図をもって行為している[134]。

　意図と責任についてのこの説明は、「生命の神聖性」の伝統に固有な説明に、どれほど似ているだろうか。既にみたように、意図についてのいかなる納得のいく説明も、PDEに基づいて下されたと称される現実の裁定から抽出することができない。一般に、（PDEに関して用いられるような）意図は、「欲望」や「欲求」を含意しているように思われるだろうが、ある帰結を望んだり欲したりせずに予見し引き起こすことは可能である。ある行為者が意図的に行う事が、当人が望んでいることを含むという意味で、当人が直接意図している事に等しいとすれば、次のような結論になるだろう。すなわち、責任が発生するためには意図が必要であると考えるならば、行為者は、当人が直接意図している事に伴うと予見しているが欲してはいない帰結に対して責任がない、という結論になるだろう。だが、直接意図している以上の事に対して我々には責任があるということは、全く明らかである。

　行為者の意図的な行為と当人の責任との間には、次のような関係が成り立つように思われる。ある行為者が意図的に行為する場合に当人が意図しているのは、ある帰結を引き起こすことである。当該の行為者は、それ自体のためにその帰結を欲しているか、あるいは、それ以上の目的のための手段としてその帰結を欲している。だから、行為者が意図した行動の帰結が生じる場合、当人はそれを意図的に引き起こしたのである。従って、「意図的」という言葉は、行う意図をもって行われた事を指示する。だが、行為者がある帰結を欲したり望んだりしているということは、その帰結を意図的に引き起こしたというために必要ではない。むしろ、意図的な行為にとって必要と思われるのは、熟慮のうえで自発的に下した選択という概念である。つまり、行為者Aが意図している事を行

う際にPだけでなくQも引き起こすだろうと考えており、しかも、意図している行動を差し控えることが可能であった場合、Aは、PとQを意図的に引き起こしたのである。というのは、Aは、差し控えられたはずの事を行うことを、熟慮のうえで自発的に選択したからである。何よりもまず、我々には、意図的な行動に対して責任があるので、Aは、PだけでなくQに対しても責任がある[135]。

　このことは、以下のことを前提している。すなわち、当該の行為者が意図している行動を差し控える能力と機会を備えており、しかも、当人がこのことと、意図している事を行わなければQという帰結は生じないだろうという事実とに気づいていることを前提している。この条件が満たされる場合、AはQを望んだり欲したりしていないかもしれないが、当人が意図するように振る舞うことを自発的に熟慮のうえで選択するに際に、PだけでなくQもまた意図的に引き起こしている。そして、このように意図的に行為する際に、Aは、PとQの両方に対して責任がある。

　もちろん、このように言っても、外的強制に妨げられて、あるいは当人の判断が一時的もしくは永続的に損なわれているために、当人が一連の行為を自発的に熟慮のうえで選択できないかもしれない状況があるように思われる、ということを否定することにはならない。このような状況では、行為者はその行為の帰結に対する責任を免除されるかもしれない[136]。しかし、行為者は当人が行う事の帰結に対して責任があるかという問題を、行為者が善い行為の悪い帰結を欲したり望んだりしていなかったが故に、その悪い帰結に対して当人に責任がないのかという問題から切り離しておかなければならない、ということは明らかである。例えば、ある人の判断が損なわれているために、当人による行為の帰結に対して責任がないということと、熟慮のうえで自発的に引き起こした帰結を当人が欲していなかったために当人に責任がないということは、全く別の事柄である。

　既に議論した患者Cの事例を取り上げよう。患者Cは、永続的昏睡状

態に陥っており、人工呼吸器と透析装置の助けを借りれば際限なく生かし続けることができるということが想起されるだろう。医師は、その状況を評価して、人工呼吸器のスイッチを切るという決定を下す。というのは、彼は「不相応な治療」と見なすものを行わずにすませたいと望んでいるからである。彼は、その患者の死を欲していない。彼が意図しているのは、無益な治療と見なすものを中止すること、あるいは、過小な利益をもたらすための過大な努力を中止することだけである。その医師は、意図するように振る舞う（人工呼吸器のスイッチを切る）のを差し控えることによって患者の死を防ぎうる、ということを知っている。だが、彼は、意図している事を行う。すなわち、彼は、人工呼吸器のスイッチを切る。それは意図的な行為である。というのは、それは意図されているからである。しかし、その医師は、意図するように振る舞うことを自発的に熟慮のうえで選択する際に、患者の死を意図的に引き起こしてもいる。というのは、その患者の死は、医師の行為に伴うと予見され、しかも回避できる結果だからである。その患者の死は、それを含まない別の事態に比べて、医師が選んで意図的に引き起こす事態の不可分な一部である。

　シジウィックが認めているように、行為者は、意図するように振る舞うことを選択する際に、その意図した結果を引き起こそうとしているだけでなく、当人の行為に伴って生じることが避けられないかあるいは生じる可能性が高いと当人が予見している事も、引き起こそうとしている。医師は、その患者の死を欲していない場合が多いだろうが、患者の死を防ぐのを差し控えるすべての状況において、患者の死を引き起こすことを選択している。ここで、選択という重要な概念は、身体による特定の運動を遂行することを選択するという概念ではない、ということを想起すべきである。というのは、身体によるいかなる運動も生じる必要がないからである。むしろ、その概念は、選択が実践的な熟慮の問題であるような概念である。そして、作為や不作為は、自発的に熟慮のうえで遂

行された場合に、選択されたのである。
　最後に、我々は１つの反論を指摘しておかなければならない。ある行為者が、必然的に生じる悪の間から選択しなければならない状況に、当人自身の過失によってではなく置かれている場合には、当人による行為の悪い帰結に対して責任がないと考えられることがある。このような状況は、既に述べた産科の事例に当てはまる。また、医師が、例えば、患者を延命して苦痛を長引かせることと、患者の死を引き起こし、そうすることによって苦痛を終わらせることとの間で、選択を下さなければならない多くの他の状況に当てはまる。産科の事例について、考えてみよう。この場合、医師は開頭術を行って誕生以前の子供を殺すか、それとも、母親を死ぬにまかせて死後の帝王切開によって子供を分娩させるか、そのいずれかを選択しなければならない。大多数の医師が、生命は維持しなければならず奪ってはならないと考えているとき、（その母親を死ぬにまかせるという決定を下す医師が、開頭術を行うことは常に誤っていると考えているからであれ、あるいは、当人の役割は例えばある自然的過程を促進することによって生命を維持することに限定されていると考えているからであれ）予見されてはいるが望まれてはいないその母親の死に対して医師には責任がない、と述べても説得力がない。そのように述べる理由が、医師がその母親の死を望んだり欲したりしていなかったからだとしても、あるいは、その母親の死は「避けられない」と医師自身の価値体系の観点から考えたからだとしても説得力がない[137]。役割についての認識が、それ自体、責任を免除しないということを理解するためには、ナチスの官僚を想起すれば十分である。彼らは、自分の役割に従って行為したり義務の命令に従ったりしたとき、彼らが予見していた帰結を欲していなかった──しかも、彼らの一部はその帰結を積極的に嫌悪していた──と主張した。彼らの行為の欲していない帰結に対する責任を免除することを我々が望んでいないとすれば、医師の責任も、我々は免除することができない。というのは、ある行為者が当人の行為に伴

うと予見した欲していない帰結に対して責任があるかないかという問題は、我々の道徳的判断に基づいていない——それは、当人がその帰結を熟慮のうえで自発的に引き起こしたということに基づいている——ということは明らかだと思われるからである[138]。

　既に挙げた待避線の事例（3章第2節2項）の運転手についても、事情は同じである。彼が現在の路線にとどまるという決定を下し、その結果として5人の人を殺すとしても、あるいは、1人の人がいる路線に進路を変更するという決定を下すとしても、意図的に行う事の帰結に対して彼には責任がある。ある行為者が、欲していない避けられない帰結のなかから選択しなければならない状況において、当人の選択に強制や制限の要素が内在しているからといって、その制限の範囲内で下した選択の帰結に対して当人に責任がないということにはならない。むしろ、このような状況で必要になると思われるのは、行為者の意図の観点からではなく（当人は1人の死も5人の死も望んでいない）、回避できたはずの帰結と実際に回避された帰結との比較考量の観点から見た、責任と非難相当性との区別である[138a]。1人の人がいる路線へ当該の行為者が進路を変更する場合、彼は、その人の死を引き起こしており、しかも、（当該の状況の制限の範囲内で）熟慮のうえで自発的にそうしている。通常、他人の死を熟慮のうえで引き起こすのは悪い事だが、他の条件が同じなら、5人の死を引き起こすほうがいっそう悪い事である。従って、その運転手は、5人の死よりむしろ1人の死を引き起こす場合、彼が行う事に対して責任はあるが、非難すべきではないだろう。このように、当該の状況に内在する制限は、行為者を免責しない。むしろ、その制限は、通常なら悪い行いである事、つまり、無辜の人の死を熟慮のうえで引き起こすことに対して、弁明したり正当化したりする理由を与える。

　ここでその概要を述べた見解は、シジウィックの見解に近い。その見解は、一方では、行為者の意図的な行為と、当人の行為に伴うと予見された悪い帰結に対するその責任との関係に関わり、他方では、その意図

的な行為と手段あるいは目的としてのその帰結に対する当人の欲求に関わる。その見解は、PDE や、「生命の神聖性」教説に関する伝統的な解釈と両立不可能ではない。その伝統に属する著作は、行為者の善い行為の悪い帰結に対して当人に責任がない、とは主張していない[138b]。むしろ、予見された悪い帰結が意図されたり欲されたりしていない場合でさえ、その帰結は、少なくとも「間接的に自発的で」あり、そのようなものとして「間接的に意図的で」ある、とそれらの著作は見なしている。このように、行為者には当人の意図的な行動に伴うと予見された悪い帰結に対して責任がある、と伝統的に考えられている。例えば、アラン・ドナガン（Alan Donagan）は、次のように述べている。

> ある計画に従って行為することを選択する際、そうすることによって、当人は、その行動の**すべて**の因果的な帰結を引き起こすことを、その帰結が当人の計画に含まれているかどうかにかかわらず選択している。彼は、自発的に行った事を欲したり意図したりしていなかったと弁解することによって、責任を免れることはできない。そして、これは、伝統的なユダヤ・キリスト教の立場である。従って、直接的に自発的であることと間接的に自発的であることとの間に、宗教改革以後ローマ・カトリックの一部の決疑論者が設けた区別は、自発的だが意図せず引き起こされた事に対立するものとしての意図された事に対応しているが、その区別を維持することはできない。その区別は、アクィナスが設けたものではない[139]。

エリザベス・アンスコムがユダヤ・キリスト教の伝統に則って書いていると主張する限り、行為者が熟慮のうえで自発的に遂行した行為の悪い帰結に対する当人の責任は、当人がその帰結を**欲していない**場合には軽減される、と彼女が考えるのは誤りである。この伝統において、ある帰結を欲していないということは、行為の帰結に対する行為者の責任に

ではなく、(PDE を支持する人にとって) 行為の許容可能性に関わる[139a]。

行為の道徳的な許容可能性と行為者が行う事の悪い帰結に対する当人の責任とのこの区別は、『道徳哲学入門』のなかでヘンリー・キーン (Henry Keane) によって極めて明確に設けられている。

> このタイプの行為（つまり、避けられない悪い帰結）に関して、二重の問いが生じる。すなわち、
> １．私の善い行為から結果として生じるはずであるとか、あるいは、生じる可能性が高いと私が予見する悪い帰結に対して、私には責任があるだろうか。
> ２．私は、そのような悪い結果を考慮に入れて、問題となっている行為を差し控えるべきだろうか。
> １に対する答えは、十分に明らかである。私には責任がある。私の行為とその帰結の間には因果関係がある。当該の行為に対して私に責任があるのと同様に、その行為から直接生じる事に対しても、私には責任がある[140]。

従って、ユーニアクが指摘しているように、PDE の目的と、当該の行為者が直接意図している事を明確にする意義は、２に対する答えを確定することにある。すなわち、２とは、私は、そのような悪い帰結を考慮に入れて問題となっている行為を差し控えるべきだろうか、という問いである[141]。私がその悪い帰結を意図したり欲したりしている場合には、問題となっている行為を差し控えるべきである。しかし、私が、その悪い結果を、善い行為の副次的帰結、間接的に意図された帰結として引き起こすことは許容される。そのよい例は、モルヒネの致死的な注射と見なしているものによって、末期患者の激しい苦痛を緩和することを直接意図している医師である。PDE のすべての条件が満たされる場合、ハニンクが指摘するように、その医師は、非難されることなく、二重の結果

をもたらす行為を遂行して差し支えない[142]。一方、その医師が同じ状況で致死量のモルヒネを投与する場合に、患者の死を直接意図しているとすれば、意図するのが許容できない事を欲し、目指し、あるいは望んだかどで非難されるべきだろう。

　この点について、我々は、PDEの比較考量条件に関わる行為の正当化可能性と意図の条件に関わる行為の許容可能性との間に既に設けた区別を想起すべきである。行為者が意図の条件に抵触する場合、当人がその意図した行為を遂行することは許容されない。だが、当該の行為者は、意図の条件に抵触しないとしても、比較考量条件に抵触するかもしれない。そして、その場合、当該の行為者が、欲したり意図したりしていない死を引き起こすことは、正当化されない。このように、この伝統において、非難は２つの理由に基づいて割り当てられる。すなわち、行為者が不相応な事態を意図的に引き起こす場合と、意図するのが許容されない事を意図している場合である。

　しかし、行為者が意図的に行う事のために非難されるべきでもあるかどうかにかかわらず、意図的な行為の帰結に対して彼らには常に責任がある。エリザベス・アンスコムが意図性と責任に関する既に述べたシジウィックの見解を、欲していた帰結と単に予見されたに過ぎない帰結との責任上の違いを説明していないという理由で退けるとき、彼女は、意図的な行為の帰結に対する行為者の責任を、意図するのが許容できないことを意図したかどで彼らが非難されるべきであるということと、同一視している。シジウィックが提案した説明よりも適当な説明は以下のものであると彼女が述べるときに、このことが明らかになる。すなわち、その説明とは、「悪い行為の悪い帰結に対して当人には責任があるが、その善い帰結に対して称賛を受ける資格がない。逆に、善い行為の悪い帰結に対して、当人に責任はない……」[143]。

　ここで、アンスコムは、行為の帰結に対して当人に責任があるということを、意図の条件に抵触したために非難されるべきだということと同

じ意味に理解しているように思われる。だが、行為者が熟慮のうえで自発的に遂行した行為の帰結に対する当人の責任は、意図の条件に関わる当人の行為の許容可能性や許容不可能性に基づいて決まるのではない。むしろ、その責任は、行為者が意図的につまり熟慮のうえで自発的にその帰結を引き起こしたかどうかに基づいて決まる。避けることができないか、生じる可能性が高いと私が予見する、私の行為のすべての帰結に対して、私には責任がある。というのは、私は、その帰結を引き起こすことを選択しているからである。私が自分で引き起こした事のために非難されるべきでもあるのかどうかは、比較考量規準に基づいて決まる。PDEやそれに関連する原理を支持する人にとって、意図するのが許容できない事、例えば無辜の人の死を私が意図している場合には、私は、直接意図している事に対して責任があると同時に、非難も割り当てられる。このことが意味しているのは、善い行為と悪い行為両方の直接的間接的に意図された帰結に対して私には責任があるが、非難は、二つの理由に基づいて割り当てられるように思われるということである。その理由とは、すなわち、

1．私は、相応な善を生じさせたとしても、無辜の人の死を直接意図していた。
2．私は、無辜の人の死を（意図せず）引き起こし、それに見合う善を生じさせなかった、というものである。

　従って、ユダヤ・キリスト教の伝統を、アンスコムが批判しようとしている学派から区別しているのは、後者にとっては予見が意図の証拠であり、それ故また責任の証拠であるということではなく、むしろ、ユダヤ・キリスト教の伝統に属する一派（PDEを用いる一派）にとっては、行為の帰結に対する行為者の責任に加えて、行為者が直接意図する事に対しても当人に責任があると見なされる、ということである。

3）行為と行為者

　次に検討する必要がある問題は、以下のものである。すなわち、行為者にはその行動の帰結に対してだけでなく、当人の意図に対してもまた責任があるという考えが、行為者の作為と不作為の許容可能性や許容不可能性についてなんらかの解明を与えるとすれば、その解明はどのようなものだろうか。繰り返し見てきたように、「生命の神聖性」観によれば、死を直接意図している行為者が死を引き起こすことは、仮にその行為者がそのような意図を抱いていないとすればその死を引き起こすことが許容されると考えられるとしても、許容できないとされる。この伝統に属していない多くの人にとって、ここで引かれた線は極めてか細いものである。例えば、グランヴィル・ウィリアムズは次のように言うとき、その区別を軽くみて退けている。すなわち、

> 患者の生を終わらせるという目的をその念頭において過剰量の麻薬を投与する医師には罪があるのに対して、苦痛を緩和するために同じ状況で同じ量の麻薬を投与する医師が、専門的な訓練のおかげで避けられないと分かる帰結つまり患者の死を忘れていれば罪がない、と言うのは全く不自然すぎる……**144**。

　私はウィリアムズの意見におおいに共感を覚えるが、「罪」という神学的な観念を彼が導入したことは、問題を曖昧にするだけである。とりわけ、その観念は、行為者の意図的な行為の帰結に対する当人の責任と、当人が意図したり欲したりしている事に対するその責任との区別を曖昧にする。どちらの医師にも、彼らの行為の帰結に対して責任がある。しかし、第一の医師は、── カトリックの伝統とPDEの文脈においては ── もう一方の医師が間接的にしか意図しなかった事、つまり患者の死を直接意図したかどで非難されるべきでもある。

　このように、同一であると思われる事が、異なった人によって、一方

の人は非難されるべき事としてもう一方の人はそうでない事として、異なった仕方で行われることが明らかに可能である。11世紀の哲学者、神学者であるペトルス・アベラルドゥス（Peter Aberard）は、このことについて生き生きとした例証を与えている。

> 同一の事が異なった人によって、ある人によっては正しく、別の人によっては邪悪な仕方で行われる場合が多い。例えば、２人の人が犯罪者を絞首刑にする場合、ある人は正義に対する情熱にかられて、また、ある人は旧来の敵意から生じる憎悪にかられてそうする。それは、絞首刑という同一の行為であり、彼らは行うのが善いことである事と正義が要求する事を実際に行っているのだが、意図の違いのせいで、同じ事が異なった人によって、一方の人によっては悪くもう一方の人によっては善く行われる[145]。

この例には曖昧なところがなくもない。しかし、一方の人は正義が要求する事を行うのを直接意図したり欲したりしているが故に正しく行為しているのに対して、もう一方の人はその犯罪者の死を直接意図したり欲したりしているが故に悪い行為をしている、とアベラルドゥスは述べたいのだと私は思う。両者ともその死を意図的に引き起こしているが、第一の人がそれを直接意図しているのに対して、もう一方の人はそうしていない。

行為者が「欲している」という意味で直接意図している事と、当人の意図的な作為と不作為の帰結との、どちらに対しても当人に責任があるという考えは、明らかに困難な問題を引き起こす。すなわち、PDEによれば、末期患者の激しい苦痛を緩和することの副次的結果として予見される患者の死を引き起こすことは許容できるが、問題となっている死を直接意図したり欲したりすることは許容できないとされる。医師がその行為の帰結を単に「忘れる」ことができない場合、——すなわち、医師が、

その患者にとって生命がもはや端的にいかなる価値も持たないということに気づいており、早期の死がその患者の最善の利益になるだろうと考えているが故に、苦痛を緩和することだけでなくその患者の死もまた意図している場合についてはどうだろうか。この場合、医師は、別の場合なら許容されおそらく要求されるであろう事、つまり、十分な量の薬剤を用いて苦痛を緩和することを禁止されるだろう。だが、医師が苦痛を緩和すべきであると同時にそうすることを許容されないとすれば、そのような相反する要求を提示する理論には、重大な欠陥がある。

さて、この問題に対するドナガンの「解決」に立ち帰れば、PDE と SLP の結合を表面上維持している混乱、つまり、行為者の善悪と行為の正邪とを区別し損なうという PDE の誤謬が、その解決のなかに全く巧妙に包み込まれているのが分かるだろう。さらに、この区別をつけ損なうという PDE の誤謬のなかには、エリザベス・アンスコムがカトリックの伝統における PDE の「乱用」と呼ぶもの、すなわち、「意図の方向」によって、許容できないことが許容できるようになるということの萌芽がある[146]。

それでは、ドナガンが提案した「解決」を見てみよう。行為者が、彼らの道徳理論が行うように命じる事をなすように要求されていると同時にそうすることが許容されないという問題は、次のように克服できる、とドナガンは述べている。

> すべての理性的な行為者は、当人の意図を決定する権能をもつ。(犠牲者が旧敵に当たる、アベラルドゥスの絞首刑執行人のように) 人は悪いことをする動機を持つかもしれないが、その動機に基づいて行為するのを意図しないことは、彼の権能のうちにある。アベラルドゥスの絞首刑執行人は、誘惑にもかかわらず、その犯罪者を彼の義務が要求するようにつまり情け深く処刑するかもしれない。そして、その意図は、様々な仕方で自ずから明らかになるだろう[147]。

理性的な行為者は当人の意図を決定する権能を持っており、彼が例えば正義に対する情熱よりもむしろ憎悪によって動機付けられている場合でさえ、当人の行為を憎悪で染め上げているとは限らない、つまり、その犯罪者の絞首刑を執行する際に必要以上の苦痛を与えるとは限らないとドナガンは述べている。だが、それは、アベラルドゥスが、——また実際 PDE が——述べている事ではない。当該の行為者が(絞首刑の情け深さという点で) 同じ種類の行為を遂行している場合でさえ、一方の行為者はある意味でその犯罪者の死を望んでいたために悪い行為をしていると考えられるのに対して、もう一方の行為者はその死を望んでいなかった、とアベラルドゥスは考える。悪い行為をする者は、旧敵の死を引き起こすという欲求によって動機付けられている。そして、アベラルドゥスによれば、この行為者は、その悪い結果（犯罪者の死）を望んでいる限り、正義に対する情熱から行為しているもう一人の死刑執行人とまさに同じくらい情け深く絞首刑を執行する場合でさえ、悪い行為を遂行しているとされる。

　もちろん、これは、行為者は悪い結果を「積極的に引き起こそうとして」はならないという、PDE の第 2 条件で述べられている要件である。そして、この要件は、行為者が問題となっている出来事の因果的連鎖を始動させるに先立って満たされなければならない。というのは、企てられた行為が一応許容できるかどうかは、その要件に基づいて決まるからである。だが、この観点からみれば、PDE の第 2 条件とは何かは明らかだろう。それは、「意のままに生じさせることができる心の中の行為」なのである。それ故、アンスコムが関連する文脈のなかで皮肉をこめて述べているように、旧敵が死ぬのを見たいという欲求に動機付けられている死刑執行人が、その絞首刑を許容できるようにするためにしなければならない事は、旧敵の死体を目にしたいという欲求を心の奥に押し込んで、彼が「本当に望んでいる」のは正義の要求を満たすことであるという趣旨のちょっとした演説を、彼自身に対して行うことだけだろう[148]。

グランヴィル・ウイリアムズの事例における医師についても、事情は同じである。つまり、その医師の行為が一応許容できるようになるためには、彼の念頭にあるのは患者の死を引き起こそうという考えではなく、患者の苦痛を緩和しようという考えである、と彼は保証しなければならない。

　しかし、PDE は行為の道徳的本性について語るが、ここで問題になっているのは、行為者の道徳的傾向性を確定するために重要な動機付けの問題である。相手に苦痛を与えたいという欲求によって動機付けられている死刑執行人は、他の事情が同じなら、正義への情熱によって動機付けられている死刑執行人より悪い種類の行為者であるかもしれない。しかしだからといって、どちらの行為者も犯罪者の絞首刑を情け深く執行する場合に、彼らが異なった種類の行為を執行しているということにはならない。極めて重要なことに、それは、第一の死刑執行人が意図的に人を殺しているのに対して、第二の死刑執行人はそうしていないということを示していない。SLP を支持する人は、両方の死刑執行人が、一方は憎悪からもう一方は正義に対する情熱から、犯罪者の生命を意図的に終わらせているということに同意するだろう、と私は思う。だが、どちらの死刑執行人も生命を意図的に終わらせているとすれば、同じ行為を生じさせる異なった動機や道徳的傾向性の間の区別は、行為者が生命を意図的に終わらせたのかどうかという問題にとって重要ではない[149]。

　もちろん、死刑執行人が情け深い絞首刑より情け深くない絞首刑を選択する限り、彼の望ましくない道徳的傾向性が「様々な仕方で明らかになる」としても、２つの事例の間にある道徳的に意味のある違いは、意図と予見の区別にはなく彼らの行為の帰結にある。つまり、彼らは同じ帰結(情け深い死)を引き起こしておらず、むしろ、一方は情け深い死を、もう一方は情け深くない死を引き起こしているのである。両者とも生命を意図的に終わらせているが、一方の行為者は、死なせているだけでなく、意図的に危害を及ぼしてもいる。

このように、SLPとPDEの結合に見かけ上の信用を与えているのは、行為の正邪に関する客観的考察と、当該の行為者の道徳的性格を評価するために重要な主観的考察との混同である。SLPが生命を意図的に終わらせることを禁止しなければならないとしても、行為者が善い動機から行為したのか悪い動機から行為したのか、あるいは、当人が死を手段として欲していたのかそれとも目的として欲していたのかは、その禁止にとって重要ではない。それにもかかわらず、行為の善悪（従ってまたその一応の許容可能性）は、当該の行為者が「欲したり」「望んだり」しているという意味で意図している事に基づいて決まる、とPDEの第2条件は規定している。この点で混乱が生じる。すなわち、既に見たように、行為者は、死を欲したり望んだりしてはならないが、事態Pを引き起こせばQを伴うことが避けられないだろうと考えて事態Pを引き起こすことを選択する場合には、死を意図的に引き起こしてよいとされる。

　私がここで指摘した問題は、エリザベス・アンスコムの著書『インテンション』のいたるところに見られる[150]。意図的な行為とは、「ある意味で「なぜ」という問いが適用される行為である」と彼女は述べている[151]。この問いは、（意図的に）腕を動かし、ポンプを操作し、貯水槽を満たし、住人に毒を盛る人に対して差し向けられるかもしれない[152]。「あなたはなぜ腕を動かして……、ポンプを操作し……、貯水槽を満たし……、住人に毒を盛るのか」。彼の答えが「住人を全滅させるため」というものであれば、その事例に疑問の余地はない。だが、ポンプを操作する人が仮に「賃金を稼ぐため」と答えるとすれば、問題が生じる[153]。彼が初めのようにではなくこのように答えるとすれば、アンスコムの説明によれば、彼は意図して住人に毒を盛ってはいないだろうとされる。つまり、彼は、毒入りの水をポンプで汲み入れてはいないだろう。アンスコムはその問題に気づいていて、「このこと（賃金を稼ぐためにポンプで水を汲み入れること）が彼の意図的な行為であるとすれば、住人に毒を盛るという意図的な行為を見出すのは少々難しいようだ」と認めている[154]。

アンスコムによれば、「なぜか」という問いに対する容認できる答えがどのようなものでありうるかについては、なんらかの検査基準があり、また、「大まかにいって、人は当人が行うことを意図しているものだ」[155]と彼女は考えているが、その一方で、「それにもかかわらず」ひとたびそうしようと思えば、「事柄の性格全体を［変え］、……当人の行為についての正しい説明に違いを生じさせる」「純粋に内的な意図」が存在するということも、アンスコムは認めている[156]。しかし、なぜある人がしかじかのことを行うのかは、当人の性格について我々が下す評価にとって重要かもしれないが、それは彼の行為の本性を変えない。ある人が悪い結果を自発的に熟慮のうえで引き起こす限り、彼はその結果を意図的に引き起こしており、彼が行う事に対して責任がある[157]。

4）結　論

このことについて、我々は一通り見てきた。行為者が「行う」事は、当人が自発的に熟慮のうえで引き起こす事に基づいて決まるのではなく、時として（アンスコム）、あるいは常に（我々が現在理解しているような PDE）、当人が心の中の行為によって目的として意図している事に基づいて決まると考えてみよう。そのような立場は、行為の本性と行為者の性格や動機付けとを区別し損なっている。さらに、SLP を支持する人は、そのような立場を取ることができない。というのは、その立場は、行為者が死を念頭に置いている状況においてしか生命を意区的に終わらせることを禁止しないので、あまりにも多くの事を許容し過ぎると考えられるからである。

意図的なものについての納得のいく中間的な理論がないとすれば、SLP を支持する人に残されているのは、本節の冒頭でその概要を述べたもう 1 つの選択肢だけである。すなわち、行為者が自発的に熟慮のうえで死を引き起こしたり、死を防ぐのを差し控えたりする場合にはいつでも、生命を意図的に終わらせているということを受け入れるのである。

だが、SLPを支持する人が仮にこの選択肢を受け入れるとすれば、彼らの原理は維持できなくなるだろう。というのは、その選択肢は、5人の生命を救うために1人の無辜の人を殺すことを要求するかもしれないからである。

　SLPに関する問題が生じるのは、「手段として意図されている」という観念がPDEを支持する人がその上に置きたいと望む負荷に耐えられないからである、ということが想起されるだろう。その観念を道徳の支点として用いる人が、その観念を不整合なかたちで適用しているだけではない。行為者が目的として意図している事に基づいてその道徳的本性が確定するとされる行為に関して適用される場合、その観念全体が空虚になる。問題となっている死を行為者がその目的として意図していないとすれば、当人は殺したり死ぬにまかせたりすることを手段として意図していない。むしろ、問題となっている死は、常に、行為者が行う事、例えば、妊婦の生命を救うために彼女の子宮から胎児を摘出することの副次的結果になるだろう。

　本節の冒頭で言ったように、ひとたび分析されれば、SLPを支持する人が、生命を意図的に終わらせる事例と考えようとするものと意図せずそうする事例と考えようとするものとを、整合的な恣意的でない仕方で区別できるようにすると思われる、意図的なものについての「中間的な」理論はありえないだろうということを、私は示さなかった。だが、SLPを支持する人の判断には整合性と概念上の健全な基礎が欠けているということを示したことによって（決定的に示したと思う）、いまや挙証責任は「生命の神聖性」観を支持し続けたいと望む人にある、と私は考える。言い換えれば、私が誤っていると証明されるまでは、SLPは整合的でないと私が主張するのは正当だと思う。

　しかし、意図的なものについてのそのような「中間的な」理論が存在しないとすれば、SLPを支持する人にとって、どのような選択肢があるか考えてみよう。選択された手段が予見された死を含むことが避けられ

ないか、それを含む可能性が極めて高いあらゆる状況において、我々は、許容できる手段と許容できない手段という問題を、場当たり的な基礎に基づいて解決できる、と考えられるかもしれない。エリザベス・アンスコムが言うように、黄昏はあるだろうが、「黄昏という事実のせいで、昼を夜から区別できなくなるわけではない」[158]。

　こうして、行為者が手段として意図していたと言えるのは何か、当人が行った事の副次的結果は何であったかという問題を、——直観的に明らかな事例においては合意を達成できると信じて、そうでない事例においては調停するつもりで——場当たり的な基礎に基づいて解決できると考えられるかもしれない。しかし、私は、これが倫理学に対する容認できるアプローチだとは思わない。倫理学は、個々の道徳的主体の直観的な判断や言語的な判断のなかにではなく、むしろ、事象の本性のなかにしっかりと基礎付けられなければならない。

　そのような基礎付けの1つは、（2章で議論した）因果性の観念のなかに見出すことができる。その観念が示しているのは、行為者は行為やそれを差し控えることによって世界のなかにある帰結を引き起こすということである。もう1つの基礎付けは意図の観念のなかにある。すなわち、道徳的主体は単にある帰結を世界のなかに引き起こすだけでなく、その帰結を意図的に引き起こしており、それに対して責任がある。というのは、彼らはそれを自発的に熟慮のうえで引き起こしたからである。この観点から見れば、「手段として意図されている」ということと、「副次的結果として予見されている」ということの区別は、（既に解消ずみではないとしても）重要ではなくなる。重要なのは、行為者が予見された帰結を当人が「行う」事の手段として引き起こしているのか、それとも、その副次的結果として引き起こしているのかではなく、当該の帰結を含む事態をその帰結を含まない他の事態より選好して引き起こすことを、自由に選択しているのかどうかである。

　従って、結論を下せば、「生命の神聖性」原理は維持できないと私は

考える。つまり、SLPを支持する人が、私がその概要を述べたような、意図的なものについての広い考え方を受け入れるとすれば、その原理の要求は、全く活動しないことによっても猛然と活動することによっても満たすことができない。彼らが何をすることを選択しようと、生命を意図的に終わらせることに対する絶対的な禁止に抵触すると思われる状況が存在するだろう。さらに、患者を死ぬにまかせることが許容できる場合があるとする点で、条件付きSLPは整合的でない。というのは、それは、生命を意図的に終わらせることを禁止すると同時に許容するからである。

　次の4章では、「生命の神聖性」観を支持する人が生死に関して下す判断のなかに暗黙のうちに含まれていることが多い、もう1つの不整合を扱おうと思う。SLPは、生の質を考慮に入れることを許容しない。だが、「生命の神聖性」観を支持する人が生死に関して下す判断は、まさにそのような考慮に典型的なかたちで基づいているということを、私は示そうと思う。

第4章

通常でない生命
——通常でない手段でなくて——

　……通常の手段と通常でない手段という用語は、……カトリックの道徳神学が医療に適用される際に重宝がられ、また役に立つ区別である。その原則は、医師には、生命を維持するために通常でない手段を使用するような義務はない、というものである。この原則を適用することで難しいのは、通常でない手段に含まれるものの選択である。ある状況下である処置が通常と判断されるとしても、それが別の状況下では通常でないと判断されることもありうるのだ。
　　　　　　　　　　　ジェームズ・M・グスターフソン（James M. Gustafson）
　　　　　　　　　　「ダウン症と生存権」『生物学と医学の諸相』1973年）』

　「通常」と「通常でない」という用語にまつわる曖昧さに煩わされる必要はない。重要なのは、いつ治療が義務となるかを決めるもととなる考察なのだ。
　　　　　　　（『安楽死と診療—作業部会報告』リナカー（Linacre）センター、1982年）

　避けがたいものを避けようと如何にもがこうと、我々は、自分に対して隠れ家のないこと、そして次のような責任を負わねばならないことを認めるべきときであるように思われる。その責任とは、ある人々の生命の軌跡の下降を速めることを決断する、他方で別な人々の生命の下降を遅くしながらそうすることを決断する責任である。しかも、問題になっている生命の質に関する何らかの判断に基づいてそうしなければならないのだ。　　　　　（R・S・モリソン（R.S. Morison）
　　　　　　　　　　　　　　「死：過程か出来事か」『サイエンス』1971年）

1 序　論

　これまでの章での私の議論が正しかったならば、条件付き「生命の神聖性」原理（qSLP）は維持し難い。なぜならそれは、生命を意図的に終わらせることを禁止すると同時に許容するからである。このことをもって医療行為における「生命の神聖性」教説に対する私の批判の結論とすることもできただろう。というのも、これほど深刻な非難を浴びせた後では、それ以上どんな批判を付け加えても皮相なものとなるように思われるからである。

　しかし、精査を要するもう１つの問題がある。すなわち、いわゆる「通常」の治療手段と「通常でない」手段の区別のことである。これから精査すれば、「生命の神聖性」観の支持者たちが、医師は時に自分の患者の生命を意図的に終わらせるべきであるだけでなく、問題になっている生命の質あるいは種類に基づいてそうすべきだと主張していることが示されるだろう。

　第１章でみたように、人の生命の神聖性について語る人々は、人の生命を意図的に奪うことはいつも絶対的に悪いと主張するだけでなく、また（以下の教義はもちろんSLPの第二の分岐（prong）のなかに捉えられている）すべての人の生命は等しく価値を持ち、生か死かの決定を患者の生命の質に基づけることは許されない、とも主張するのである。

　「生命の神聖性」観の支持者たちが、実際、「生命の質」に関する判断をしていることを例証することにはかなりの利点がある。１つの理由は、そうすることにより、彼らの見解に含まれるもう１つの不整合を非難することになるというものだが、本書の最終部分にとってのもっと重要な理由として、「生命の神聖性」観の最も牢固な支持者たちでさえ、暗々裡に私が「生命の質」倫理学と呼ぶものの支持者であるということを示したいということがある。私は、5章で、そのような「生命の質」倫理学

1　序論

というものを弁護したいと思う。そしてそのような「生命の質」倫理学の内容については同意されないかもしれないものの、私の全般的なアプローチは、すぐには退けられえない。少なくとも、生か死かの決定を問題になっている生命の種類あるいは質に基づいて行っていることが例証された人々によっては退けられえない。

　それでは、「生命の神聖性」観の支持者たちは、どのように「生命の質」に関する判断を行っているのか。彼らはそれを治療の「通常」の手段と「通常でない」手段の区別というような区別に隠して行っている、と私は主張するだろう。そのような区別には3章第5節3項で出会っているが、そこで私は、いわゆる通常の手段の差し控えと通常でない手段のそれの区別によって、意図的に生命を終わらせることと意図的でないそれとの区別は明らかにならないと主張した。本章では、通常の／通常でない、という手段の区別は、典型的には、個別の治療手段間を区別するためのものではなく、むしろ異なる生命の間、すなわち「生命の神聖性」観の支持者たちが維持する価値があると考える生命とそうでないと考える生命の間を区別するためのものであることを主張するだろう。

　このような「生命の質」に関する考察への暗々裡の移行は、議論の局面を観察している何人かの注意を免れることはなかった[1]。そして通常の手段と通常でない手段という言葉遣いを放棄し、より適切な用語法に変えるべきだという主張がなされてきた。例えば、ロバート・M・ヴィーチは、納得できること（reasonableness）と患者の視点という言葉遣いを採用すべきであると勧めているし、ポール・ラムジーは、「医学的適応による方針」なるものを採択しているが、彼の主張によれば、これは、すべての人の生命の等しい価値を擁護するのによりすぐれているであろう[2]。

　しかし、これからみるように、ラムジーやヴィーチのような思索家でさえ、患者の生命がいつも維持されるべきだとは思っていない。このことから次のような問題が生ずる。すなわち、すべての人の生命は等しい

価値を持つという教義は、何人かの、わずかに何人かの患者に対しては、容易に利用可能な生命維持手段を差し控えることが時に許されるという見解と整合的でありうるだろうか。私はできるとは思わない。人の生命が等しい価値を持つということからは、「生命至上主義」(vitalism)、あるいは、すべての生命は、そのような手段がある特定の患者を利することになろうと害することになろうと等しく延命されねばならない、という見解が生ずる。「生命の神聖性」観の支持者たちのほとんどは、生命至上主義者ではない。しかし、生命至上主義者でない人々で、ある手段が死を避けるのに利用可能かあるいはどれくらい有効かといった客観的な基準から離れ、代わりに患者に対する利益や負担という言葉遣いをする人々は、あからさまにか暗々裡にか、「生命の質」というアプローチを採用している。中間地点は存在しない。生か死かの決定を患者の広義に解釈された利益に基づけるか（この場合「生命の質」倫理が選択されている）、あるいは患者の利益は忘れて、すべての人の生命は等しく価値があり、不可侵である、従ってもしある生命が特定の医療手段によって延命されるのであれば、他の生命を延命させるのを差し控えることは許されない、という原則に一貫して従うかのいずれかである。

　本章第2節で、私は、延命可能な生命がすべて延命される必要はない、なぜなら患者を生かしておくのに必要な手段が「通常でない」からだ、という趣旨の議論の幾つかを検討することにしたい。私は、そのような議論が、典型的に「生命の質」に関する考察に基づくものであるということを示したい。本章第3節では、「生命の質」に関する判断を巻き込まない言葉でなされた、通常と通常でないことの区別の再定式化の幾つかの試みを考察することにしたい。これらの試みのなかで一番もっともらしいものでさえ、またしても「生命の質」に関する考察に依存していることを示したいと思う。

2 通常の手段がどのようにして通常でなくなるか

1）人の生命の等しい価値

　通常の治療手段と通常でない手段の区別に関する議論を始める前に、手短に、1章で述べた「生命の神聖性」原理の全容を思い出しておこう。

　SLP は、医療行為を基礎付けるものとして、生命を意図的に終わらせること、あるいは安楽死を絶対的に禁止する——それが能動的な行為であろうと不作為であろうと。バチカンの『安楽死に関する宣言』がいうように、「安楽死ということで理解されるものは、それ自体で、あるいは意図により、死を引き起こす行為、あるいは不作為のことで、そのようにしてすべての苦痛の除去を目指すもののことである」[3]。

　既に2章と3章でみたように、患者が死なないようにするのを医師が差し控えることは、いつでも、意図的に死を引き起こすことの事例である。このことが意味するのは、SLP により、故意かつ任意に患者を死ぬにまかせることは、いつも絶対的に禁じられるということである。しかし、このことに直接関連して、「生命の神聖性」観がやはり絶対的であるようなもう1つの意味がある。すなわち、この立場は人の生命の種類あるいは質の間に違いを認めない、すべての人の生命は等しく価値がある、ということである。

　バチカンの『安楽死に関する宣言』は、従って、生命を意図的に終わらせることの絶対的な禁止は、胎児の生命から、治癒不可能なほど病んでいる、あるいは死にかけている人々の生命に至る人の生命の全範囲にまたがるものである、と述べている[4]。既にみたように、チーフ・ラビ・I・ジャコヴィッツは、人の生命に対するこのような絶対的な尊敬はユダヤの伝統も共有していると断言している。彼によれば、人の生命は、「無限に価値がある」。そして「70年命を縮めようとわずか数時間そうしようと、殺人の犠牲者が若くて壮健であったにせよ、年老いて身体的、精神的に

衰えていたにせよ、そういうことは道徳的には意味を持たない」[5]。

　SLPの支持者のすべてが、生命は無限に価値があると主張しているわけではない。生命は絶対的に不可侵だが、無限に価値があるわけではないという見解は、それ自体の問題を持っているにせよ、それを私は追及しようとは思わない。我々の目的にとっては、「生命の神聖性」教説の文脈においては、すべての生命は少なくとも等しく価値があるものとみられている、ということに注意しておけば十分である。そのような見解は、プロテスタントの神学者ポール・ラムジーが採用しているが、彼の見解は本章第3節で議論されるだろう。ラムジーが前に引用したくだりで言うように、「どんな結果になろうとも、我々のすべての日々と年月は同じ価値を持つ。死は、ある時期でも他の時期でも悲劇ではない」[6]。

　しかし、我々のすべての日々と年月が等しい価値を持つとすれば、次のようになる。すなわち、医師は患者が死なないようにするのを差し控えてはならないが、その理由はその患者の生命が他でもないある種類や質を持つからでもなく、わずかに限られた期間死を何とか食い止めることができるからでもない。以下において、私は、生命の長さと生命の種類あるいは質を「生命の質や種類」という包括的な言葉によって一括する。区別が必要な場合は、それを明確にしたいと思う。

　かくして我々は、「生命の神聖性」原理を再び捉え直した。「意図的に患者を殺したり、意図的に患者を死なせること、あるいは人の生命を延長するか短縮するかに関する決定をその質または種類に関する考察に基づけることは、絶対に禁止される」。

　ここで我々に関係があるのはSLPの後半部分である。すなわち、生と死に関する決定は、質に関する考察に基づけてはならない、なぜなら、すべての人の生命はその質あるいは種類にかかわらず等しく価値を持つからであり、等しく維持を要求するからである、という部分である。SLPの禁止する範囲を念頭において、今度は通常の治療手段と通常でない手段の区別のほうをみる。

2) 通常の手段と通常でない手段とは何か

　通常の治療手段と通常でない手段の区別の最も自然な理解は、よくある治療と稀な治療の相違というもので、「通常の」ということは、統計的にみてありふれた、あるいはよくあるということを示している。これは現行の医療行為に基づく理解で、医師たちによって最もありふれたかたちで運用されているものである。医学的には「通常でない」ということは、従って、非標準的な治療、新しいもの、珍しいものと同一視される傾向がある。

　それから医学の文献において、やはり普及している考え方がある。すなわち、ある治療は「単純」(すなわち通常)だが、他方、他の治療は「複雑」(すなわち通常でない)、つまり錬成された高度な技術そして/またはかなりの努力を要するものであるといった考え方である[7]。

　これら2つの解釈のどちらに基づいても、例えば、生命を脅かす感染症を打ち負かすための抗生物質の投与は、いまや一般的に通常の治療と見なされるだろう。他方、複雑な蘇生法は、「標準的な(医療)行為」という理解に従えば「通常」のものと見なされるかもしれないが、他方、非常に高度な技術という解釈に従えば「通常でない」ものと見なされるかもしれない。

　かなり明らかなことだが、これら2つの解釈のどちらに基づいても、ボーダーライン上のケースがあるだろうし、ある特定の手段を「通常」あるいは「通常でない」のいずれに分類できるかについて不一致もあるだろう。なぜなら、よくある/まれな、という区別の解釈にしても、単純/複雑、という解釈にしても、はっきりした境界によって囲されないからである。しかし、これは、通常/通常でない、という手段の区別に関する解釈を特徴付ける基本的な難点ではない。基本的な問題は、不明確なボーダーライン上のケースの問題ではない。むしろこれらの解釈には、通常の手段と通常でない手段の間で道徳的に有意味な区別を付けることができないという欠陥があることである。だがしかし、通常の手段

と通常でない手段の区別は、そのような道徳的に有意味な相違によって特徴付けられなければならないのである。なぜなら通常の治療とは道徳的な義務と見なされるものである一方、通常でない治療はそうではないと見なされるからである[8]。

　全く明白なことは、治療がありふれているかまれであるか、あるいは単純であるか複雑であるか、という問いは、そのような治療が用いられるべきかそうでないかを決定する際、それ自体では道徳的に有意味ではない、ということである。なるほど、まれな治療はありふれた治療よりも効果が少ないかもしれないが、もしそうなら、この相違こそがその使用に賛成するか反対するかを決めることにおいて道徳的に有意味である。同様に複雑で高度な技術による処置は、単純なものより費用がかかるかもしれない。そして、医療資源が少ないという条件のもとでは、この違いこそが資源の配分を決定することにおいて意味をもつ。しかしまた明白なことは、これらの道徳的に有意味な諸特徴と、ありふれた／まれな、あるいは、単純な／複雑な、という区別の間には完璧な相関関係は存在しない、ということである。そしてそのような相関関係が欠けている限りにおいて、明らかなことは、通常の手段と通常でない手段の間の区別は、そういう意味において道徳的に有意味ではない、ということである[9]。

　しかし、既に3章第5節3項でみたように、倫理学的な分析（医学的文献のいくつかとは異なったものとしての）においては、通常の手段と通常でない手段の間の区別は、ありふれた／まれな、単純な／複雑な、という区別ではなく、むしろある特定の患者との関係において何が通常であり何が通常でないかということにおいて成立する。倫理学的な分析においては、通常の／通常でない、という区別は、ある特定の患者に対する道徳的な義務を有する治療と見なされるもの（通常の治療）を単に選択可能な治療（通常でない治療）から分かつ。手短に以前の議論を思い出すならば、通常の手段とは、イエズス会士ジェラルド・ケリーによる

広く受け入れられた定義によれば、「患者に利益をもたらす納得できる希望を与え、極端な支出や苦痛、その他の不都合なしに得ることができ、使用することができる薬品、治療、手術」のすべてのことである。通常でない手段とは、他方、「極端な支出、苦痛、その他の不都合なしには得ることができないような、あるいは、使用されても利益をもたらす納得のできる希望を与えないような薬品、治療、手術」のすべてのことである[10]。

　もっと最近になって、バチカンの『安楽死に関する宣言』は次のように述べた。通常の手段と通常でない手段の間の区別は「原則として依然有効であるが、「相応な」手段と「不相応な」手段について語ることの方を選ぶ人々もいる」。「どのような用語が用いられようと」と続けて、同宣言は次のように言っている。

　　使用されるべき治療のタイプ、その複雑さ、あるいはリスクの程度、その費用、そして使用可能性を研究し、これらの要素と期待できる成果を比較し、病める患者の状態とその身体的、精神的能力を考慮に入れることによって手段についての正しい判断をすることは可能であろう[11]。

　費用、利用可能性、リスクといったこれらすべての要因は、明らかに高度に道徳的な意味を持つ。しかし、道徳的に有意味な要素の間のいかなる満足すべき相関関係も、通常／通常でない、という手段の区別に関する、ありふれた／まれな、単純な／複雑な、という解釈の特徴とならないのと同様に、いかなる満足すべき相関関係も、治療の費用、利用可能性、リスクといった客観的な要素と、特定の治療を道徳的に義務的なものとするか、あるいは道徳的に選択可能なものとするかという伝統的な指定の間に確立することができない。生命にいかなるリスクも課さないような治療、自由に利用でき、高価でなく、使用された場合患者を延

命させることが予想されるような治療でも、ある状況下においては、「通常でない」とか「不相応」であり、それ故義務的なものではないと考えられる。抗生物質の単なる注射でさえ、ある状況下では、通常でない手段になるかもしれない。そのような注射は、伝統的な見解によって、それが「利益があるという納得できる希望」を与えないならば、通常でない手段なのである[12]。

3）利益、負担、生命の質

このことからある明白な問いが生ずる。すなわち、「利益があるという納得できる希望」を構成するものは何か。全く明らかなことだが、医療が患者の延命にも病状の緩和にも有効でないこと、あるいは治療が延命したり緩和したりする可能性が大変低いことが知られるならば、医療は利益があるという納得できる希望を与えない。しかしまた、このような仕方で、通常の手段と通常でない手段という区別が伝統的に理解されてきたわけではない。通常の手段を通常でない手段から区別するものは、例えば、延命に関する効果ではなく、むしろ、ある質や種類の生命の延長に関する効果なのである。

通常の手段と通常でない手段の区別に関するケリーの議論と、相応な手段と不相応な手段という言葉で語られている区別に関する後続のバチカンの議論の双方は、医療が「通常」である、あるいは「相応」であるということの2組の規準を包含していると見なすことができるかもしれない。それは次の2つである。

1．それが、極端な支出、苦痛あるいはその他の不都合を含んではいけない。
2．それは、利益があるという納得できる希望を与えねばならない。

ビーチャムとチルドレスが正しく指摘したように、区別の実質は、利

益と損害の間のバランスである。この場合、治療の行き過ぎ、不相応の加減は、利益の蓋然性と大きさによって決定される、と見なされている[13]。さて、一般的に言って、生命は価値あるものであり、延命すること、死なないようにするのは、人に利益を付与することである。しかし、問題となっている事柄をこのように表現すると、明らかになるのは、手段が相応か不相応かは、治療によって、あるいは治療後に患者の生がどのようになるかによって明白に決定されるということである。もちろん、ある所与の治療が患者を延命させるという納得できる希望がないならば、努力は、過度なものと見なされるだろう。しかし、これは我々にとって中心的な論点ではない。我々が今問題にしている伝統においては、死を延期することに効果がある蓋然性が高い治療でさえ、ある状況下では、通常でない、義務的でないものとして記述されるだろう。すると残されるのは、期待される利益の大きさという言葉で表現される手段の評価である。ここでこそ、私が察するに、「生命の質」に関する考察が決定的な役割を果たす。問題になっている患者の生命の質と量が、ある特定の手段が通常と見なされるか、あるいは通常でないと見なされるかを決定するだろう。

　3章第5節2項の患者Fのように、末期がんに苦しみ、大きな苦痛あるいは不快感を味わい、肺炎を併発している患者の例を取り上げよう。肺炎を抗生物質で治療するならば、そのような患者は、数週間あるいは多分数カ月の余命を期待できるだろう。抗生物質による治療がなければ、患者は数日のうちに死ぬと予想される。もし医師が抗生物質による治療を差し控えるならば、その医師は、通常の手段によって死なないようにするのを差し控えるのか、それとも通常でない手段によってか？

　一般的には、SLPの支持者たちは、このようなケースでは、抗生物質による治療は通常でない、そして義務的でないと主張する[14]。しかし、治療すれば肺炎を退け、患者はさらなる人生の期間を期待できるという信念を前提にするなら、いったいどうしてこうなるだろうか。医師たち

は正常な場合、抗生物質による治療を差し控えることによって自分の患者を肺炎で死なせたりしない。従って、このような場合、なぜ治療を差し控えることが許容されると思われるのか。十分に明確なことは、このような場合、単に一定量の注射をするということが「通常でない」と見なされるのは、患者の生命の質あるいは種類が、治療後に、延長されるべきではないものになると信じられるからである。

　しかし、容易に利用可能な医療手段によって延命可能な生命のすべてが必ずしも延命される必要はないし、延命されるべきではないと主張されるならば、治療が選択可能であるか否か、あるいは義務的であるか否かは、治療が患者に「利益があるという納得できる希望」を与えるかどうかによるならば、通常の手段と通常でない手段の区別は「生命の質」に関する考察に依存することになる。ある手段は、通常のものにも通常でないものにもなりうるが、それは治療による、あるいは治療後の、患者の病状とその生命の質に依存する。かくして、文献においては、次のように指摘されてきた。すなわち、「通常でない」という観念は極めて柔軟である。ジェームズ・M・グスターフソン（James M. Gustafson）が言うように、「状況を要素とするある集合下では、ある処置が通常と判断されるかもしれないが、別な集合下では、通常でないと判断されるかもしれない」[15]。同様に、ボニー・スタインボック（Bonnie Steinbock）も、3章第5節3項でみたように、人工呼吸器が呼吸器疾患の激しい発作を起こした患者を維持するのに使用されるならば通常と見なすが、永続的に昏睡状態にある患者の生命を維持するのに使用されるならば通常でないものと見なしている[16]。

　しかし、抗生物質の場合と同様人工呼吸器の場合も、「通常でない」という用語は患者の状態に対してあまりに相対的なので、まさに患者の状態こそが、通常の手段を通常でない手段へと変えるのである。人工呼吸器と抗生物質が通常でないものになるのは、それぞれの患者の生命の質があまりに「通常でない」ためにいかなる生命維持治療も与えられる

べきではないからである。

似たような「生命の質」に関する判断はまた、ローレンス・ケイシー（Lawrence Casey）司教の、永続的に昏睡状態にあるカレン・アン・クインラン（Karen Ann Quinlan）を人工呼吸器から外すという1976年の画期的な判決に対する支持にも含まれている。なぜ外してよいかと言えば、

> 彼女には、いかなる利用可能な医学的処置を使っても昏睡状態から回復するといういかなる納得できる希望もないからである。彼女の身体機能と生命の連続性を維持する機械的（心肺機能維持の）支援手段の継続は、医療の通常でない手段となる。それ故、ジョゼフ・クインラン（Joseph Quinlan）（カレンの父）による治療の中止を求める決定は、カトリック教会の教えによれば、道徳的に正しい決定である[17]。

機械的な手段が通常でないのは、それらがカレンの生命を維持している間、その生命を昏睡状態でのみ維持しているからである。昏睡状態こそが、決定的なのである。手段に固有の「通常でなさ」ではない。カレンには「回復するという納得できる希望」がないという事実でもない。回復するかどうかという規準が決め手になるのであれば、小児麻痺の患者に対する鉄製の肺の使用や糖尿病患者へのインスリンの連続的投与もまた通常ではないだろうから、選択的［義務的でない：訳注］であろう。なぜならそういう手段によっては麻痺状態から回復することにも、糖尿病を治すことにもならないからである。しかし、3つの治療形態には、すべて、1つの共通点がある。すなわち、それらを継続して適用すると患者を死なないようにすることになる。このようにして、1つのケースでは、死なないようにするのを差し控えることが許されるのに、他の2つのケースではそうでないならば、この見解を擁護する人は、これらのケースを区別する道徳的に有意味な差異を指摘するべきである。これまでみてきたように、それは、単に手段として考えられた通常の手段と通

常でない手段の客観的な区別ではない。また、死を意図的に引き起こすのか意図的でないかの区別でもない。これら2つのケースの間に道徳的に有意味な差異があるならば、それは他のところにあるはずである。そして実際に他のところにある。それは、手段の性質のなかではなく、そういった手段によって維持される生命の様々な質あるいは種類のなかに存在する[18]。

「生命の質」に関する考察はまた、選択的蘇生医療の場合にもはっきりとみてとれる。1982年、ニューヨーク州医師会は初めて、心肺機能不全に陥っている末期的な病状の患者に対して緊急蘇生を差し控えるためのガイドラインを発表した。同ガイドラインの記述によると、次のような医学的状況下においては、医師は心肺蘇生のような生命を延長する可能性がある治療を差し控えてもよい。すなわち、医師たちの判断によれば、「いわゆる「英雄的な」緊急処置が死に瀕している患者の最上の利益にはならないような場合である」[19]。このようにしてこれらのケースでは、生命が当該患者にとってもはやいかなる利益にもならないと見なされるならば、死は阻止されない。

同様の見解は、重度の障害を負った乳児の治療も左右している。1982年の西オーストラリア法改革委員会への提言において、オーストラリア医師会は、生き続けることがその子の最上の利益にならないならば乳児を死ぬにまかせるべきであるような場合がありうると示唆した。すなわち、

> オーストラリア医師会の見解としては、医師と親が、赤ん坊の生命を延長した場合苦痛を延長させるだけだということで意見の一致をみるならば、その赤ん坊には快適な状態で死を待つままでいられる以外のいかなる治療もするべきではない。生命が延長されないということが、その子の最上の利益になると考えられる場合には当然、生命延長を拒否することができてしかるべきである[20]。

米国大統領委員会のリポート「生命維持治療を差し控える決定」において、同委員会もほぼ同様の見解を提出している。それは、乳児の障害があまりにひどくて生き続けるとその子にとって正味の利益にはならないような状況においては、治療は差し控えてもよいと示唆しているからである[21]。

最も驚くべきものは、米国医師会の立場の変更である。1973年の方針説明においては、同医師会は、ある種の患者を死ぬにまかせる医療行為を正当化するために「通常」の手段と「通常でない」手段という区別に依拠していた。1986年の方針説明になると、もはや治療手段には言及していない。その代わり、曖昧でないかたちで「生命の質」というアプローチを擁護している。すなわち、

> 人道的な理由から、……医師は、深刻な苦痛を軽減するために医学的に必要なことをすることができる、あるいは死が差し迫った末期的な病状の患者を死ぬにまかせるために治療を中止、あるいは差し控えることができる。……死が差し迫っていないが、患者の昏睡状態が疑いなく不可逆的である……場合でさえ、生命を延長する治療のあらゆる手段を中止することは非倫理的ではない[22]。

医師や医師会や倫理委員会だけが、「生命の質」という規準を擁護しているわけではない。むしろ、上述の私の議論が示したように、SLPの支持者たちもまた延命治療は義務的か否か、あるいは選択的か否かについての議論を暗黙のうちに「生命の質」に関する考察に基づけている[23]。

本節を結ぶに当たって、「生命の質」の考慮が、どのようにして治療手段という言葉で表現された倫理的推論のなかに入り込んできたかを示すもう1つの例を引用する。神学者のレナード・ウェーバー（Leonard Weber）は、彼の『誰を生かすべきか』[24]という本の中で、深刻な障害を持った乳児の誕生によって生ずる倫理的諸問題を広範に論じている。ウェー

バーは明文上は、決定は「生命の質」の考慮に基づくべきだという考え方を退けている。彼の主張によれば、「生命の質」倫理は、すべての人の生命の平等に背く。他方、「通常でない手段によるアプローチ」はある種の保護を以下のような決定に抗して与える。すなわち、

> 特定のタイプの生命の価値についての判断に基づいてなされている恣意的な決定である。決定は依然として困難で、何がうまくいく治療となるかについての判断を依然として含むだろう。しかし、手段に焦点を絞るということは、常に、我々は誰かの生命の価値に基づいて誰が生きるべきか、死ぬべきかを決めるべきではないということを思い起こさせる[25]。

では、ウェーバーによると何が「通常でない治療」なのか。障害を持った乳児にとっては、ウェーバーの主張によれば、治療が通常でない、あるいは非-義務的であるのは、その治療が成功の納得できる希望（例えば、その子が数日あるいは数週間以上生きたままでいられるという希望）を与えない場合であり、その治療が過度の負担、例えば、繰り返し外科的な侵襲を行うといった点で負担を強要する、あるいは、そのような治療がその子を障害（例えば脳の損傷）を持ったままにしておくといった場合である。ここで以下のような引用をすると参考になるだろう。すなわち、

> 負担の多い生命となるかどうかがその治療のタイミングにかかっている場合は、過度な負担を強要するような治療についてさえ語りうる。例えば、脳への酸素供給が止められ、過度の損傷を既に脳が受けている可能性が高い時点までそのような人を蘇生させる機会が訪れないとすれば、正常な血液循環を回復しようとする試みは、そのような処置がいかにありふれたものであれ、通常でない手段と考えられるべきで

ある。このタイミングでその患者の生命を救うことによって、過度の負担が強要されることになるだろう……他の人々ならば、多分、このようなケースで治療を行わないという決定は、その子の生命の質に対する配慮に基づいている、と言うであろう。そして、もちろん、彼らはだいたいにおいて正しい[26]。

しかし、ウェーバーは、他の人々が、これらのような決定が「生命の質」の考慮に基づいているという点でだいたい正しい、と認めていながら、依然としてそのような治療が通常でない負担を強要することについて語りたがっている。彼が言うように、その子は「この治療が今なかったら、この負担を負っていないだろう」[27]。

ここで、ウェーバーの分析に対してリチャード・A・マコーミック（Richard A. McCormick）によってなされた反論を述べるにしくはない。マコーミックは、ウェーバーのいう「負担」は「まさに損傷を受けた状態である。それこそが決定の基礎なのである。そしてもしそうなら、我々は──どんな言葉を使うにせよ──実際には『生命の質』を判断している」[28]と主張する。

損傷を受けた状態の生命を助けるか（例えば脳に損傷を受けた乳児を蘇生することによって）あるいは死か（例えば脳に損傷を受けた乳児を蘇生させないことによって）のいずれかの決定に直面して、ウェーバーは言外に次のように示唆している。すなわち、我々はある乳児のために死を選ぶべきであるような機会が存在するであろう、と。なぜか？　それは、蘇生処置が過度な負担（それらは正常な乳児にとっても脳に損傷を受けた乳児とっても同じである）であるからではなく、生命それ自体が、脳に損傷を受けた乳児にとって、その乳児に強要される必要のない、あるいは強要されてはならない負担だからなのである。

それ故、以下のように結論する。すなわち、通常の手段と通常でない手段の相違が患者にとっての利益と負担の比率から道徳的な有意味さを

引き出す限り、必然的にそれは「生命の質」の考慮に基づいているだろう。同じ種類の治療がある人にとっては利益をもたらすものと考えられ、別の人にとっては負担として見なされることになるだろう。なぜか？　治療に相違があるからではなく、一方の場合には死を退けるが、他方ではそうではないからでもない。むしろ、治療が、通常／通常でない、相応／不相応な、利益をもたらす／負担になる、等々と見なされるのは、問題になっている生命の質あるいは種類に依拠してのことなのである。一方で、より長い生命が、ある患者にとって利益をもたらすのに対して、それは他の患者にとって負担になるだろう。しかし、そのような見解に同意することは、「生命の質」倫理学に同意することなのであり、SLPの放棄を意味するのである。すなわち、意思決定は、すべての人の生命の等しい価値にではなく、むしろ、問題になっている生命の種類に依存する、ということを意味するのである。

3　「通常の手段」／「通常でない手段」という区別の新たな再定式化

　何人かの「生命の神聖性」観の支持者たちは（他の人々と同様に）、通常の手段と通常でない手段の間の区別をどうつけ直すことができるかについて提案をした。以下、それらの見解のなかで最も見込みがありそうなものについて議論し、生命維持に関する限定的義務の正当化は、ここでも再び「生命の質」の考慮に依存していることを示したいと思う。

1）患者の視点

　ロバート・ヴィーチは、「通常の」と「通常でない」という用語が、極端に曖昧で、文献で使われるとき首尾一貫していないということを認めた、この分野の著述家のひとりである。彼の主張によれば、これらの用語の使用はこれからは禁止されるべきである。代わりに、彼は、単に「道徳的に強制的な手段」と「道徳的に使用が無駄な手段」[29]について語る方

3 「通常の手段」/「通常でない手段」という区別の新たな再定式化

がより明確になるだろうと示唆している。

道徳的に強制的な手段と道徳的に使用が無駄な手段を区別するために、ヴィーチは、「患者の視点」と、彼の言う「納得できること（reasonableness）についての言葉遣い」を採用したほうがよいと言う。このように道具立てをそろえ、ヴィーチは、責任能力のない患者のケースにおいてどのような治療を差し控えることが納得できるかを決定できると主張する。すなわちその治療とは、それを拒否することが、「理性的な（reasonable）人々にとって理性（reason）の範囲内に属すると思われるような」[30]治療である。

「ありふれた」とか「役に立つ」というような概念は、しばしば、治療を拒否することを納得できるかどうかを決定する際に有意味な考察テーマであるが、ヴィーチの主張によれば、「ありふれた」治療でさえ、もしそれらが特定の患者に深刻な負担を課すならば、なしで済ませるものと見なされなければならない。このように考えて、ヴィーチは、次のような結論に達する。すなわち、

> 理性的な人間ならば、もし治療が患者の状態を治療するのに役立ち、同時に身体的、精神的負担、家族、社会、経済に関する配慮、あるいは宗教的信仰などに基づく、患者を中心とした有意味ないかなる反論も生じさせないならば、拒否は納得できない（それ故治療は道徳的に必要である）と思うであろう[31]。

責任能力のある患者のケースでは、他人を中心とした配慮（例えば家族への負担）は、患者が延命治療を拒否する妥当な理由となる。責任能力がない患者のケースでは、患者を中心とした反論だけが患者を死ぬにまかせる妥当な理由を提供する、とヴィーチは言う。他人を中心とした反論に関する限り[32]、同じ規準が責任能力のある患者にもない患者にも適用されるべきだと主張できるが、これは私が追求したい問題ではない。

しかし、ヴィーチの分析は、我々の現在の目的に対しても直接関係する問題を生じさせている。すなわち、ヴィーチは、責任能力のない人々に対して道徳的に必要な治療について語るが、それは、その患者の状態を治療するのにその治療が役立つかどうかという語り方に拠っているのである。ところが、ヴィーチが明確にしていないことがあって、それは、「役に立つ」という言葉がどう理解されるべきかということなのである。治療がそれほど負担をかけないものであり、延命させるものならば、その治療が「役に立つ」と考えてもよい。治療後、よい「生命の質」を享受することが期待できるなら、極度に負担の重い治療を「役に立つ」と考えることさえできる。そして、治療が我々をそれ自体で負担にほかならない生命のもとにとどめるならば、負担の多くない延命治療を「役に立たない」ものと考えることができる。結局、カレン・アン・クインランのケースのように、永久に昏睡状態にある生命を延長させるような治療は、「役に立つ」のであろうか。

「役に立つ」という概念は説明を要する。なぜなら、それは人の「生命の神聖性」倫理と「生命の質」倫理の間の暗黙の選択を含意しているからである。ポイントは、治療は延命に関して「役に立つ」かもしれないが、より長い生命は、患者にとって、必ずしも「役に立ったり」、有益であるとは限らないということである。その理由は、その患者が永久に昏睡していたり、生命が、治療によって、または治療後、患者にとって極端に負担の多いものになっているということである。それ故、ヴィーチが示唆するように、患者の視点を採用するならば、治療が患者の状態を軽減するか、患者にとって「役に立つ」あるいは有益な生命を延長するか、どちらかの場合にのみ、その治療は「役に立つ」のである。

しかし、「役に立つ」ことという概念をこのような意味で理解することはまた、「生命の質」というアプローチを採用することである。すなわち、もし治療が患者にとって有益な生命の質あるいは種類をもたらすことに役立たないならば、その治療は納得のできるかたちで差し控えて

3 「通常の手段」/「通常でない手段」という区別の新たな再定式化 239

もよい（それ故それは道徳的には犠牲にしてよい）。代案は、「生命の神聖性」というアプローチである。すなわち、より長い生命がその患者にとって有益であるか否かに関わりなく「役に立つこと」という考え方を延命に関する治療の有効性という言葉で、理解することである。そのようなアプローチは、しかし、我々が患者の視点を採用していることに対して軋轢（あつれき）を生じさせる。人生が非常に耐え難く、非常に苦痛に満ち、全く満足をもたらさないので、我々はそのような人生を生きようとは願わないし、また誰もそう願わないと想定することが納得できることであるような症例を、我々は誰でも想像できる。

　患者の視点と納得できることという言葉遣いを採用するよう勧める際に、ヴィーチは、従って、「生命の質」倫理を唱道する。すなわち、責任能力のない患者の生命は、その生命を延長することが患者の利益になるならば延長されねばならない。患者の利益にならないならば、延長されるべきではない。

　カトリックの道徳神学者リチャード・A・マコーミックの立場も同様の根拠に基づいている[33]。自分の宗教的な所属にもかかわらず、マコーミックは、通常の手段と通常でない手段の区別は暗黙上「生命の質」の考慮に依存していると主張する。しかし、マコーミックはまた、「生命の神聖性」アプローチと「生命の質」アプローチは対立させられるべきではない、と主張する。むしろ、「生命の質の評価は、生命に対する全面的な尊敬の範囲内で、人の生命の神聖性に対する敬意の拡張として行われねばならない」のではないかと彼は言う。マコーミックにとって、「すべての人は等しい価値を持つが、すべての生命が等しい価値を持つわけではない」。従って、選択的治療を行っても不正ではない。ある人が死なないようにするのを差し控えることは悪いことかもしれないが、別なケースではそうではないかもしれない。治療が不平等であっても必ずしも不正ではない。不正な差別が避けられるのは、マコーミックの主張によれば、決定が患者の利益を中心として行われる場合であり、たとえそ

の利益がおおよそ「生命の質」に関する規準という観点から記述されているにしてもである[34]。

マコーミックは、このように全く明確に、ある特定の患者の生命が使用可能な手段によって延長されるべきか否かについての決定がなされねばならないときに「生命の質」アプローチを選択する。すなわち、生命が存続することが患者にとって利益になる場合、生命は延長されるべきであるし、患者のその後の生命が負担であるならば生命は延長されるべきではない。

2）「医学的適応」論

プロテスタントの神学者ポール・ラムジーは、やはり「生命の神聖性」観に好意的だといわれている判断の枠内にとどまる暗黙上の「生命の質」判断について憂慮しながら言及したことがある[35]。生死に関するどのような判断も「生命の質」に関する考察に基づけられるべきだという見解に反対して、ラムジーは、「やっかいで、不透明で、啓発されることのない」、通常の手段と通常でない手段の区別という用語は棄てられるべきだと主張する。代わりに、彼は「医学的適応による方針」を採用するべきだと提案している[36]。

それでは、ラムジーによれば、いつ使用可能な生命維持手段の使用を差し控えることが許されるのか。彼は、その問題は死に瀕している患者と死に瀕していない患者を区別することによって答えられると言う。死に瀕している患者に関する限り、ラムジーの示唆によれば、治療処置はもはや適応とされない。意味ある選択は、それ以上緩和医療をするかいかなる治療もしないかの間にある。死に瀕してはいないが、責任能力を持たない患者に対しては、他方、「医学的適応があるとされた」[37]手段を使用する義務がある。

そのような医学的適応による方針がない場合、死に瀕していない責任能力のない患者に対して積極的で非－自発的な安楽死を認める方向に傾

く、とラムジーは主張する。そのような事態の展開に反対して、ラムジーは、「まず第一に生命を救い、次に可能であれば緩和医療を行う、いささかも軽減されない義務」[38]があると主張する。

とりわけラムジーが主張するのは、「生命の質」に関する判断は、「生命の平等」を侵犯するので、避けるべきだ、ということである[39]。

以下で、ラムジーの「医学的適応の方針」が妥協策としても維持し難いことを示そうと思う。その用語法が啓発するところがなく曖昧なのは、彼が退ける、通常の手段と通常でない手段の区別という用語法と同様であるだけでなく、彼の方針もまた暗々裡に「生命の質」の考慮を含んでいるからである。

カレン・アン・クインランのケース

ラムジーの「医学的適応の方針」の光に照らして、カレン・アン・クインランのケースをもう一度見直してみよう[40]。永続的な昏睡状態にあるカレン・アン・クインランは、人工呼吸器により際限なく生きながらえることができるが、他方、人工呼吸器のスイッチが切られれば、「およそ数分で」死ぬだろう[41]と思われていた。このようなケースでは、死なないようにするのを差し控えることが許される、なぜなら「開始当初、救命の可能性を持っていた（あるいは納得のいくかたちでそうであると思われていた）治療がいまや目的もなくカレンの死を引き延ばす手段になってしまったからである」とラムジーは主張する。換言すれば、治療は、（ラムジーによれば）それが「死を引き延ばすこと以外のいかなる重要な点においてもまだ生きている患者の状態に対して影響することがない」[42]ので、中止しても構わない。

カレン・クインランを死なないようにするのを差し控えることが許されることを弁護する際、ラムジーは、このように死に瀕している患者と死に瀕していない患者の区別を使用する。カレン・クインランは死に瀕しているほうのカテゴリーに属するとされる。このことから死に瀕して

いる患者と死に瀕していない患者の区別をどう理解すべきかという根本問題が生ずる。ラムジーは、自分はいつ患者が死に瀕しているのか知らないが、「答えは、これは医学的判断で、医師が死に瀕している末期患者と死に瀕していない末期患者の差異を決定できるし、実際決定している、というものであるに違いない」[43]と認めている。

　しかし、使用可能な医学的手段で（際限なく）延命可能な誰かが「死にかけている」、だから延命してもらう必要はないという判断は、医学的判断ではない。むしろ、それは、死なないようにするのを差し控えることが許されるかどうか、もし許されるならいつか、についての倫理的判断である。カレン・アン・クインランのケースは、痛烈な仕方で、ラムジーの分析のなかに、没価値的な医学的判断と価値負荷的な「生命の質」による決定の混在があることの具体例を示している。もし「死に瀕していること」が、このケースに関するラムジーの分析が含意するような没価値的な医学的意味で理解されなければならないとすれば、すなわち、患者が「死に瀕している」という状態とは、患者が何らかの医学的手段の助けによってのみ生き抜くことができる、そしてこの手段が差し控えられれば、死ぬと予想されるという意味であるならば、糖尿病を患っておりその他多数の病気も患っている人々も死に瀕している患者というカテゴリーに入るだろう。そういう人に対しては、緩和医療を行うかあるいはいかなる医療も止めるかしか「医学的適応」がないであろう。それにしても、誰も真剣に、糖尿病の患者は、他の条件が等しいならば、死にかけている、そしてそれ以上の延命治療はそれ故行われてはならないなどとは言わないだろう。ここで明らかなことは、「死に瀕している」ということが、もし治療が保留あるいは差し控えられるならばそしてその時死が生ずるだろうという医学的判断として理解されるならば、そういう概念は倫理的分析にとっては役に立たないということである。なぜなら、それによって、いつ治療を正当に差し控えてよいか、そしていつ治療が続けられねばならないかを知ることができないからである。

3 「通常の手段」/「通常でない手段」という区別の新たな再定式化

　状況は、我々がラムジーの言明から収集できる、死に瀕している／死に瀕していないという区別の第二の可能な解釈に関しても似ている。すなわち、患者の状態が当該治療によって意味ある仕方で影響を受けないならば、そういう患者に対して治療を差し控えることは許される、つまり、患者の基調となる病状を治療あるいは軽減したりしないならば治療は差し控えてもよいということである。ただしラムジーが言うように、「死に瀕していることを延長すること以外に、いかなる重要な点に関しても患者の状態に影響を与えないならば」である。

　考えうることは、治療が有効なのは、それが回復（患者の病気以前に患者によって享受されていた健康あるいは息災の状態）や、少なくとも部分的回復をもたらす限りにおいてである、ということだ。しかし、これがラムジーの念頭にあった考えであるなら、——実際に念頭にあるかどうかを知ることは困難である。なぜなら彼は自分の決め手となる用語の多くに内容を与えていないからである——「回復」という用語は、ある医療が死を退けるのに有効かどうかということ以上に、既に生命の、ある質ないし種類を含意していることになるだろう。そして、他の条件が等しいならば、すべての人の生命の平等性を侵害することになるだろう。さらに、我々は既に4章第2節において、ある治療が日常的に行われるためには、それが患者の基調となる病状を治癒あるいは改善することが必要ではないということを見た。例えば、小児麻痺患者を支えるための人工呼吸器、糖尿病患者のためのインスリンがこの点に関する具体例である。従って再び言うが、治療が患者の基調となる病状に有意味な影響を与える／与えない、という区別によって、我々は死に瀕している患者とそうでない患者を区別することはできない。

　ラムジーは、死に瀕している患者と死に瀕していない患者をどうやって区別するかについてこれ以上の規準を提出していないので、その結果彼に残る選択肢は2つである。生命維持のために医学的補助が必要な患者そして／またはその病状が、生かしておくだけ以上に、医学的手段に

よって改善されえない人々は「死に瀕している」のであって、生命の延長をはかってもらう必要がないか、あるいはそうではなくて、ラムジーがこのグループの患者は死に瀕していないと主張したいのならば、カレン・アン・クインランもまた死に瀕していないし、彼女を死なないようにするのを差し控えることは許されないことになるだろう。カレン・アン・クインランのケースを他の似たケースから区別するため、ラムジーは、暗黙のうちに「生命の質」の考慮に依存している。それが明らかになるのは、彼が、カレンの治療を中止してもよいのは、「いかなる治療も昏睡状態にある患者にとって有益でない」**44**からである、というときである。しかし、ある治療が延命以上に有益であるという判断は、客観的で医学的な判断ではない、それはむしろ、価値負荷的な「生命の質」の判断である。従って、ラムジーが言っていることは、カレンを死なないようにするのを差し控えるのが許されるのは、彼女が死に瀕しているかあるいは不治だからではなく、治療がもはや彼女にとって有益ではないからである、ということである。しかしながら、永続的に昏睡状態にある患者がいかなる治療からも利益を得ることはもはやありえないということは議論の余地なく真実ではあるが、それ故治療を差し控えて、患者を死ぬにまかせてよいという判断はまた、議論の余地なく「生命の質」の判断である。治療が差し控えられてもよいのは、それが生命を維持するものでありながら、それはある種の質あるいは種類の生命だけ、すなわち、もはやその患者にとっていかなる利益にもならない種類の生命だけを維持するからである。

障害児のケース

暗黙上の「生命の質」に関する考察はまた、ラムジーの障害新生児に対する「医学的適応の方針」のバックボーンになっている**45**。再び、ラムジーの分析は、死に瀕している患者とそうでない患者の区別に依拠する。しかし、カレン・アン・クインランのケースにおいては、「死に瀕

3 「通常の手段」／「通常でない手段」という区別の新たな再定式化　245

している人」とは、医学的支援を必要とし、それなしでは死ぬような人々（及び、または、その病状が治療によっては「有意味な影響を受けない」ような人々）であったのに、欠陥のある乳児のケースでは、ラムジーは、死に瀕していることに関する別な考えを使用する。ラムジーの主張によれば、死に瀕している人とは、「助けることができない」乳児、すなわち、処置された治療にかかわらず死ぬであろうような乳児である。他方、死に瀕していない乳児とは、「医学的適応があるとされて」治療されるならば、生きると期待される乳児のことである[46]。

　これは、死に瀕している人々とそうでない人々を区別する信頼できそうな方法、まずもって一方で医学的生命至上主義を、他方で「生命の質」の考慮を退ける方法であるように思われる。しかし、後に見るように、この当初の信頼性は人を欺く。

　死に瀕している乳児とそうでない乳児の間の区別から、ラムジーは、様々な治療方針を引き出す。既に記したように、ラムジーによれば、治癒を目指す治療は、死に瀕している人のケースでは適応とならない。それは緩和医療かあらゆる治療の中止に代えられるべきである。死に瀕していない乳児のケースでは、他方、「医学的適応があるとされた」治療がなされるべきである。それでは、死に瀕していない乳児のために「医学的適応があるとされた」治療とはいかなるものか。ラムジーは明確にある治療が医学的に指示されるための条件を述べていない。代わりに、彼が参照を要求するのは、イギリスはシェフィールドにある小児病院の小児外科医Ｒ・Ｂ・ザカリー（Zachary）によって唱道されている二分脊椎の乳児のための治療方針である[47]。ザカリーの治療行為のなかに、ラムジーは、「あらゆる医学的手段の果断な使用は、通常の手段と通常でない手段の区別の日常的使用や、余命の質という方針を医療行為へ導入することを認めることに対する唯一の代案ではない、という決定的な証拠」を認めている[48]。

　2章第2節で見たように、子供たちが二分脊椎をもって生まれるとき、

1つあるいはそれ以上の脊柱が完全には閉じられなくなってしまう。その箇所の脊髄や神経は、正常なら膀胱、腸、足の筋肉や感覚を制御するのだが、骨の隙間を通って膨張し、子供の背中から突き出るような液体のつまった袋を形成する。袋はしばしば部分的にのみ脆弱な膜で覆われているので、神経は保護されず、容易に損傷を受け、麻痺と感染症のリスクが高い。しかし、手術によって、脊髄と神経はしばしば脊柱の中に押し戻すことができ、皮膚を隙間に被せることができる。このようにすれば、当該乳児の生存可能性は驚くほど高くなる[49]。

　ポール・ラムジーがR・B・ザカリーの治療行為について詳しく述べているように、ザカリー医師が背中の損傷を閉じる手術を行わない二分脊椎の乳児の2つのグループがある。1つのグループは、手術に適さない、すなわち、傷が外科的手段によっては閉じることができないような乳児たちから成る。ザカリーが手術しない第二のグループは、「数日あるいは数週間以内に」死ぬと予想されている乳児から成り、治療は差し控えられる。なぜなら乳児たちは「死に瀕している」からである。手術が「通常」あるいは「通常でない」と分類されるべきだからではない。また長期の機能不全の予後があるからでもない、とラムジーは書いている。「このグループの赤ん坊は誰も、手術されるべきではない。なぜならそうすることは、その子の生死に何の関わりも持たないだろうからである。誰も彼らを助けることはできない。無駄なことをしようと試みる義務は存在しない」[50]とラムジーは主張する。

　しかし、ザカリーが手術しない赤ん坊の最初のグループでは、手術が明らかに無駄であるとはいえ、第二のグループの、数日あるいは数週間以内に死ぬことが予想される赤ん坊たちのケースでは、どのような意味において手術は「無駄」なのか？　手術が有効でないという意味で無駄なので、これらの赤ん坊は数日あるいは数週間以内に死ぬのだろうか。それとも、彼らにとっての短い余命の期間に加えてある期間延命することに関してだけ無駄なのか？　ラムジーが念頭においているのは、明ら

かに第二の意味での「無駄」である。なぜなら死に瀕していると識別された患者のケースでは、使用可能な医学的手段によるそれ以上のいかなる試みも延命のためになされてはならないと彼は主張するからである[51]。

このことから死に瀕している過程と、死に瀕していると識別された患者のための延命治療が無駄であることあるいはその無益さの両方に関していくつかの問題が生ずる。これらの考え方を順に取り上げよう。

ラムジーの分析は、危うくも、死に瀕している患者と死に瀕していない患者の間に区別をつけることに依拠している。なぜならこのような区別があるからこそ、彼は、一方で生命至上主義を、他方で「生命の質」の考慮を避けることができるだろうからである。しかし、新生児のような患者はいつ死に瀕していることになるのか。既に記したように、それは医学的な判断である、とラムジーはいう。それはそうである。患者がある致命的な病気を患い、数日、数週間、数カ月あるいは数年以内に死ぬことが予想されうるという医学的判断である。しかし、ある人がそのような末期的な症状に苦しみ、ある未来の日付をもって死ぬことが予想されるので、その死は今、もし阻止できるとしても、阻止してはならないと主張することは医学的判断ではない。もっと詳しく述べさせてもらおう。

初手として、しかし、我々の焦点を絞らねばならない。ラムジーは、どのようにしてザカリーが二分脊椎の乳児を「死に瀕した状態で生まれた」と識別するか、特定の形態の二分脊椎に罹患しているので死に瀕していると考えられるのか、早死に至ると予想される何か他の末期状態にも苦しんでいるからそうなのかについて語っていない。両ケースが実質的に異なりうるということは、直観的に明らかであろう。最初のケースでは、乳児の生命は、おそらく手術や他の積極的な治療によって延長されうるだろう。他方、第二のケースでは、そのような乳児の生命を手術あるいは何か他の治療によって延長できるかどうかは、その末期状態から死までどれくらい差し迫っていると予想できるか、その子がまずその

末期的な病気で死ぬ見込みが手術されない場合に感染症で死ぬ蓋然性より大きいかどうか、等々にかかっている。疑いなく、集中治療室の現実の世界においては、事態はもっとずっと複雑である。しかし、確実なことは、二分脊椎の乳児の治療に関する倫理学的議論の周囲をたくさんの・事・実・に・関・わ・る・不確実性が取り囲んでいるということである。そのような事実にかかわる不確実性は、治療するかどうかによって乳児を選別するために様々な医師によって使用されるいろいろな規準に始まり、様々な病院設備におけるいろいろな治療の有効性を取り囲み、さらには、様々規準によって選別され、様々な医師により様々な治療を余儀なくされる、あるいは治療されないことを余儀なくされる乳児たちの長期あるいは短期の生存率にまで及んでいる[52]。倫理学的分析は、それが対象とする事柄について明証性を前提にするから(そしてそのような医学的事実を確認するために文献を精査することは、我々の現在の目的からあまりにも遠くに我々をそらすことになるだろうから)、私は、状況を構成する事実に関して同意が得られやすいであろう、死に瀕している患者とそうでない患者の区別をもう1つの別な医学的な文脈において調べることにしたい。

　死に瀕している患者とそうでない患者の区別に専心する際、ラムジーはもう1つのケース、事実に関するよりはっきりした明証性を求めるという必要を満足させるケースについて議論する。それは、テイ・サックス病、主としてユダヤ系の乳児を苦しめる遺伝性疾患のケースである。テイ・サックス病では、乳児は正常に生まれるが、ラムジーが言うように、「死ぬべく生まれてくる」[53]。生後しばらくすると、この病気を患っている乳児は、騒音に対する極端な感受性、筋肉の弱さを次第に示し始め、鮮紅色の斑点が網膜の中心近くの求心性の高いところに出現する。次第に視力を失いついに盲目になる。深刻な精神障害が起こる。罹患した乳児は一般的に3歳ころに死ぬ。テイ・サックス病の治療法はない。

　しかし、テイ・サックス病の子供たちは「死ぬ運命にある」とはいえ、

3 「通常の手段」/「通常でない手段」という区別の新たな再定式化　249

「他の子供たちと同様、症状出現以前には、死に瀕しているわけではない」とラムジーは主張する。少々長くラムジーを引用させてもらおう。それに関連して、また、もう一度、すべての人の生命の等しい価値に関する彼の見解を示させてもらおう。

　　ほぼ最初6カ月の間 [テイ・サックス病の赤ん坊は] 他の赤ん坊と同様である。生きており、成長し、おそらく人間としての生存を享受しているのは他の乳児と同様である。宗教的な視点からみると、生後6カ月というのは、神にとって、不可逆的な退化の始まりまで70年生きることよりも価値のない生存期間であるという理由はない。純粋な人道主義もまた同じことを別な言葉で語るであろう。還元的な自然主義と社会的な功利主義のみが、乳児生命のそれらの月日には価値がない、なぜならその後、地上で何かを成し遂げる時系列に沿った事柄が何も生じないから、と考えるであろう。どんな結果になろうとも我々のすべての日々と年月は同じ価値を持つ。死は、ある時期でも他の時期でも悲劇ではない。不可逆的な退化が出現し、その子がまさに自分自身の死に瀕して苦闘しているとき、実験的治療（苦しむ子にとってリスクの高い治療を探すことも含めて）は、全く適切である。しかし、テイ・サックス病の子供たちが死に瀕しているさなかのある時点からは、彼らをユダヤ慢性病の病院へ押し込め、チューブをつないでその死に瀕していることを延長させてはいけない。死に瀕している人をケアすることだけに関わる倫理が、変更や修正なしに、子供のケースにおいて有効なのは、死に瀕している過程に入った大人の末期患者のケースにおいてと同様である。死に瀕している状態を延長させること以上のことができる人が誰もいないときは、いかなる治療も適応とされない[54]。

　一方で、ラムジーは、不可逆的な退化のはじまりまでの人生のほうが（この時点で、生命はおそらく維持されるべきなので）、そのような退化

の始まった後の人生（このとき生命はもはや維持されるべきではない）よりも（神にとって）いくらか価値があると言っているようである。他方で、ラムジーは、「どんな結果になろうとも」我々のすべての日々と年月は同じ価値を持つ、すなわち、すべての生命——退化していようがいまいが——は等しく価値があり、保護を要求する平等の権利がある、と言っているように見える[55]。だが、明らかなのは、ラムジーは、理論上、後者の立場に同意しなければならないということである。最初の立場を唱道するというならば、彼は「生命の質」倫理に同意することになろうからである。しかし、「死に瀕している」患者と「そうでない」患者の治療に関する限りラムジーが勧める実際的な提案は、最初の立場に基づいているように見える。なぜなのか示させてもらおう。

　生命には等しく価値がある、いや価値がない、という見かけ上調停不可能な2つの見解は、最初は何かもっともらしく思われるが、それは、ラムジーが「役に立たない」あるいは「無益な」治療という曖昧な言葉遣いをし、「死に瀕している」患者と「そうでない」患者を区別しているためである。テイ・サックス病の赤ん坊は、ほぼ生後6カ月で、「死に瀕した過程」に入る。さて、明らかに、治療が死に瀕している人に（あるいは他の誰に対しても）なされてはならないのは、治療が患者の苦しみを軽減したり、延命したりすることに関して有効でないと思われる場合である。しかし、「死に瀕している人」に対して行うことができるすべての治療が必ずしも、この意味で「役に立たなかっ」たり「無益」であるというわけではない。むしろ、患者の基調となる末期状態にいかなる仕方でも影響を与えない場合でさえ、患者を延命させるような多くの治療がある。もう1度言うが、抗生物質による治療は、1つの明らかな例である。テイ・サックス病の赤ん坊がほぼ生後6カ月で「死に瀕した過程」に入った後、生後9カ月で気管支炎を起こしていると仮定しよう。ひどい気管支炎の発作なので、その乳児は抗生物質による治療が差し控えられれば死ぬだろうと思われる。ラムジーの分析によると、抗生物質によ

る治療を差し控えることは許されるのだろうか（あるいは、そうすることは義務でさえあるのだろうか）。答えは明らかではない。というのも、ラムジーはただ次のように示唆するだけだからである。すなわち、死に瀕している過程の「ある時点から」このような乳児たちは延命してもらうべきではない。しかし明らかなことは、もし抗生物質による治療はなされるべきではないと決定され、その結果としてその乳児が死んだら、その乳児は、治療不可能なテイ・サックス病で死んだのではなく、むしろ治療可能だが治療されなかった気管支炎で死んだことになるだろう、ということである。換言すれば、その子は死ぬにまかされていたということになるだろう。

　さて、ラムジーは、死に瀕している過程のいつの時点で抗生物質のような延命治療を差し控えることが許されるか言っていない。しかし、彼は、そのような時点があると主張する。ラムジーの分析を支える推論は、次のようなものであると思われる。すなわち、生後6カ月間は、テイ・サックス病の赤ん坊も他の乳児と同様、生命を享受しているが、不可逆的な退化のはじまりの後しばらくすると享受の水準の著しい減少（あるいは消滅）がある。この時点に達したら、もはや乳児の生命の維持をするべきではない。なぜなら生命は、その子にとってもはや有益なものではないからである。換言すれば、その乳児が死ぬにまかされるべきなのは、「生命の質」の考慮に基づいてのことなのである。

　分析の表面上では、ラムジーは、「死に瀕している」患者と「そうでない」患者を区別することにより「生命の質」の考慮を回避している。しかし、死に瀕していることの一般的に受け入れられた（生理学的な？）定義を案出することは困難であろうということだけではない。その差異が道徳的な意義を持つべきであるのはなぜかに関する議論を彼が提供し損なっていることこそが、彼の立場を維持し難いものにしているのである。次のようなことも十分ありうるかもしれない。すなわち、例えばパーキンソン病にかかった人が35歳のときに不可逆的な退化の過程が始まり、余

命が後20年であり、その年月は次第に衰えていくのを特徴とする、という場合である。しかし、そのような不可逆的な退化の過程が医学的に識別されうるとしてさえ、そしてそのような人が「死に瀕している」と言うことに同意できるとしてさえ、そうだからといって、それ故医師が死なないようにするのを差し控えることが道徳的に許されるということにはならない。テイ・サックス病の乳児に関する限り、ラムジーは、「死に瀕している過程のある時点から」彼らは生命を維持してもらってはいけない、と主張する。しかし、死に瀕している過程の連続のあるところにそのような時点が存在すると示唆しながらも、ラムジーはその時点にいつ達するのか、それはどのように識別できるのか、あるいは、その時点がなぜ道徳的に有意味であるべきなのか、何も言わない。しかし、明らかなのは、この時点がどこにあろうとも、その位置は、「医学的適応による方針」によって決定されることはありえない、ということである。というのも、ラムジーが念頭におく時点は、何をなされようと、ある乳児が死ぬであろう時点ではなく、むしろその乳児を延命するのを止めるべき時点だからである。

　「死に瀕していない人」に関連して、ラムジーは、なんらかの治療に医学的適応があると主張する。例えば、損傷を閉じるというような望ましい成果を達成することに効果があるような治療、正常な乳児に日常的に処置される治療、身体的に人の生命を向上させ、その衰えを防ぐような治療である[56]。これらの条件を満たす治療はまた、「生命の質」による決定を避けるべきならば、「死に瀕している人」に対しても「医学的適応がある」だろう、ということは明らかであろう。要点は、もし適用されれば彼らを延命させるであろう治療を差し控えるという決定がなされても、「死に瀕している人」は、ラムジーが言うように、「彼ら自身が死に瀕していることを苦しむ」ことはない、ということである。彼らが自分自身の死に瀕していることを苦しむとすれば、それは延命のために医師ができることが何もない、すなわち、医師が死なないようにするのを差

3 「通常の手段」/「通常でない手段」という区別の新たな再定式化　253

し控えない場合だけである。医師が死なないようにするのを差し控える場合はいつでも、患者は、テイ・サックス病のような、治療不可能な、最終的には致命的となる病で死ぬのではなく、気管支炎のような、治療可能な何か二次的な病で死ぬのである。そのような感染症と使用可能な抗生物質によって闘うことができるならば、そのような抗生物質が「死に瀕していない」乳児のケースで日常的に適用されるならば、そしてそのような治療が患者の身体的生を向上させ、その衰えを防ぐならば、そのような治療は医学的に指示されるだろう。患者が「死に瀕している」ので、そのような治療を施してはならないという決定がなされるならば、そのような決定は不可避的に「生命の質」の考慮に基づくであろう。

『安楽死と臨床』に関するカトリックの作業部会の最近の報告を例に取ろう。この作業部会のメンバーは、ラムジーのように、医学的な意思決定に際して「生命の質」による判断を避けることに熱心である。ラムジーのように、彼らもまた、通常の手段と通常でない手段という区別は、まさにこの点に関して、SLPの支持者たちに対してある困難を提示するという事実に気づいている[57]。これらの困難にもかかわらず、報告者は、「「通常」と「通常でない」という用語にまつわる曖昧さに煩わされる」必要はなく、「いつ治療が義務的となるかを決定する基礎的考察こそが重要なのである」と勧告している[58]。

私は同意しないのは難しいと思う。なぜならこれらの基礎的考察は、これからみるように、まさに、かの「生命の質」の考慮であって、作業部会が懸命に避けようとするものだが、医学的意思決定が倫理的に健全な土台に基づけられなければならないとすれば、それを明確に表明するかたちで議論することは、不可欠なものだからである。

ラムジーのように、作業部会のメンバーは、——より明確に表明されてはいるが——いつ患者が死に瀕しているか、いつそうでないかを「決定する」。これが明らかになるのは、作業部会の次のような例においてである。それは、医師が患者を死ぬにまかせてもよい状況を具体的に示

すために設定されたものである。この例は、ついでながら、「いかなる救命治療もない致命的な状態の患者」という見出しのもとに議論されている。

　　　50歳代後半の男性が8年間、進行したパーキンソン病のために入院していた。その人生の最後の年月の間、彼は次第に体重を減らし、概して虚弱で、どちらかと言えばベッドの中で時を過ごした。彼はどちらかと言えば明瞭に話すことができず、基本的な「日常生活動作」に関する補助をだんだん増やしてもらう必要があった。この期間中、彼は気管支炎を3回起こした。最初の2回は、胸部の物理療法と抗生物質で治療された。さらなる発病を予想して、次のことが決められた。すなわち、その人は、ゆっくりとであれ、事実上死に瀕している人であり、気管支炎の次の発病の治療は、物理療法と抗生物質によってではなく、単に対症療法的に行うその理由は、胸部の感染症を治癒させるような治療は、この段階では、「数週間後には死ぬその人を蘇生させる」あるいは、「死の淵をさまよわすように処置する」こと以上のことをほとんどなさないから、というものである。このような状況では、胸部の感染症の結果、その人が死ぬということは全くもってありそうなことであり、それは、徐々に進行する身体的な衰えが自然に至り着く最終的な出来事と見なされる[59]。

　以上の私の議論に照らしてみて、この例はそれ自体ですべてを語っており、それ以上のコメントは必要ないと思う。ただし多分次の1点は除く。すなわち、作業部会はそのメンバーの中に少なくとも1人の哲学教授エリザベス・アンスコムと、特に自然法倫理学に関心を持つ1人の法学講師ジョン・フィニス（John Finnis）を加えていたということである。
　上記の例の患者が「死に瀕している人」であるという作業部会の「決定」にラムジーが同意するかしないか、私に知る手だてはない。しかし、明

3 「通常の手段」/「通常でない手段」という区別の新たな再定式化　255

らかなことは、この特定のケースに関する彼の判断いかんにかかわらず、彼の立場は維持し難いということである。彼は生命至上主義——すべての生命はその質あるいは種類にかかわらず、等しく延長されうるし、されねばならない、という見解——に同意しなければならないか、あるいは、死なないようにするのを差し控えることが時に許されるという判断は、不可避的に「生命の質」の考慮に基づくであろうということを承認しなければならない。どちらであるかは、ラムジー自身の医学的適応という方針がどうなるかで決まる。問題となる生命の質あるいは種類にかかわらず、「医学的適応がある」すべての治療が使用されなければならないならば、生命至上主義である。「医学的適応がある」治療が時に使用されえないならば、「生命の質」倫理である。延命治療あるいは継続された生命が患者にとって利益にならないならば、医学的適応があるとされた治療は使用される必要がない。後者の判断は、医学的な判断ではなく、問題となっている生命の質あるいは種類に基づく価値判断である。

　通常の手段と通常でない手段の区別をどう再定式化したらよいかについて他の議論を考察してもよいかもしれないが、多分そうする必要はない。なぜならそのような試みがどのような形態をとろうとも、それらは一方で、SLP（あるいは生命至上主義）、他方で、「生命の質」倫理学のいずれかの選択を提示するだろうということは十分に明らかだと思われるからである。「生命の神聖性」観の支持者たちでさえ、治療の決定が患者に対して有する結果に全く無頓着というわけではない限りにおいて、彼らも「生命の質」というアプローチを採用するであろう。しかし、そのようなアプローチは、もちろん、すべての人の生命を等しい価値を持つものと見なすSLPと整合的に結合されえない。SLPの文派では、「生命の質」に関する問いが提起されることさえありえない。二分脊椎の乳児に対するR・B・ザカリーの医学的適応を概観する際に、ラムジーが肯定的に言うように、「生命がその所有者にとって有益かどうかは、ザカリーが尋ねる問いではない」[60]。

しかしながら、これは、SLPの支持者たちがあからさまには尋ねない問いであるにせよ、彼らが尋ねなければならない問いなのである。通常の手段と通常でない手段というような区別をすることによって、すべてのケースにおいて延命するとは限らないと決定することがSLPと両立可能であるという主張が当初はもっともらしく思えるが、そのような手段に関連させた区別に依拠することはまた、道徳的な責任の放棄となる。その道徳的な責任とは、我々が時に明確に表明された（それ故、道徳的に弁護可能または弁護不可能な）「生命の質」の考慮に基づいて選択しなければならないということと結びついているものなのである。価値負荷的な「生命の質」に関する決定を、没価値的な医学的決定として提示することにより、実質的には道徳的な論点が回避される。ここで、重要な点（最終章で実質を与えるが）は以下のことである。すなわち、我々は、哲学者や道徳神学者のみが関心を持つような理論的な混乱だけでなく、弁護不可能な実際的帰結もまた有しているような、誤解を招きやすい教説と直面しているのである。

第5章

結　論
——「生命の神聖性」から「生命の質」へ——

　生命を維持することは、助かる見込みのないがん患者の治療を含む医療行為の指針となる唯一の原理でなければならない。この原理をむやみに変更したりいいかげんな解釈をしてはならない。
　　　　　　　　　　　　　　C・S・キャメロン（Cameron）『がんに関する真実』

　医師が自分の患者を殺すというと極めて残酷に聞こえる。正しくないように思える。しかし、長きにわたって悪化の一途を辿り、死に瀕しているか既に死んでしまっている不幸な患者の身体を無理やり維持しつづけることもまた正しくはない。それを当然のことのようにしてはならない。それは常に残酷である。
　　　　　　　J・H・ファン・デン・ベルク（Van den Berg）『医学の力と医の倫理』

　拝啓　大変読み応えのある論文の中で、ザカリー氏は重い二分脊椎で生まれたすべての子供を外科的に治療することに賛成の立場をとなえています。しかし、サンダース医師はそれを「浅はかで残酷だ」というのです。対するザカリー氏は、代替案はそうした子供たちを殺すことだと反論しているのですが……もちろん、そこには第三の方法、すなわち、自然の成り行きにまかせるという方法があります。何ら積極的な介入もなされずに、治療をされない子供たちの90％以上が、最初の誕生日を迎える前に亡くなっているのを私はもう何年も見てきています。
　　　　　　　　　　　　　　　　　　　　　　イアン・G・ウィクス（Ian G. Wicks）

　患者に治療する価値があるならば、なすべき唯一の方法は患者に全力で取り組むことである。もし少しでも見込みがあるなら、最大限の

治療をしなさい。しかし、ゆるやかに死なせるといった程度の働きかけはしてはならない……患者は徹底的に治療する価値があるか……全くないかのいずれかである。中途半端な治療は患者を死ぬがままにしておく残酷な方法である。

　　　　医師クリストファー・ブライアン゠ブラウン（Christopher Bryan-Brown）

　愛する末期がんの女性を殺した男性が期限なしで精神病院に入れられた……

　裁判官はサービーに言った。「つらく苦しい肉体の苦痛が続いてはいましたが、彼女には生きる権利があったのです。彼女の苦痛はあなたの愛で緩和することができたでしょう。私はあなたが愛情から彼女を殺したことを認めるつもりはありません。愛は殺しません。愛は命を支えるものなのです」。　　　　　　『デイリー・テレグラフ』1972年

　戦って人を殺すこと、人を裁判にかけ、死刑を宣告し、処刑することは、重く悲しい行為である。しかし、それは、この（人の生命に対する）畏敬や尊重の念と両立できるのかもしれない。（自分自身であれ他の誰かであれ）その人の生が悲惨だとか、生きるに値しないとかと判断して人を殺すことは、人の命に対する畏敬や尊重の念と両立するものではないのである。　　　リナカー・センター作業部会『安楽死と臨床』

1　序　論

　「生命の神聖性」原理の支持者は、「生命の質」を考慮に入れて生命を意図的に終わらせることが道徳的に正しい場合があるかもしれないという考え方を、反感を覚えさせる堕落したものであると見なしている。しかし、これまでの章における私の議論が明らかにしてきたように、死なないように処置するのを差し控えることが、常に生命を意図的に終わらせる事例に該当するのみならず、延命のための手段の中止や不使用が延命以外には患者に利益をもたらさないだろうという暗黙の主張あるいは公然たる主張によって正当化される場合は、必ず条件付き「生命の神聖

性」原理も「生命の質」の基準に基づいているのである。もし倫理的分析が患者にもたらされる利益と負担を全く忘却しているのでなければ、どのようにして「生命の質」の判断を回避することができるのか理解することは困難である。

　もちろん、「生命の神聖性」観を支持すると称する人の議論に暗に含まれる「生命の質」の判断は、患者にとっての利益と負担に基づいているとは限らない。むしろ、その判断は、治療によって家族（や社会）にもたらされる負担だけでなく、治療後に患者にもたらされると考えられる生命の質や種類のせいで家族（や社会）にもたらされる負担に訴えることでも、正当化されるかもしれない。例えば、ピウス12世は、1957年2月24日の医師に対する演説で次のように述べた。

　　意識のない患者が成年で法律上自立している場合、（患者の）家族の権利と義務は、その患者の推定された意思に概ね基づく。家族自身の独立した義務に関しては、通常の状況での唯一の責務は、通常の手段を用いることである。従って、蘇生の試みが、実際、家族に担わせることができないほど重い負担になると思われるとすれば、医師がその試みを中止するよう家族は合法的に要求することができ、そして、医師は合法的にその要求に従うことができる。この場合、患者の生命を直接的に終わらせること即ち安楽死は行われていない。それは決して許容できないだろう。蘇生の試みを中断することは、循環の停止をもたらす場合でさえ、間接的に生命終焉の原因となるに過ぎない[1]。

　これまでの章において、条件付き SLP は、道徳的、概念的に支持できない区別に基づいているので内在的に不整合であると私は論じてきた。本章では、条件付き SLP は理論的に混乱した原理であるのみならず実践においても容認できない帰結をもたらす原理でもある故、放棄すべきであると主張する。ここで私は、暗黙のうちに患者に対する利益と

危害に基礎を置く議論に主として焦点を当てる。しかし、生死に関する決定が、問題となっている生命の質や種類に基づいてなされる場合、SLPを支持する人が患者の利害と家族あるいは社会一般の利害とを適切に区別するのにしばしば失敗することも考慮に入れるならば、彼らにとって困難が増大するのは明白である。ある行為を正しいものとする特性が患者自身の福祉に基づいて定まるとする立場と、その特性が他の人にもたらされた帰結にも基づいて定まるとする立場の違いは、明らかに決定的な違いであり明確にする必要がある。しかし、この問題は私が追求するつもりのないものである。SLPは、意思決定の根拠として「生命の質」を考慮に入れることを、その論拠のいかんにかかわらず排除するので、我々の目的にとっては、患者にとっての利益と負担という枠組みに議論を限定すれば十分である。

今日、SLP支持者のなかに、「生命至上主義者」、つまり、たとえ延命が患者に利益をもたらさないかあるいは当人の最善の利益にならない場合でさえ、患者を延命しなければならないとする考え方を支持する人はほとんどいない[2]。しかし、SLPの支持者が「生命至上主義者」ではなく、むしろ、治療によってあるいは治療後に患者の生が過度の負担になると予想されるのであれば、患者を延命する必要はないと考えている限り、彼らは生命を意図的に終わらせることを提唱しているのであり、しかも、問題となっている生命の質や種類に基づいてそうしているのである。

これまでの章における私の論証が正しいとすれば、条件付きSLPは、生命を意図的に終わらせることを禁止すると同時にそれを許容するが故に致命的な欠陥がある。さらに、意図的に患者の死を引き起こすことが許される場合があると考えている人は、典型的には「生命の質」の暗黙の規準に基づいた生死に関する判断を支持している。このことは、内在的に不整合な原理——1章第6節で概説した整合性の形式的要件を満たさない原理であるとして、SLPを拒否する説得力に富む理論的理由があることを意味している。さらに、SLPを拒否する有力な実践的理由も

ある。つまり、条件付き SLP は理論的に混乱しており、そのため混乱した実践と倫理的に擁護できない帰結に至るのである。

　これまでの章で、私は条件付き SLP を拒否する理論的根拠を示してきた。私は、そのための論証がなされたものと見なす。それゆえ、5章第2節の叙述は記述的になるだろう。倫理に関する理論を構築すること及び医療上の意思決定に関与する人が、意図的に死を引き起こすことは常に許されないという見解、及び治療手段に注意を集中することで「生命の質」についての判断を回避することができるという見解を支持し続けるならば、避けられないと思われる実践上の混乱と不整合を5章第2節で例証することになるだろう。正当化できるかたちで生命を終わらせるという問題に、問題となっている生命の質や種類の観点からというよりむしろ治療手段の観点から取り組む場合、実質的な道徳上の問題、すなわち、人の生命の価値の位置付けに関わる問題と生命を意図的に短縮することが時には悪い場合があるが、常に悪いとは限らないのはなぜかという問いにかかわる問題が回避されている。

　5章第3節では、問題となっている生命の質や種類に基づいて意図的に生命を取り去ることを許容できる場合があるという結論に議論がどのように行き着くのかを、手短に述べるつもりである。私がこの試論を提示するのは、通常の手段と通常でない手段の規準(あるいは手段に関する何か別の規準)という曖昧かつしばしば不適切な方法で、生命を終わらせるという倫理上の難問を扱おうとする誘惑を除去するためであると同時に、医師が「生命の質」を考慮に入れて死なないようにするのを差し控えることが正当化される場合があるとすれば、積極的安楽死のほうが患者を死ぬにまかせることより道徳的に望ましい場合が多いということを示すためでもある。

2 擁護できない実践上の帰結

　治療中あるいは治療後の生より死のほうが望ましいと患者の観点から見て考えられるが故に、患者がそのまま生かされた場合より早く死ぬにまかされる場合、我々は、消極的安楽死の事例に関わっていることになる。消極的安楽死の事例では、死が道徳的にむしろ望ましい選択肢であると見なされ、患者は患者自身の利益のために死ぬにまかされるのである。

　差し当たり、そのような判断は、死なないように処置するのを差し控えることが許されると考えられる場合、死期を早めることが常に患者にとって望ましい結果であるということで問題はない、と仮定してみよう。しかし、たとえこの仮定を認めるとしても、死んだほうがよいと考えられる患者の治療を差し控えたり中止したりすることのほうが、例えば致死薬を注射することによって苦痛を与えずに速やかに患者を殺すことよりむしろ道徳的に望ましいという判断は、極めて疑わしいものである。

　問題点を明確にするために、パーキンソン病で死に瀕している人の事例をもう1度見てみよう。この事例は、安楽死に関する高名なカトリック作業部会が、許容可能な、死ぬにまかせることの例として提示したものだ、ということが思い出されるだろう[3]。

　患者が「長引く死」に直面しているので、死ぬことが当人の最善の利益になる、とその作業部会は——暗黙のうちにではあるが——考えている。この判断に照らして、患者が気管支炎に再び罹患した場合には抗生物質と理学療法を用いて治療すべきではなく、患者を死ぬにまかせるべきだ、という決定が下される。

　しかし、このような暗黙の仕方で死を選択する行為は、2つの主要な理由の故に望ましくない。第一に、その行為は、不必要な多くの苦痛を患者に与えるかもしれない。そして、第二に、その行為は、道徳的に不

適切な根拠に基づいてなされる意思決定となるかもしれない。この2つの点について、順に論じよう。

　ジョン・ローバーは、二分脊椎の乳児に対する選択的不治療の先駆者であるが、消極的安楽死の望ましくない帰結を指摘している。ローバーの研究では、治療されない乳児の60パーセントは生後1カ月以内に死亡し、8カ月以上生存したものはいなかったとされている[4]。しかし、このような乳児に多くの苦しみを与えるとすれば、1カ月、1週間、あるいは1日でも長すぎないだろうか。「誰もが速やかな最期を望んでいる場合、そのような乳児たちが何週間あるいは何カ月かけてしだいに衰弱していくのを見るのは痛ましい」[5]と書くとき、ローバーは、このことに同意しているように思われる。

　不治療群に選ばれた乳児の死にゆく過程を短縮するために、「乳児を延命することになるかもしれないことは何もすべきではない」と（2章第2節で見たように）ローバーは主張する。特に、「進行性水頭症は早期の死の重要な原因となる」ので、医師は手術の誘惑に抵抗すべきである。このようにローバーは、治療されない乳児が何週間、何カ月もかけて衰弱していくよりむしろ早く死ぬほうがよいと明確に理解している。彼は、これらの事例で積極的安楽死と消極的安楽死を区別するとすれば、「重大な不整合とおそらくは偽善」[6]を伴うことになるかもしれないということを認識してもいる。しかし、こうした認識にもかかわらず、たとえ積極的安楽死が合法的だとしても、彼は「確かに決してそれを行うつもりはない」[7]と考えてもいる。この点で彼は、何か条件付きSLPのようなもの、つまり、医師は時として死ぬにまかせても構わないが、乳児の死を引き起こすために決して積極的な手段を取ってはならないといったものに訴えていると私は思う。

　乳児を死ぬにまかせるという決定が下された場合に起こるかもしれないことを理解するために、腸閉塞を持って生まれたダウン症児の例を見てみよう。2章第5節2項で事例Eについて論じた際に既に見たように、

そうした状況では、その乳児が死ぬだろうという帰結を予見しながら、腸閉塞を解消するために通常行われるべき手術を差し控える決定が下される場合が多い。小児外科医のアンソニー・ショウ（Anthony Shaw）は、死にゆく経過を次のように述べている。

> 手術しない場合、医師は、自然の力が乳児の生命を奪い去る間に乳児が苦しまないようにしなければならない。死なないように処置するために自然とメスを用いたくなる外科医としては、救命可能な乳児の傍らにたたずんで死ぬのを見守ることは、私の知る限り最も感情的に疲弊する経験である。カンファレンスの場での理論的な議論において、そうした乳児を死ぬにまかせるべきだと決定することは容易である。脱水と感染症で小さな存在が数時間、数日間かけて衰弱していくのを育児室で傍らにたたずんで見守ることは、全く別のことである。これは私と病院関係者にとって恐るべき試練である――育児室に1度も足を踏み入れない両親以上に[8]。

アンソニー・ショウが1972年に上記の文章を書いて以来、乳児を死ぬにまかせる方法には変化があったかもしれないが、それにもかかわらず、消極的安楽死は、すべての当事者にとって――医師と両親が何よりも先ずその児のために安楽死の行為に着手すると考えられる乳児にとってはとりわけ――恐るべき試練になりうるということに変わりはない。もちろん、悲劇は、患者、親族、医療従事者が、それ自体道徳的に不適切な区別、つまり殺すことと死ぬにまかせること、あるいは積極的安楽死と消極的安楽死の区別に基づいてこれらの試練に耐えることである。

消極的安楽死も積極的安楽死も、ともに死を意図的に引き起こす事例である。そして、殺すことが死ぬにまかせることより悪い場合が多いことは確かだが、その場合、殺すことを死ぬにまかせることより悪くしているのはその区別と本質的には無関係な要因である。しかし、殺すこと

が死ぬにまかせることより事実上よりいっそう悪い場合が多いということに同意するにしても、こうした承認が、目下の問題に関して、条件付きSLPの支持者に役立つことはなかろう。すでに見てきたように、死ぬにまかせることの許容可能性を主張する際、条件付きSLPを支持する人の判断は、暗黙のうちにその患者は「死んだほうがよい」だろうという「生命の質」の前提に基づいている。しかし、もし患者は「死んだほうがよい」とすれば、患者を殺すことのほうが患者を死ぬにまかせるより患者の利益になる場合が多いだろう[9]。このことは、当人のために患者を殺す行為者は、他の事情が同じならば、当人のために患者を死ぬにまかせる行為者より悪い種類の行為者ではなく、殺すことが死ぬにまかせることより患者の利益になる場合にはいつもより善い種類の行為者かもしれないということをも意味する。これにより、PDEの残りの根拠がなくなる。すなわち、ある人の死を望んでいるが故にその人の死を目指している行為者は、悪い種類の行為者である場合が多いとしても、死が当人の最善の利益になるすべての場合にはこのことが当てはまるとは限らない[10]。

　パーキンソン病の患者の事例を取り上げてみよう。この場合、3つの選択肢がある。

1. 第一の選択肢は、「生命至上主義」である。つまり、当該の患者の生命は他の患者の生命と同じ価値をもち、延命が患者に利益をもたらさないと考えられる場合でさえ、有効な手段を用いて延命しなければならないという考え方である。この場合、患者の気管支炎とその他の合併症は治療され、最終的にパーキンソン病あるいは治療不可能な合併症の1つで死ぬに至るまで、患者はさらに2、3週間ないし2、3カ月間かけて「だらだらと死んで」ゆく。
2. 第二の選択肢は、安楽死に関するカトリック作業部会によって提唱されており、一般に条件付きSLPに暗に含まれていると考えら

れるものである。それは、患者が続いて気管支炎に罹患する場合には、抗生物質や理学療法で患者を治療するのを差し控えることである。この場合、治療可能だが治療されない感染症で患者を死ぬにまかせる機会が訪れるまで、患者は生きながらえる。
3．第三の選択肢は、SLPのすべての支持者に強く反対されているものだが、生命が患者にとってもはや利益をもたらさない段階に到達した場合には、苦痛を伴わない致死薬を注射することである。この場合、患者はすぐ死ぬのであり、だらだらと死んでゆくという過程はないだろう。

　どのようなかたちであれ生命を意図的に終わらせることに反対する人は、第一の選択肢を取らなければならないと主張する。例えば、医師のC・S・キャメロンは30年程前に、「生命維持は、回復の見込みがないがん患者の治療を含む、医療行為の指針となる唯一の原理でなければならない」と述べた。キャメロンにとって、積極的安楽死と消極的安楽死との間に違いはない。彼は、安楽死と生命維持治療を行わないことによって患者を死ぬにまかせることとの違いを、「道徳上のごまかし」[11]と見なす。思うに、この点でキャメロンは正しい。
　生命が耐え難い負担を患者に与えるとしても延命しなければならないとする考え方は明らかに残酷なので、その立場を述べるやいなや、納得のいく倫理原則としては受け入れられないだろう。医学は、熱心であるだけでなく無情な学問となろう。その場合には、すべての人の生命の神聖性という精神のもとに、消え行くわずかな生命でもことごとく、「思い切った治療」つまり外科手術と蘇生術によって延命しなければならないだろう。すなわち医師は、安楽死に関するカトリック作業部会の言葉を借りれば、「長引く死を処方し」、死にゆく者を「復活させる」ことになろう。そのような立場は明らかに無慈悲なので、擁護したいと思う人はほとんどいないだろうが、すべての人の生命には等しい価値があり、

絶対的に不可侵であるという「生命の神聖性」原理の 2 つの信条とは調和するのである。この原理の無慈悲さならびに個々の患者の利害関心を軽視するということが、「生命の質」を考慮に入れて生命を意図的に終わらせることは常に悪であるとする考え方を支持したいと思う場合に払わなければならない代償である。その代償は、あまりに大き過ぎると私は思う。

　「生命至上主義」の明白な無慈悲さという点から見て、批判が必要なのは、ある種の場合に限定された生命維持義務を課す条件付き SLP である。なぜなら、広く支持されており、かつその実際上の含意が受け入れ難いのはこの原理だからである。上記の選択肢2に例示されたこの原理を、パーキンソン病患者の状況に即して見てみよう。

　治療して延命するよりも、患者を早く死ぬにまかせる理由は、患者がだらだらと長引いた死に直面しているということである。つまり、消極的安楽死が正当化されると考えられるのは、延命が患者の最善の利益にならないと判断されるからである。患者を死ぬにまかせる暗黙の理由は、このように、患者が「死んだほうがよい」だろうということである。しかし、この判断を下し、こうした状況では死に抵抗すべきではないということを容認したうえで、患者の幸福を念頭に置くと称する人が、緩慢で悲惨になることが多い死なせ方を選ぶ、つまり患者を死ぬにまかせるのである。この第二の立場は、条件付き SLP と矛盾しないがこのように支持できない折衷案である。つまり、意思決定は、生命の神聖性にではなく患者の利害関心に基づくべきだとその立場を取る人は暗黙のうちに考えている。だが、その一方では、当該の患者は、数週間あるいは数カ月間生き長らえるに及ばないにもかかわらず、条件付き SLP 支持者が患者を死ぬにまかせることを可能にする（治療をしなければ）致死的なものになりうる病気で、人間が企図し実行したこととは全く独立に、遅かれ早かれさいなまれるに至るまで、死ぬよりも悪いと判断された状態で数日間あるいは数週間以上患者が生き長らえなければならない、と

その立場は定めているからである。これは、最初に患者を死ぬにまかせるという決定に行き着いた推論（つまり、患者は死んだほうがよいであろうという推論）と矛盾するばかりでなく、道徳的責任の放棄でもある。患者は死ぬ運命にあるが、患者が死ぬのかどうか、そして死ぬとすればそれはいつなのかは、「自然の成り行き」にまかせられている。こうした方法は、ジャン＝ポール・サルトルであれば「自己欺瞞」の行為と呼んだかもしれないものに該当し、特定の患者に多くの不必要な苦悩と苦痛を与えるかもしれないものとして拒否されなければならない。延命が過度の負担になるが故に死ぬことが患者の利益になる場合、他の事情が同じならば、消極的安楽死ではなく積極的安楽死が道徳的にいっそう望ましい選択となる。

　腸閉塞を持って生まれたダウン症児の、もう１つ別の例を取り上げよう。このようなケースでは、乳児は液体と食物を経口的に摂取できない。もし手術をしなければ、乳児は、飢餓と感染、輸液を差し控える場合には脱水を含む、しばしば緩慢な衰弱の過程を経て死ぬだろう。頻繁に議論の対象となるジョンズ・ホプキンス病院のケースでは、死にゆく過程は15日間を要した[12]。この症例に含まれる苦痛を正当化するのは難しい。実際、この場合死が道徳的に望ましい選択肢であるという決定が下されたとすれば、積極的安楽死、つまり、上記の選択肢３が乳児の利害によりよく応えただろうということは明らかだと思われる。

　もちろん、ここで、こうした見方でジョンズ・ホプキンス病院のケースの問題に取り組むことはできないと反論されるかもしれない。すなわち、医師と両親が乳児を死ぬにまかせたのは間違いだったと論じられるかもしれない。通常行われるべき治療を行えば、大多数のダウン症の乳児は、多少切り詰められるとしても幸福な生活を送るだろう。従って、死ぬことがそのような乳児の利益になるという主張は、維持できないとされる、とこの議論は展開するだろう。この点に関して、２つの意見を述べておく。

これまで、患者を死ぬにまかせるという決定が下されるあらゆる場合に、死が患者の最善の利益になると仮定してきた。だが、我々の議論の対象となってきた事例において、患者が死なないように処置するのを差し控えるという決定がひとたび下された場合には、積極的安楽死が（苦痛緩和などの理由で）道徳的にいっそう望ましい選択肢になるだろうということは、死が患者の最善の利益とならない場合でさえ、他の事情が同じならば依然として成立するだろう[13]。

もちろん、根本的な問題は死が患者の最善の利益になるのかどうかということであるが、SLPの支持者が正面からその問題に取り組むことができないのは明らかだ。SLPは、生命を意図的に終わらせることを禁止し、人の生命の等しい価値を主張する。このことは、それ故、生死に関する決定は、間接的に例えば「手段」に関連した言い回しを装ってしか下せないということを意味している。しかし、意思決定は、道徳的に不適切で擁護できない根拠に基づいてなされるべきでないとすれば、間接的で暗に含まれているに過ぎないものは明確にされる必要がある。道徳的に不適切な根拠に基づいた意思決定がどのようにしてなされるようになるのかは、既にパーキンソン病の患者の事例で見た。一部のダウン症児（だけ）を緩慢で悲惨なかたちで死ぬにまかせる行為を見れば、条件付きSLPの不適切さは、全く明らかなものとなる[14]。

条件付きSLPということで意味しているのは、患者を意図的に殺すことは決して許容できないが、患者が死なないように処置するのを差し控えることは、問題となっている生命の質や種類に基づいておらず手段に関連する決定である限り許容できる場合があるとする原理である。しかし、ここが混乱の生じる点である。というのは、延命手段を中止したり差し控えたりすることが許容できる場合があるという判断は、実際には、明確に表現されていない不正確な「生命の質」規準に基づいているからである。あるダウン症児に対して、腸閉塞を解消する簡単な手術をしないことで死ぬにまかせる決定を下す場合、この決定は、パーキンソン病

の患者を気管支炎で死ぬにまかせる決定と手続き上区別できない。どちらの場合も、患者の根本的な病状、つまり、それぞれパーキンソン病とダウン症のせいで死が望ましい結果であると考えられるので、生命維持治療が差し控えられる。ダウン症児の場合、このことは、腸閉塞を持たずに生まれる乳児は生き続けるのに、たまたま腸閉塞を持って生まれる乳児は死ぬにまかされるということを意味している。このことは、パーキンソン病の患者の場合と同様、生死に関する決定が道徳的に不適切な自然の偶発事に基づいているということを意味している。しかし、ジョゼフ・フレッチャー（Joseph Fletcher）が飽くことなく論じているように、事態を理性的な人間の選択よりもむしろ自然にまかせるのは、人間にふさわしくない[15]。

　医療上の意思決定がしばしば不適切な根拠に基づいているという問題点は、ジェームズ・レイチェルズも指摘している。彼は、その問題を次のように述べている。

　　もしそのような（ダウン症の）乳児の生命が維持するに値すると考えるならば、簡単な手術が必要かどうか問題になるだろうか。あるいは、もしそのような乳児が生き続けないほうがよいと考えるならば、腸管が閉塞していないとしてもどのような違いが生じるだろうか。どちらの場合も、生死に関する問題が不適切な根拠に基づいて決定されている。問題なのは、腸ではなくてダウン症である。問題が解決されるべきだとすれば、そういう根拠に基づいて決定されるべきであり、腸管が閉塞しているかどうかという根本的に不適切な問題に依存すべきではない[16]。

　このような実践の根底にあるのは条件付き SLP であり、それは、致命的になりうる条件がある場合には、特定の治療手段を差し控えることによって時として患者を死ぬにまかせてよい、もしそのような条件がな

い場合には、殺すことは常に絶対的に悪であるので患者は生き続けることになるという考え方なのである。しかし、この手段に関わるアプローチによって吟味されてこなかったのは、ダウン症児やパーキンソン病患者の生命を維持すべきかどうかということである。まずこの問いに答える必要がある。この問いに否定的な答えが出された場合に限って、方法の問題、つまり、患者の生命を消極的に終わらせるべきか積極的に終わらせるべきかという問題が生じる。

重要なことは、この考え方の支持者たちは、条件付きSLPを支持し続けることで整合的でないだけでなく、実際上も擁護できない帰結をもたらす原理にも固執しているということである。現代の多数の医学文献は、「生命の質」規準への暗黙の移行があるということを示している[17]。また、社会学的研究は、ある質的要因が生死に関わる医療上の意思決定においてどのように考慮されるのかを示している[18]。しかし、倫理的な観点からは、なぜある種の質や量が延命治療を終わらせるのかそれとも継続するのかということに関して決定的であるべきかということについて道徳上適切な理由が示されるまでは、そして、その理由が提示されない限りは、「生命の質」の問題は適切に論じられないのである。「生命の神聖性」教説は、「生命の質」を考慮に入れることが道徳上適切であるということを否定するので、この問題を理論的レベルでは提起できない。実際上、このことは、そうした規準のないまま医療専門家が価値と意味の無政府状態に直面しているということを意味している。だから一方で、医師は、手術が通常でない手段に該当するという理由に基づいて、通常行われるべき手術を行う必要があるダウン症児を、15日間以上かけて脱水と飢餓で死ぬにまかせ[19]、また、蘇生が現代の病院ではもはや標準的な処置であるという理由に基づいて、末期がんに苦しむ68歳の医師を、本人の明確な意向に反して6回蘇生させたのである[20]。「生命の質」を考慮に入れて生命を意図的に終わらせることは常に許容できないが、死なないように処置するのを差し控えることは許容できる場合があるとも主

張する条件付き SLP に従って行為すること以外にどのような価値あるいは諸価値に仕えようとするのか言うことができずに、医師はそうするのである。

　「生命の質」の決定を、ほとんど技術的な問題として（つまり、各人の選択に委ねられてよい「手段」あるいはそうしてはならない「手段」に関する問題として）提示することで、実質的な道徳上の問題が回避されている。その1つは、永続的な昏睡状態にあるカレン・アン・クィンランの場合のように、「英雄的な介入は価値がない」[21]と判断するとき、我々が尊重しているのは何なのかという問題である。医療上の介入に「価値がない」と判断するためには、人の生命の価値の位置付けについて明確に評価する必要がある。そして、その価値が様々な源泉に由来するとすれば、それぞれの源泉の相対的な重要さについて評価する必要がある。そうした実質的な規準が明確にされない限り、また、「生命の神聖性」の倫理を表面的に信頼できるようにするために「手段」という極めて変幻自在な言い回しに頼っている限り、我々は混乱した実践に関与することになるだろう。――そして、人の生命の等しい価値を主張するが、患者の生命を延長したり短縮したりすることで患者の利益に応えるのかどうかを問わないし、実際、それを問うことのできない倫理の名において、我々は混乱した実践に関与することになるだろう。

　「生命の質」の問題が差し迫ったものになっているのは、医療技術の高度化した現代では、死が自然で不可避的な出来事ではない場合が多いからである。死が避けられなくなるのは、生命を維持する手段を差し控えたり中止したりする場合に限られることが多い。そのような手段を中止したり開始しないことが、意図的に死を引き起こすことに該当するのは避けられない。また生命維持のための手段を中止したり開始しなければ、死期を早めるにまかせることに対する道徳的責任だけでなく、問題となっている生命の質や種類に基づいて死期を早めることに対する道徳的責任をも負うことになる。

ここで私は、「生命の質」を考慮に入れた推論過程の概要を示してみたい（それは概要に過ぎない。私が提示する考え方を十分に説明し擁護するならば、1章ではなくむしろ1冊の本が必要になると思われるからである）[22]。私は、本書を通じて繰り返し見てきた病状である二分脊椎の文脈に即してこの「生命の質」の倫理のための概要を提示しよう。

3　「生命の質」に基づく方法の概要

　「生命の神聖性」教説の世俗版によると、すべての人の生命は等しい価値があり、絶対的に不可侵であるので、人の生命を意図的に終わらせることは常に悪であるとされる。1章で見たように、「Xは無辜の生きた人間である」ということとSLPとの連言から、ここで「Xの生命を意図的に終わらせることは絶対に悪である」ということになる。言い換えれば、人の生命は、その所有者にとって価値があるかどうかにかかわらず、内在的に善であると考えられている。この点について、私は手短に2つの意見を述べておく。

　第一に、既に見てきたように、生きている状態はそれ自体で内在的に価値があるという理由で、人の生命を終わらせることは悪であると主張するだけでは、人の生命の不可侵性の論証というレベルににほとんど到達しない。というのは、それは生命を奪うことによって取り去られるものに価値があると主張しているに過ぎないからである。確かに、単なる人の生命には、その質や種類のいかんにかかわらず、内在的に価値があると首尾一貫して考えている人に反論することは難しいかもしれないが、そのような考え方は、医療行為においてはっきりしたものではないし、「生命の神聖性」教説を支持すると称する人の議論においても明確ではない。さらに、これは私の述べる第二の点に関わることになるが、ある種の生はどの点においても死より望ましくはないと見なすすべての

人にとって、それは、納得もできず魅力もない考え方である。永続的な昏睡状態に陥ったカレン・アン・クィンランの例を取り上げてみよう。主観的な観点から見ると、永続的な昏睡状態の生存と死との間に違いはないように思われる。アルトゥール・ショーペンハウアーは、次のように主張した。

　　　・・
　　　主観にとって、死そのものは、意識が消滅する瞬間に過ぎない。というのは、脳の活動が停止するからである。それに続く、有機体の他のあらゆる部分への停止の拡大は、実は既に死後の出来事である。それ故に、主観の観点においては、死は意識のみに関わる[23]。

　そして、主観にとって、死とは意識が消滅する瞬間に過ぎないのと同じように、主観にとって、生とは死の瞬間に終わる意識状態の現存である。従って、「生命の神聖性」教説の根底にある考え方よりもよりいっそう納得がいくのは、主観的な人間の経験や意識がありうる以前に確かに生命がなければならないだろうが、それにもかかわらず、生命は他の人間的価値や経験の1つの条件に過ぎないという考え方であるように思われるだろう。このように「人の生命」は異なったものを意味しうる。すなわち、それは、いかなる意識状態も伴わない生命過程と代謝機能の存在（「単なる生命」）を意味しうるし、また、意識あるいは自己意識を備えた人という意味で、経験する主体の生命を意味しうる。

　これらの意味は、常に重なり合うとは限らない。「ヒト」あるいは「人の生命」という言葉を第一の意味で理解すれば、昏睡状態にある患者は、人の親が妊娠した胎児と同様に「ヒト」である。その言葉を、経験する主体の意味で理解すれば、永続的に昏睡状態にある患者はもはや人ではないし、妊娠初期の胎児は潜在的な人に過ぎないかもしれない。ジョゼフ・フレッチャーは、彼が「人間であることの指標」と呼ぶリストをまとめているが、その中には、自己意識、自己統御、未来の感覚、過去の

感覚などのような特徴が含まれている[24]。また、ロバート・ヴィーチは、経験する能力と相互作用の能力が、人間の本性にとって本質的に重要であると述べている[25]。私はこれらの見解を詳細に論じようとは思わないが、ただ、「人の生命」という言葉は、生物学的にヒトである生命（「単なる生命」）と意識あるいは自己意識を備えた人間存在という異なった観念に及ぶということを指摘しておく。これらの「生命」にはすべて等しい価値がある、と我々は言いたいのだろうか。そして、そうした考え方は、何を含意しているのであろうか。

１）人の生命の何が特別か

「生命の神聖性」について語る人でも、そのレトリックを真剣に受け止めているわけではないということを、我々は既に指摘してきた。「生命の質」は、生死に関する決定を彼らが下す際に、様々な仕方で考慮されている。しかしまた、１章第３節における「生命の神聖性」教説に関する我々の議論を思い出すべきである。「生命の神聖性」について語る人は、あらゆる生命が神聖であるとか同じ価値を持っていると本気で言うつもりがないということを、我々はそこで指摘した。彼らが神聖と見なすのは、人の生命である。ふつう、彼らは羊、鶏、ミミズあるいはレタスの生命が人の生命と同じ価値を持っている、とは言っていない。このことは全く明らかだと思われるかもしれないが、この事実は銘記しておくべきである。というのは、すべての人の生命が平等であると考えたいと思う人でさえ、様々な生物の価値について異なった判断を下しているということを、その事実が思い起こさせると考えられるからである。

しかし、他の生物の生命に対してではなく、あるいは、他の生物の生命に対してと同じ程度にではなく、人の生命に対して価値を付与しているのは何であるのか。２つの答えが考えられる。第一の答えは、人の生命が神聖であるのは、単にそれが人の生命であるから、つまりそれがホモ・サピエンス種の成員の生命だからというものである。第二の答えは、

人の生命に特別な価値があるのは、人が具体的な希望、野心、人生の目的、理想などを持ち自己意識を備え、理性的で自律的で、目的を持った道徳的存在者であるからだというものである。大まかに言えば、ヒトがジョゼフ・フレッチャーの言う意味で「人間的」だからだというものである。これらの性質あるいはその組み合わせのどれもが、道徳上人をレタスや鶏と区別するための根拠として役立つだろう。区別の指標となるこのような性質が必要だということは、明らかである。というのは、もし生命の価値が、上記の特徴のうちの1つあるいはいくつかのものに基づくというより、むしろ「単なる生命」に基づくとすれば、ミミズやレタスの生命を含むすべての生命に等しい価値があることになるからである。

　第二の答えが、ある生命と他の生命との間の道徳的に適切な違いを示している、ということを理解するのは難しくない。例えば、自分が時間を通して存在しているということを理解する、自己意識を備えた、理性的で目的を持った存在者の生命が、これらの特徴を持たない存在者の生命より価値があると考えることは、全くもっともなことである。しかし、こうした方法を取ると、人の生命が神聖であると言っているのではなく、むしろ、理性や自己意識を持ち道徳的であり目的を持つといった能力が「神聖」であると言っていることになる。もちろん、1章第3節で我々が指摘したように、それでも、人の生命は神聖である、あるいは特別の価値を持つという考えを抱く人がいるかもしれないが、それは、理性や目的を持つこと、あるいは価値がある特徴と考えられる他の何かが存在するための前提条件である限りにおいてである。この考え方によれば、ヒトの種に属するすべての成員の生命、例えば不可逆的昏睡状態の人の生命や重度脳損傷の新生児の生命が、特別の価値を持つと主張することはできないだろう。従って、この第二の方法は、すべての人の生命を維持するための理由を与えないし、すべての人の生命はその質や種類のいかんにかかわらず等しい価値を持つとする考え方の根拠として役立ちえない。

第一の答えは、定義上すべての人を含む。しかし、ある存在者が他ならぬホモ・サピエンスの種に属しているという事実は、その存在者の生命の価値について何事かを語りうるのだろうか。その答えは「ノー」だと私は思う。人の生命の価値及び人の生命を奪うことが悪であるということは、「種差別主義」、つまり人の生命は単にそれが人の生命だから価値があるという考え方に基づいてはならない[26]。人の生命は人ではない生命より価値があるということは、一見したところでは明らかだと思われるかもしれないが、人種や性に基づいて人の扱い方を決定すべきだということも、人種差別主義者や性差別主義者にとっては同様に「明らか」である。しかし、人種や性がそれ自体道徳的に有意味ではないように、種も道徳的に有意味なものではない。もし、我々自身の種に属する存在の生命には価値があるが、他の種に属する存在者の生命には、単にその存在者が我々の種に属していないが故に価値がないと言うとすれば、自分の人種に属する成員の生命は特別の価値を持つが他の人種の成員の生命には特別の価値がないと言う人種差別主義者を、どのような根拠に基づいて批判することができるのだろうか。

　さらに、別の観点から、この問題に取り組むこともできるかもしれない。火星に知的存在者が生存しているのを発見したとしてみよう。この存在者は外見上我々に似ていないが、自己意識を備え、理性的、自律的で、目的を持った道徳的存在者であり、自分の生命と他者の生命及び自分たちの世界について配慮する。こうした存在者を面白半分に殺すことは悪である、と我々は言いたくはないだろうか。この存在者は、結局のところ、我々の種の成員ではないのだから自分たちは悪いことは何もしていないという地球からの狙撃部隊の弁明を、まやかしであるとして否認したくはないだろうか。人種も種もそれ自体道徳的に有意味なものではない、と私は思う。問題となるのは、存在者の能力－存在者が備えている生命の種類である。

　私の考えでは、この結論は、医療行為における意思決定にも適用され

るべきである。重要なことは、患者が人である（そして、それ故、その生命を維持すべきである）ということではない。むしろ、当該の患者の生命の質と種類を、我々は問題にしなければならない。

2）生命の質と利益

　意識を備えた生命に価値があるのは、それが快適な意識状態の存在を可能にするからであるという仮定から、私は議論を始める[27]。快適な状態の存在は、人の生命がもたらす唯一の価値ではないが、それが少なくとも道徳が考慮すべき1つの価値であるということについては、同意が得られるだろうと私は考える。言い換えれば、生命は、内在的な善、つまりそれ自体において善なのではなく、むしろ、他の何か——例えば快適な意識状態——のための手段である、と私は言っているのである。

　このように生命の価値は、それ自体としての生命（「単なる生命」）にあるのではなくて、むしろ、当該の個人にとって生命が持つ価値にあるということに我々が同意するならば、生命は、無条件の善ではなく、その所有者にとって価値がある限りにおいてのみ善であるということになるだろう。このことは、「生命の神聖性」観が示唆しているようにあらゆる生命に等しい価値があるとは限らないのであり、また、あらゆる生命は私が述べたいと思っているように、常に不可侵であるとは限らないということを意味している。我々は、生き続けるよりむしろ自分のために死を選ぶ状況を皆思い描くことができるのであれば、黄金律あるいは普遍化可能性の原理に基づくなんらかの道徳が、道徳的行為者に、他人の生命を維持するよりむしろ奪うことを命じることになる状況もまたあるだろう[28]。ここで、私が言わんとしているのは、生命の価値とその生命の所有者の利害関心との間には、密接な関係があるということである。生命は、それがどのようなものであるかによって、ある存在者の利益になるかもしれないしそうでないかもしれないのである。

　生命がその所有者にとって価値があったりなかったりしうるとする考

え方は、明らかに、多くの有力な団体によって採用されてもいる。世界医師会[29]、米国大統領委員会[30]及び米国医師会[31]は、医療行為における生死に関する決定は、患者の「最善の利益」に基づくべきであるという考え方を最近示している。例えば米国医師会は、1986年『延命治療の差し控えあるいは中止』と題して出した方針の声明において、次のように述べている。「患者の選択が表明されていないかあるいは権限を与えられた代理人がいない場合、医師は患者の最善の利益に基づいて行為しなければならない」[32]。言い換えれば、医師は、1948年の『ジュネーブ宣言』が命じたように、「人の生命を尊重する」ように漠然と勧告されるのではもはやなく[33]、むしろ、他の事情が同じならば、生命を維持したりそれを差し控えたりすることによって、患者の最善の利益になるように行為することを求められている。

　しかし、生あるいは死が患者の最善の利益になるのは、どのような場合だろうか。この問いに答えるためには、異なった生命の質(例えば、緩和できない苦痛に満ちた生命と快や幸福を期待できる生命)を区別するだけでなく、(正常な成人の生命と新生児や胎児の生命のような)異なった生命の種類を区別することも重要である。

　頻繁に行われている行為について述べることから始めよう。胎児に異常があり、二分脊椎のような欠損があると判明する場合に、妊娠を終わらせるという行為である。

　二分脊椎の子供を妊娠しているかどうかを調べる検査を、検査結果が陽性である場合には妊婦が中絶を利用できるようにしておいて、妊婦に提案するとしよう。その場合、公然とあるいは暗黙のうちに、我々は「生命の質」の倫理を支持しているのである。我々は、妊婦の生命と胎児の生命を区別している。胎児の生命と成人の生命は異なった種類のものであると我々は言っている。そして、このことから、異なった種類の人の生命は異なった扱い方をしてよいという実践的な結論を我々は引き出す。妊婦の生命は、たとえ彼女が二分脊椎に罹患しているとしても、彼

女の意志に反して医師が終わらせてはならないということに、すべての人が同意するだろうと私は考える。我々の実践が示唆するところでは、医療行為において胎児の生命は、少なくとも時として、終わらせて差し支えない。それ故、この考え方によれば、生物学的にヒトであるすべての生命が同じであるとは限らないと我々は言っている。つまり、我々は人の生命の概念にくさびを打ち込んでおり、我々の実践において異なった種類の生命を区別している。すなわち、胎児の生命と、例えばフレッチャーの言う意味で「人間」であるものの生命とを区別していることになる。

このように、出生前診断とその後中絶をなしうるということのなかに暗に含まれているような「生命の質」の倫理は、異なった種類の生命を区別し、生命の種類が生命を奪うことの悪さと関連があると見なしている。

しかし、問題は、これらの実践に暗に含まれている「生命の質」の倫理を擁護できるのかどうかである。ここではその内容を示すにとどめておくが、それは擁護できると私は考える。

この数年間に、多くの哲学者は、異なった種類の生命を区別し、行為にとって適切な原理、つまりすべての生命ではなくて、ある一部の生命を奪うことが悪いのはなぜかということを確立しようとしてきた[34]。

マイケル・トゥーリー (Michael Tooley) は、彼が「生命権 (right to life)」[35]と呼ぶものの基礎付けに関して、詳細な議論を提示している。彼にとって、自分が時間を通して存在しているということを理解する能力（もちろんジョゼフ・フレッチャーの言う「人間であることの指標」の1つでもある）は、生命権所有のための必要条件、あるいは殺すことが直ちに悪とされるための必要条件である。

トゥーリーの議論は基本的に正しい、と私は思う。彼の議論の根底にある原理は、行為の悪さは何らかの利害関心、欲求あるいは選好が満たされるのをその行為が妨げる程度に相関するというものである。この基

本的な原理によって、他の事情が同じならば苦痛を与えることがなぜ悪であるのかということと、他の事情が同じならば生き続けたいと望んでいる存在者を殺すことがなぜ悪であるのかということが、両方とも説明される。苦痛を感じうるあらゆる存在者は、苦痛がなくなるようにという望みを持ちうる。しかし、将来の生存の見通しがあるということを理解できる存在者だけが生き続けるという欲求を持つことができ、持続する自己だけが生き続けることに関心を持ちうる。「人格」という言葉は、自分が持続する自己であることを理解できる存在者を表すためのものだとトゥーリーは述べている。そして、本節の残りの部分では、私は「人格」という言葉をこのように用いることになる。

　トゥーリーの分析によれば、人の胎児や乳児、重度の精神発達遅滞者や重度の脳損傷を被った人も人格ではない。そして、そのような生命を奪うとしてもそれは、直ちに悪（つまり、彼らになされた悪）とはならないだろう。一方、チンパンジーは人格であるかもしれず、ヒトではないいくつかの他の動物も人格であるかもしれない。このように、トゥーリーの採用する「人格」の観念は、種に基づくいかなる恣意的な境界をも反映しておらず、生命を奪うことと苦痛を与えることにとって明らかに適切な特徴を反映している。

　私の考えでは、「生命の質」の倫理は、今述べたような原理を考慮に入れなければならないだろう。殺すことが直ちに悪であるのは、生命を奪うことに基づくのではなくて、むしろ、死にたいと思わない人の利害関心、欲求及び選好をこのうえなくひどいかたちで蹂躙するということに基づくことになるだろう。このことは、医療行為における意思決定にとって重大な意味を持つだろう。

3）死を選択すること

　本書のいたるところで見てきたように、問題は、人の生命を終わらせる決定を下すべき場合があるのかどうかということではなく、むしろ、

いかなる原理に基づいて生死に関するこの不可避な決定を下すべきかということである。この考え方は、医療従事者が自発的積極的安楽死と自発的消極的安楽死の両方を実施することを許容すべきであるとオランダ王立医師会が勧告する際に、――安楽死は既に行われているので――問題は、安楽死が許容されるべきかどうかではなく、むしろ、いつ、どのように安楽死が実施されるべきなのかということであると考えたときに採用されたものでもある[36]。

既に述べたように、トゥーリーが言う意味での「人格」である患者とそうではない患者を区別する必要がある。というのは、この２つのグループの患者は異なった種類の生命と利害関心を持っているからである。いまや我々は、利害関心の問題をさらに一歩進めて、その問題が医療上の意思決定に何をもたらすのかを問う必要がある。

責任能力のある患者と自律

意識状態を経験できるすべての患者は、福利、即ち、苦痛からの解放や機能の回復等に利害関心を持つ。しかし、それに加えて、正常な成人の患者（「人格」）は、自分自身の将来に利害関心を持つ。即ち、自分の生をコントロールし形作ること、ならびに自律的な道徳的行為者として行為することにも利害関心を持つ。言い換えれば、人の生命が生み出す２つの主要な価値があると私は言おうとしているのである。その２つの価値とは、既に本節で提示した快適な意識状態の価値と自律あるいは自己決定の価値である。後者が、トゥーリーの「人格」概念とフレッチャーの言う「人間であることの指標」のうちの幾つかのものと結び付いているのは、かなり明らかなことである。

このように、医療上の意思決定のまさに根底に緊張がある。患者の自由を尊重することと患者の福利を保障することとの相違に、その緊張の源がある。どのようにこの緊張は緩和されるべきか。１世紀以上前にジョン・スチュアート・ミルが古典的な『自由論』[37]で述べた原理から始める

べきだと私は思う。国家が個人に強制してもよい唯一の正当な根拠は、他人を保護することであり、当人自身の善は、身体的なものであれ精神的なものであれ、十分な根拠にはならないとミルは主張した。

　この原理を生活のあらゆる領域にわたる不変の規則と見なしたいとは思わないかもしれないが、重病の患者や能力を喪失した患者の生死に関する決定が問題となる医療行為において、それは、決定的な原理であるべきだと私は思う。安楽死の決定において重要な問題は、患者が耐え難い苦しみと思うものに基づいて死を望んでいるのかどうかということであるとオランダ王立医師会が述べるときに、明らかに、彼らもこの結論に到達していた[38]。私は、このオランダ王立医師会の見解に同感であり、責任能力があり情報を与えられた患者は、当人の観点から見て苦痛に満ちた状態あるいは極度に衰弱した状態にある生にもはや価値がない場合には、死ぬにまかせるべきであると思う。異なった患者は、異なった目標と価値を抱いているので、有意味な点で類似した状況で異なった決定を下すだろう。これらの目標と価値は、尊重されるべきである。私の考えからすれば、どのような場合に、責任能力のある患者が特定の生命維持治療を受けるべきか否かについて統一された客観的な規準を考え出そうとすることは全く不適切であるだろう[39]。人格は、自己決定、つまり、生と死に関する特定の計画を選択し追求することに主要な利害関心を持つので、いかなる客観的な決定も適切ではありえないだろう。道徳的行為者あるいは人格であることにとって中心的なのは、自己決定である。人格から当人自身の生死に対する支配力を奪うことは、——それが他人に危害を及ぼさない範囲では——その人格を軽視することであり、他の事情が同じならば、悪である。

　実際、正常な成人を、人以外の大多数の動物から区別するだけではなく、これまでに自律的であったことがなくこれからも自律的になることは決してないと考えられる人からも区別するものが、この自己決定能力あるいは自律の能力であるということは広く認識されている。後者の利

害関心は、当人の福利によって必ず満たされるが、前者の利害関心は、そうとは限らない。

乳児と責任能力を持ったことのない患者

　乳児は――重度の精神発達遅滞や重度の脳損傷を被った患者と同様、――責任能力がなく自ら決定を下すことができない。彼らはマイケル・トゥーリーの言う意味での「人格」ではなく、生き続けることに関して選好や利害関心を持つことができない。むしろ、乳児は、正常な成人より胎児に近い。彼らは「生命権」を持たず、彼らを殺すことは直ちに悪ではない。とはいえ、このことは、少なくともその生存が快適でありそうな場合には、障害のある乳児や他の責任能力のない患者を生かし続けることが通常よいことではないということを意味するものではない[40]。一方、このような患者にとって将来苦痛と欲求の挫折以外のものはほとんどない場合には、その生命を維持することは直ちに悪いことになるだろう[41]。

責任能力を以前は備えていた患者

　他の重要な範疇は、乳児とは異なって、以前責任能力を備えていたことがあるかあるいは「人格」であったことがある責任能力のない患者である。以前に表明された要望がある場合には、他の事情が同じならば、その要望に従うべきである。これはミルの原理の拡張であるが、主要なものではない。それは福利についての患者自身の理解だけでなく、自己決定に対する当人の利害関心も尊重されるべきだということを、請け合うことになるだろう。我々はまた、万一責任能力を失った場合に当人の要望がかなえられることが期待できるとすれば、このことが他の人々の心の平安に及ぼすと考えられる良い効果も考慮しなければならない。

　事前に要望が表明されておらず患者の責任能力が回復する見込みがない場合、他の事情が同じならば、最優先の原理は、患者の福利と無意味

な苦痛の防止であるべきである。

4）結　論

　これまで私が述べてきたすべてのことは、死なないように処置することを差し控えることと殺すことの両方に当てはまると考えられるだろう。私が本書を通じて論じてきたように、殺すことと死ぬにまかせることの間にはいかなる内在的な道徳上の違いもないのであるから──死の過程が不必要な多くの苦しみを含むということ[42]、あるいは責任能力のある患者が医師に死ぬ手助けを依頼しているということの故に、──患者を死ぬにまかせるよりむしろ殺すほうがよい場合があるだろう、と私は信じる。

　これらのことを立証するためにはさらに多くのことを言う必要があるだろうが、既に述べたような原理に基づく「生命の質」の倫理は、根本においては道徳的に擁護できる。しかし、道徳的に擁護できないのは、暗黙裡における「生命の質」の決定が現在しばしばなされているそのやり方である。例えば、乳児が胎児と同様「生命権」を持たないが故に障害を持つ乳児を死ぬにまかせることが道徳的に擁護できるとしても、その障害を持つ乳児を不必要に苦しい目に遭わせること、すなわち、いわゆる「通常ではない」治療手段を差し控えて自然が時として残酷な経過を辿るのを傍観することは、道徳的に擁護できないのである。というのは、トゥーリーの分析が示唆しているように、たとえ乳児が「生命権」を持たないとしても、苦痛や不快を経験できる限り、乳児は不快や苦痛を経験したくないという欲求を持ちうるからである。このことは、他の事情が同じならば、苦痛を与えずに乳児を殺すことは悪いことではないかもしれないが悲惨な状況で乳児を死ぬにまかせることは悪いことであるかもしれないということを意味している。

　東アフリカの一部族であるヌエル族が、奇形のある乳児、あるいはまた他に欠陥のある乳児を殺す必要があると考えたとき、彼らはこのよう

な乳児を誤って人間の親のもとに生まれた「カバ」に分類することでそうしたのである。このような乳児は、その自然な生息地である川に入れられた。これはヌエル族の乳児の生命を終わらせることではなく、幼いカバにふさわしいことをすることであった。そして、部族民の生命を奪うことを禁じているヌエル族の道徳は、無傷であることができるだろう[43]。

 我々が、障害のある乳児、昏睡状態にある患者及び苦しんでいる終末期の患者を生かし続けるために必要な手段を、「通常でない手段」「医療上の適応がない手段」「不釣り合いな負担をもたらす手段」等に分類することによって、彼らを死なないように処置するのを差し控える場合、我々は「生命の神聖性」の倫理を無傷で維持するために、同じように見せかけの工夫に頼っているのである。もし我々が定義をめぐる策略を乗り越えたいと思うならば、問題となっている生命の質あるいは種類に基づいて生死に関する決定を下す責任を引き受けなければならない。我々は「生命の神聖性」教説を放棄して、その代わりに「生命の質」の倫理を構築しなければならない。

原　　註

第1章

1 ジョン・ダン「最初の記念日」John Donne: 'The First Anniversary', reprinted in various anthologies.
2 アルベルト・シュヴァイツァー『文明と倫理』Albert Schweitzer: *Civilization and Ethics*, 3rd edn. (London: Black, 1949).
3 「生命の神聖性」教説が非常に曖昧である点については再三指摘されてきている。例えば次を参照。マーヴィン・コール「『生命の神聖性』原理」、マーヴィン・コール編『殺すことの道徳性：生命の神聖性、中絶と安楽死』所収 Marvin Kohl: 'The Sanctity-of-Life Principle', in Marvin Kohl (ed.): *The Morality of Killing: Sanctity-of-Life, Abortion and Euthanasia* (London: Peter Owen, 1974), 3-23、ウィリアム・K・フランケナ「生命尊重の倫理」、スティーヴン・F・バーカー編『医学、哲学と法における生命の尊重』所収。William K. Frankena: 'The Ethics of Respect for Life', in Stephen F. Barker(ed.): *Respect for Life in Medicine, Philosophy, and the Law* (Baltimore: Johns Hopkins University Press, 1977), 24-62、エドワード・W・カイザーリンク『生命の神聖性か生命の質か―倫理、医学、法の分野で問う―』Edward W. Keyserlingk: *Sanctity of Life or Quality of Life in the Context of Ethics, Medicine and Law.* Study written for the Law Reform Commission of Canada. (Ottawa: Law Reform Commission 1979, 9-47).
4 アウシー・テムキン「医学史における生命の尊重」、スティーヴン・F・バーカー編『医学、哲学と法における生命の尊重』所収。Owsei Temkin: 'Respect for Life in the History of Medicine' in Stephen F. Barker (ed.): *Respect for Life in Medicine,* 15-16 を参照。
5 世界医師会『ジュネーブ宣言』(1948年9月スイスのジュネーブの総会で採択された医師の誓い、その後1968年オーストラリアのシドニーの第22回世界医師会総会で修正された)。
6 引用は次による。ロバート・M・ヴィーチ『医療倫理のケース・スタディー』Robert M. Veatch: *Case Studies in Medical Ethics* (Cambridge, Mass.: Harvard University Press, 1977), 36.
7 『インディペンデント・ジャーナル』News item, *Independent Journal* (USA), 13 June 1981.

8 ジェフ・ライアン『育児室で神を演じる』Jeff Lyon: *Playing God in the Nursery* (New York: Norton, 1985), 190.

9 この事例のより詳細な議論については、次を参照。ジョン・A・ロバートソン「ダンヴィルのジレンマ」John A. Robertson: 'Dilemma in Danville', *The Hastings Center Report* 11 (1981), 5-8.

10 英訳の引用は次による。ルードウィグ・エーデルスタイン『古代の医療』Ludwig Edelstein, reprinted in O. Temkin and C.L. Temkin (eds.): *Ancient Medicine: Selected Papers of Ludwig Edelstein* (Baltimore: Johns Hopkins University Press, 1967), 6.

11 引用は、米国医師会の1973年の方針声明からであるが、引用は次による。ジェイムズ・レイチェルズ『生命の終わり』James Rachels: *The End of Life* (Oxford: Oxford University Press, 1986), 88。米国医師会のその後の1986年3月15日の声明では、医師が「意図的に死を引き起こすべきではない」ことが改めて主張されている。

12 自然法の立場には問題があり、この立場は無辜の人の生命を意図的に終わらせることを禁止するが、死刑と正当防衛の殺害を許容する。これらの問題のいくつかには3章第3節3項でふれるであろう。

13 教理聖省『安楽死に関する声明』Sacred Congregation for the Doctrine of the Faith: *Declaration on Euthanasia* (Vatican City, 1980), 7.

14 フィリッパ・フット「中絶の問題と二重結果の教説」、ボニー・スタインボック編『殺すことと死ぬにまかせること』所収。Philippa Foot: 'The Problem of Abortion and the Doctrine of Double Effect', in Bonnie Steinbock(ed.): *Killing and Letting Die* (Englewood Cliffs, NJ: Prentice Hall, 1980), 159.

15 前掲書 6.

16 ニューサウスウェールズ（オーストラリア）犯罪法 The New South Wales (Australia) Crimes Act 1900, S.19 (1)(a).

17 『インディペンデント・ジャーナル』*Independent Journal* (USA), 13 June 1981.

18 ミッチェル・T・ラブキン他「蘇生無用の指示」Mitchell T. Rabkin *et al*.: 'Orders Not to Resuscitate', *The New England Journal of Medicine* 295 (1976), 364.

19 45CFR Part 1340: Child Abuse and Neglect Prevention and Treatment Program; Proposed Rule, *Federal Register* 49 (238), 48160.「ベビー・ドゥ事件」の議論は、次を参照。ヘルガ・クーゼ、ピーター・シンガー『その児は生きて当然なのか障害児の問題』Helga Kuhse and Peter Singer: *Should the Baby Live? The problem of Handicapped Infants* (Oxford: Oxford University Press, 1985), Ch. 2.

20 サンフォード・H・カディッシュ「刑法における生命の尊重と権利の尊重」、スティーヴン・F・バーカー編『医学、哲学と法における生命の尊重』所収。Sanford H. Kadish: 'Respect for Life and Regard for Rights in the Criminal Law', in Barker (ed.): *Respect for Life in Medicine*, 72.

21 『エイジ』*The Age* (Melbourne) 3 July 1986.

22 D・A・カーノフスキー「なぜ進行がん患者を延命するのか」D.A. Karnofsky: 'Why Prolong the Life of a Patient with Advanced Cancer?', *Cancer Journal for Clinicians* 10 (1960), 9. 引用は次による。J・B・ウィルソン『死の決定』J. B. Wilson: *Death by Decision* (Philadelphia: Westminster Press, 1975), 118.

23 G・E・ムーア『プリンキピア・エティカ』G.E. Moore: *Principia Ethica* (Cambridge: Cambridge University Press, 1978), chs. 1, 4. ヘアの基本的立場と、(超) 自然主義に対する反論は、『道徳の言語』*The Language of Morals* (London: Oxford University Press, 1952), ch. 5. 及び近著『道徳的思考』*Moral Thinking* (Oxford: Clarendon Press, 1981), ch. 4. で提示されている。

24 次を参照。ヘルガ・クーゼ「体外受精・胚移植への倫理的アプローチ、倫理とはいったい何か？」、W・ウォルター、P・シンガー編『試験管ベービー』所収。Helga Kuhse: 'An Ethical Approach to IVF and ET: What Ethics is All About', in W. Walters and P. Singer (eds.): *Test-tube Babies* (Melbourne: Oxford University Press, 1982), 22-35.

25 G・E・M・アンスコム「現代道徳哲学」G. E. M. Anscombe: 'Modern Moral Philosophy', *Philosophy* 33 (1958), 10.

26 ジョナサン・ベネット「帰結は何であれ」、J・J・トムソン、ドウォーキン編『倫理学』所収。Jonathan Bennett: 'Whatever the Consequences', in J. J. Thomson and G. Dworkin (eds.): *Ethics* (New York: Harper & Row, 1968).（当該論文の初出は *Analysis* 26 (1966), 83-102.）

27 聖省『安楽死に関する声明』Sacred Congregation: *Declaration on Euthanasia*, 5-6.

28 引用は次による。ウェストミンスター大司教ヒーナン枢機卿「魅力的な物語」、S・ラック、R・ラマートン編『死の時』所収。Cardinal John Heenan: Archbishop of Westminster: 'A Fascinating Story', in S. Lack and R. Lamerton (eds.): *The Hour of Our Death*: A Record of the Conference on the Care of the Dying held in London in 1973 (London: Chapman, 1974), p.7.

29 引用は次による。ハワード・ブロディ『医療における倫理』Howard Brody: *Ethical Decisions in Medicine* (Boston: Little, Brown, 1976), 66.

30 ポール・ラムジー『生命の両端における倫理』Paul Ramsey: *Ethics at the*

Edges of Life (New Haven: Yale University Press, 1978), 191.

31 カイザーリンク『生命の神聖性か生命の質か』Keyserlingk: *Sanctity of Life or Quality of Life*, 3-4.

32 ピーター・シンガー『実践の倫理』Peter Singer: *Practical Ethics* (Cambridge: Cambridge University Press, 1979), 特に ch.4. を参照。

33 フランケナ「生命尊重の倫理」Frankena: 'Ethics of Respect for Life', 50-4. を参照。

34 生命は単に *bunum utile* に過ぎないというアプローチに対する批判としては、ウィリアム・メイ「倫理と人間のアイデンティティ：新しい生物学の挑戦」William May: 'Ethics and Human Identity: The Challenge of the New Biology', *Horizons* 3 (1976), 35 を参照。

35 カディッシュ「生命の尊重」Kadish: 'Respect for Life', 72.

36 前掲書 7.

37 ジーン・ロスタンド『人間の能力の及ぶ限りで：ある生物学者の人類の未来に関する覚書』Jean Rostand: *Humanly Possible: A Biologist's Notes on the Future of Mankind* (New York: Saturday Review Press, 1973) 引用は次による。カイザーリンク『生命の神聖性か生命の質か』Keyserlingk: *Sanctity of Life or Quality of Life*, 21-2.

38 ジョージア・ハークニス『西洋道徳の起源』Georgia Harkness: *The Sources of Western Morality* (New York: Charles Scribner's Sons, 1954), 24.

39 ジェイムズ・レイチェルズ「安楽死」、トム・リーガン編『生と死の問題』所収。James Rachels: 'Euthanasia', in Tom Regan (ed.): *Matters of Life and Death* (New York: Random House, 1980), 32. を参照。

40 プラトン『国家』Plato: *Republic* trans. H.D.P. Lee, bk v, sect. 460 (Harmondsworth: Penguin, 1972), 216.

41 アリストテレス『政治学』Aristotle: 'Politics', bk vii, sect. 1335, in R. McKeon (ed.): *The Basic Works of Aristotle* (New York: Random House, 1941), 1302.

42 セネカ「怒りについて」Seneca 'De Ira', trans. J. W. Basure, in T. E. Page *et al.* (eds.): *Seneca Moral Essays*, vol. i (London: Heinemann, 1961), 409.

43 セネカ「ルキリウス宛第58書簡」Seneca: '58th Letter to Lucilius', trans. R. M. Gummere, in T. E. Page *et al.* (eds.): *Seneca: Ad Lucilium Epistulae Morales*, vol. i (London: Heinemann, 1961), 409.

44 W・E・H・レッキー『アウグストゥスからシャルルマーニュに及ぶヨーロッパ道徳思想史』W. E. H. Lecky: *History of European Morals from Augustus to Charlemagne*, 11th edn. (London: Longmans Green & Co., 1894), vol. ii, pp. 18, 20, 34.

45 テムキン編『古代の医療』　　Temkin and Temkin (eds.): *Ancient Medicine,* 6, 14ff. 次も参照。W・E・H・レッキー『ヨーロッパ道徳思想史』W.E.H. Lecky, *History of European Morals,* vol. ii, pp. 17-61.

46 ポール・ラムジー Paul Ramsey. 引用は次による。ダニエル・キャラハン「生命の神聖性」、ドナルド・R・カトラー編『生と死の革新』所収。
Daniel Callahan: 'The Sanctity of Life', in Donald R. Cutler (ed.): *Updating Life and Death* (Boston: Beacon Press, 1969), 186. 次も参照。ラムジー『生命の両端における倫理』Ramsey: *Ethics at the Edges of Life,* 147. 同様の考え方を述べているのは、トマス・アクイナス『神学大全』Thomas Aquinas in *Summa Theologiae* II, ii, question 64, article 5.

47 ジェラルド・ケリー『医療道徳の問題』Gerald Kelly: *Medico-moral Problems* (St Louis: Catholic Hospital Association of the United States and Canada, 1958), 5.

48 ハンフリー・プリマット『獣類に対する慈悲の義務と残虐の罪に関する学位論文』Humphrey Primatt: *A Dissertation on the Duty of Mercy and the Sin of Cruelty to Brute Animals* (London, 1776), 65. 私はこの引用をジェイムズ・レイチェルズ「安楽死」James Rachels: 'Euthanasia', 47 に負う。

49 カール・バルト『教会教義学』Karl Barth: *Church Dogmatics* vol. 3 (Edinburgh: Clark, 1961), part 4, 339.

50 ポール・ラムジー「中絶の道徳」、D・L・ラビー編『生か死』所収。
Paul Ramsey: 'The Morality of Abortion', in D. L. Labby (ed.): *Life or Death* (Seattle: University of Washington Press, 1968), 72-4.

51 トマス・モア『ユートピア』Thomas More: *Utopia,* bk. ii (Cambridge: Cambridge University Press, 1908), 122.

52 ジョナサン・グラバー『死を引き起こすことと命を救うこと』
Jonathan Glover: *Causing Death and Saving Lives* (Harmondsworth: Penguin, 1977), 45 も参照。

53 ヘンリー・シジウィック『T・H・グリーン、H・スペンサーとJ・マルティノの倫理学』Henry Sidgwick: *The Ethics of T. H. Green, H. Spencer, and J. Martineau* (London: Macmillan, 1902), 144.

54 『ニュー・ヨーク・タイムズ』*New York Times* 16 June 1974. 私がこの引用を負うのは、シンガー『実践の倫理』Singer: *Practical Ethics,* 229.

55 例えば次を参照。ジェイムズ・レイチェルズ「安楽死、殺すことと死ぬにまかせること」、ジョン・ラッド編『生と死に関する倫理問題』所収。
James Rachels: 'Euthanasia, Killing and Letting Die', in John Ladd(ed.): *Ethical Issues Relating to Life and Death* (New York: Oxford University Press, 1979),

150, on the practice of 'no coding'.
56 例えば次を参照。『責任無能力者とされるカレン・クインランの場合』ニュー・ジャージー州最高裁判所、スタインボック編『殺すことと死ぬにまかせること』所収。*70 N.J. 10, In the Matter of Karen Quinlan, an Alleged Incompetent,* Supreme Court of New Jersey, Argued Jan. 26, 1976, Decided March 31, 1976, in Steinbock (ed.): *Killing and Letting Die,* 23-44.
57 「最近の十戒」'The Latest Decalogue' は Helen Gardner (ed.): *The New Oxford Book of English Verse* (Oxford: Oxford University Press, 1978) に所収。
58 米国医師会の1973年方針声明で、引用は次による。レイチェルズ『生命の終わり』Rachels: *The End of Life,* 88.
59 倫理と法律問題に関する米国医師会審議会の1986年の声明 The 1986 statement of the AMA's Council on Ethical and Judicial Affairs の日付は1986年3月15日。タイプ原稿の形式で米国医師会から配布された。
60 聖省『安楽死に関する声明』Sacred Congregation: *Declaration on Euthanasia,* 9-11.
61 アーサー・W・バートン『医療倫理と法』Arthur W. Burton: *Medical Ethics and the Law* (Glebe: Australasian Medical Publishing Co., 1979), 63.
62 例えば、最近の米国の「ベビー・ドゥ事件」を参照。この訴訟では、インディアナ州地方裁判所は、食事と水と手術を差し控えることでダウン症児を死ぬにまかせようとする両親の決定を支持した。この事件の議論は、次を参照。クーゼ、シンガー『その児は生きて当然なのか』Kuhse and Singer: *Should the Baby Live?*
63 次の論説を参照。「是が非でも延命をはかる医師の『無罪』」'Doctors "Not Guilty" of Prolonging Life at Any Cost', *Hastings Center Report* 9 (1979), 2-3.
64 アラスデア・マッキンタイヤー「なぜ倫理の基礎の探求はいらだたしいのか」Alasdair MacIntyre: 'Why is the Search for the Foundation of Ethics so Frustrating?', *Hastings Center Report* 9 (1979), 16.
65 フィリッパ・フット「道徳的議論」Philippa Foot: 'Moral Arguments', *Mind* 67 (1958), 513.
66 ジョン・ステュアート・ミル『功利主義』John Stuart Mill: *Utilitarianism* (London: Collins, 1968), 288 も参照。
67 ヘア『道徳の言語』、同『道徳的思考』、同『自由と理性』Hare: *Language of Morals; idem: Moral Thinking; idem: Freedom and Reason* (Oxford: Oxford University Press, 1963).
68 J・L・マッキー『倫理学』J. L. Mackie: *Ethics: Inventing Right and Wrong* (Harmondsworth: Penguin, 1977).

69 J・J・スマート「功利主義倫理学体系の概要」J. J. C. Smart: 'An Outline of a System of Utilitarian Ethics', J・J・スマート、バーナード・ウィリアムズ『功利主義に対する賛否』所収. J. J. C. Smart and Bernard Williams: *Utilitarianism For and Against* (Cambridge: Cambridge University Press, 1973), 3-67.

70 R・B・ブラント『倫理学理論』R. B. Brandt: *Ethical Theory* (Englewood Cliffs, NJ: Prentice Hall, 1959), 18.

71 マッキー『倫理学』Mackie: *Ethics,* 160-8 も参照。

72 引用は次による。K・L・ウッドワード「奇跡の倫理学」K.L. Woodward: 'The Ethics of Miracles', *Newsweek* 19 Sept. 1977.

73 ユルゲン・ハーバーマス『公共性の構造転換』

Juergen Habermas: *Legitimation Crisis,* trans. T. McCarthy (Boston: Beacon Press, 1975), 12. 認知上の不調和に関する発生心理学的研究の一つとして、次を参照。レオン・フェスティンガー『認知的不調和の理論』

Leon Festinger: *A Theory of Cognitive Dissonance* (Stanford: Stanford University Press, 1957).

74 ピーター・シンガー『エクスパンディング・サークル』Peter Singer: *The Expanding Circle* (New York: Farrar, Straus & Giroux, 1981), 143.

75 J・ハーバーマス『公共性の構造転換』Habermas: *Legitimation Crisis,* part iii.

第2章

1 ダニエル・ディネロ「殺すことと死ぬにまかせることについて」、スタインボック編『殺すことと死ぬにまかせること』所収. Daniel Dinello: 'On Killing and Letting Die', in Steinbock (ed.): *Killing and Letting Die,* 131.

2 オーストラリア, ニューサウスウェールズ州犯罪法 Crimes Act, New South Wales, Australia 1900 (NSW) s. 18 (I) (a) (強調は引用者による).

3 引用は次による。O・H・グリーン「殺すことと死ぬにまかせること」 O.H. Green: 'Killing and Letting Die', *American Philosophical Quarterly* (1980), 195.

4. 聖省『安楽死に関する宣言』Sacred Congregation: *Declaration on Euthanasia,* 6.

5 H・L・A・ハート、A・M・オノレ『法における因果性』H.L.A. Hart and A. M. Honoré: *Causation in the Law* (London: Oxford University Press, 1959), 131.

6 殺すことと死ぬにまかせることの区別に関する優れた論文集として、スタインボック編『殺すことと死ぬにまかせること』Steinbock (ed.): *Killing and Letting Die* を参照。

7 ジェレミー・ベンサム『道徳および立法の諸原理序説』Jeremy Bentham: *An Introduction to the Principles of Morals and Legislation* (New York: Hafner Publishing Co., 1948), 72.

8 ヴィンセント・J・コリンズ「延命に関する医療上の責任の限界」Vincent J. Collins, MD: 'Limits of Medical Responsibility in Prolonging Life', *Journal of the American Medical Association* 206 (1968), 390.

9 R・S・ダフ、A・G・M・キャンベル「道徳ならびに倫理上のジレンマ：人間の曖昧さに関する7年間の論争」R. S. Duff and A. G. M. Campbell: 'Moral and Ethical Dilemmas: Seven Years into the Debate About Human Ambiguity', *Annals of the American Academy of Political and Social Science* 447 (1980), 26.

10 P・シンガー、H・クーゼ、C・シンガー「重度障害新生児の治療：ビクトリア州における産科医と小児科医のサーベイ」P. Singer, H. Kuhse, and C. Singer: 'The Treatment of Newborn Infants with Major Handicaps: A Survey of Obstetricians and Paediatricians in Victoria', *The Medical Journal of Australia* 2:6 (1983), 274-9.

11 二分脊椎の乳児の治療史と追加参考文献については次を参照。クーゼ、シンガー『その児は生きて当然なのか』Kuhse and Singer: *Should the Baby Live?*, ch. 3.

12 例えば、ジョン・ローバー「嚢胞性二分脊椎の選択的治療の初期の結果」John Lorber: 'Early Results of Selective Treatment for Spina Bifida Cystica', *British Medical Journal* 4 (1973), 201-4 を参照。

13 エックスタイン、ハッチャー、スレイター博士の議論「医療―医療倫理の新しい地平：重度奇形児―テープ録音された議論」Discussion between Drs Eckstein, Hatcher, and Slater: 'Medical Practice ― New Horizons in Medical Ethics: Severely Malformed Children ― a Taperecorded Discussion', *British Medical Journal*, 2 (1973), 287.

14 『二分脊椎の子供のケア』*Care of the Child with Spina Bifida* は、1973年ロンドンの保健社会保障省から発行された。

15 エックスタイン、ハッチャー、スレイター博士の議論「医療―医療倫理の新しい地平」Discussion between Drs Eckstein, Hatcher, and Slater: 'Medical Practice ― New Horizons', 284.

16 ジョン・ローバー「髄膜脊髄瘤と水頭症の治療における倫理問題」John Lorber: 'Ethical Problems in the Management of Myelomeningocele and

Hydrocephalus', *Journal of the Royal College of Physicians* 10 (1975), 54-5.

17 ジョン・ローバー「論評 I とジョン・ハリス『重度障害児の処置における倫理問題』に対する回答」John Lorber: 'Commentary I and reply to John Harris "Ethical Problems in the Management of Some Severely Handicapped Children"', *Journal of Medical Ethics* 7 (1981), 121.

18 ジョン・フリーマン「死ぬ権利はあるのか、しかもすみやかに」John Freeman: 'Is there a Right to Die-Quickly?', *Journal of Pediatrics* 80 (1972), 905.

19 キャロライン・R・モリロ「為すこと、差し控えることと道徳の活発な展開」Carolyn R. Morillo: 'Doing, Refraining, and the Strenuousness of Morality', *American Philosophical Quarterly* 14 (1977), 32.

20 ディネロ「殺すことと死ぬにまかせることについて」Dinello: 'On Killing and Letting Die', 131.

21 次を参照。グリーン「殺すことと死ぬにまかせること」Green: 'Killing and Letting Die', 196-8. 殺すことと死ぬにまかせることの区別に関する本節と次節の私の議論は、グリーンの説明に負うところが大きい。2章第7節で私は最終的に著者の分析を退けるのではあるが。

22 ベネット「帰結は何であれ」Bennett: 'Whatever the Consequences'. 彼はその後、積極的及び消極的道具性という観点から別の説明を展開している。次を参照。「道徳と帰結」、S・M・マクマリン編『人間の価値に関するタナー講義』所収。'Morality and Consequences', in S. M. McMurrin (ed.): *The Tanner Lectures on Human Values,* ii (Salt Lake City: University of Utah Press and Cambridge University Press, 1981), 47-116.

23 動作の数という規準に基づいた殺すことのいくつかの例は、事実、死ぬにまかせるケースかもしれないこと、そして、死ぬにまかせるケースは殺すことの例かもしれないということをベネットは認めている。しかし、同時に死ぬにまかせるケースでもある殺すことのケースにおいてこのことが成り立つのかどうかは、行為者の期待と問題となっている死の不可避性(ibid., pp. 216-17)しだいであり、そして、殺すことでもある死ぬにまかせるケースで悪意と気ままな無関心さによる (pp. 225-6)、と彼は考えている。しかし、このことはメアリーとナンシーのケースを分類する助けにはならないだろう。このケースでは、メアリーがナンシーの死を期待しただろうし、多分それを不可避のことと見なしたであろうという事実から殺すことの側に重きが置かれることになるだろう。一方、悪意も気ままな無関心さも含まれてはいなかっただろうという事実は、死ぬにまかせる側に重きを置くことになるだろう。殺すことか死ぬにまかせることか、いずれの記述が適

切かということに関して不確かなケースでは、ベネットの倫理学説全体は我々の助けにはならないだろう。

24　ディネロ「殺すことと死ぬにまかせることについて」Dinello: 'On Killing and Letting Die', 128-31.

25　次も参照。R・I・シコラ「殺すことと死ぬにまかせること：12の事例」（未刊）R. I. Sikora: 'Killing and Letting Die: Twelve Cases' (unpublished paper), 3-5. シコラは、私の用語法によれば殺すことでもある死ぬにまかせることの例である幾つかのケースを記述するために、「死を防ぐことを差し控えること」(preventing the prevention of death) という言葉遣いをしている。

26　論文「殺しの時」'The Time of a Killing', *Journal of Philosophy* (1971) 115-32 で J・J・トムソン (Thomson) によって提起された問題は、これらすべてのケースで明らかである。もし、ジョーンズが t^1 でスミスを撃ち、そしてその結果として t^2 でスミスが死ぬならば、いつジョーンズはスミスを殺したのか。トムソンはどのような明白な答えに対しても適切な反論がなされうるということを示している。殺すことだけではなく死なないようにするのを差し控えることも含まれていたとしても、問題は少しも簡単にはならない。いつチャールズはダイアナの死をもたらしたのか。私はその問題には解答を持たない。しかし、この章の目的のためには、死をもたらすということがいつ生じたのかということに関しては問題を開いたままにしておいて、問題となっている死の発生の当該の状況における必要条件として、「殺すこと」と「死なないようにするのを差し控えること」を取り扱うつもりである。注70も参照。

27　上記注26と注70を参照。（私は、グリーン「殺すことと死ぬにまかせること」Green: 'Killing and Letting Die', 196-8 からこの図式を得た。）

28　聖省『安楽死に関する宣言』Sacred Congregation: *Declaration on Euthanasia*, 6, 9-11.

29　注3を参照。

30　ポール・ラムジー『人格としての患者』Paul Ramsey: *The Patient as Person* (New Haven: Yale University Press), 1970, 151.

31　ベネット「帰結は何であれ」Bennett: 'Whatever the Consequences', 211.

32　前掲書、214.

33　同所。

34　前掲書、228.

35　このような考え方の擁護としては、例えば、エラザール・ワインリブ「不作為と責任」Elazar Weinryb: 'Omissions and Responsibility', *The Philosophical Quarterly* 30(1980), 1-18 を参照。私は2章第6節のワインリブの考え方を参

考にする。

36 ハート、オノレ『法における因果性』Hart and Honoré: *Causation In the Law*, 28-9.

37 前掲書、34.

38 前掲書、35.［ハート、オノレ『法における因果性』井上他訳、九州大学出版会、139頁–140頁。なお、末尾の一節は文章を分断することの弊害を避けるべく改訳してある。］

39 J・L・マッキー『世界のセメント』J. L. Mackie: *The Cement of the Universe* (London: Oxford University Press, 1974), 2.

40 「因果性命題」（例えば、死は不作為によって引き起こされうるという考え方）に反対する人々のうちのある者がすぐ指摘するように、ここで展開された立場は、どのような行為（あるいは出来事）でも、その行為あるいは出来事がYを防いだだろうと考えられる場合には、その行為（あるいは出来事）のないことがYという結果の原因であるという、直観に反する結果を持っている。時に論じられるように、このことは、無限の数の因果的に必要な条件のなかからなんらかのものの「特定の」原因を選び出すという問題を引き起こす。例えば、次を参照。エリック・マック「悪しきサマリア人主義と危害の因果性」Eric Mack: 'Bad Samaritanism and the Causation of Harm', *Philosophy and Public Affairs* 9 (1980) 230-59, とジョン・ハリスの回答「悪しきサマリア人が危害を引き起こす」the reply by John Harris: 'Bad Samaritans Cause Harm', *The Philosophical Quarterly* 32 (1982), 60-9. 私は2章第6節の終わりで簡単にこのことに立ち帰る。ここでは、このことは因果性についての一般的な問題であり、ネガティブな因果性のみの問題ではないということを記すことで十分である。次も参照。J・L・マッキー「原因と条件」、アーネスト・ソーサ編『因果性と条件法』所収。J. L. Mackie: Causes and Conditions', in Ernest Sosa (ed.): *Causation and Conditionals* (London: Oxford University Press, 1975), 23 ff.

41 J・G・ストランド「リビング・ウィル：尊厳死の権利」J. G. Strand: 'The "Living Will": The Right to Death with Dignity', *Western Reserve Law Review* 26 (1976), 485. 次も参照。ジョージ・P・フレッチャー「延命：若干の法的考察」、スタインボック編『殺すことと死ぬにまかせること』所収。
George P. Fletcher: 'Prolonging Life: Some Legal Considerations', in Steinbock (ed.): *Killing and Letting Die*, 53.

42 エリック・ダーシー『人間の行為』
Eric D'Arcy: *Human Acts* (Oxford: Clarendon Press, 1963); ジョン・ケーシー「行為と帰結」、ジョン・ケーシー編『道徳と道徳的推論』所収。

John Casey: 'Actions and Consequences', in John Casey (ed.): Morality and Moral Reasoning (London: Methuen, 1971), 180; P・J・フィッツジェラルド「行為することと差し控えること」P. J. Fitzgerald: 'Acting and Refraining', *Analysis* 27 (1973, 133-9). 上記の立場のいくつかのものの批判については、次を参照。ジョン・ハリス『暴力と責任』John Harris: *Violence and Responsibility* (London: Routledge and Kegan Paul, 1980), 30-42.

43 ハート、オノレ『法における因果性』Hart and Honoré: *Causation in the Law.*
44 ワインリブ「不作為と責任」Weinryb: 'Omissions and Responsibility', 3, 17.
45 ラムジー『人格としての患者』Ramsey: *The Patient as Person,* 151.
46 ロバート・M・ヴィーチ『死、死ぬことと生物学の革命』Robert M. Veatch: *Death, Dying, and the Biological Revolution* (New Haven: Yale University Press, 1976), 92.
47 コリンズ「医療責任の限界」Collins: 'Limits of Medical Responsibility', 390; 注8も参照。
48 デイヴィッド・ヒューム『人間知性研究』David Hume: *An Enquiry concerning Human Understanding,* section vii (New York: Collier Books, 1962), 89.
49 マッキー『世界のセメント』Mackie: *The Cement of the Universe.*
50 J・S・ミル『論理学体系』J. S. Mill: *A System of Logic* bk. iii, ch. 5, sect. 3 (London: Longman's, 1959), 214.
51 同所。
52 前掲書、217.
53 ドナルド・デイヴィッドソンは別の捉え方をして、原因をその記述と区別し、例えば死のような帰結の「特定の」原因を原因の全体として扱う。ドナルド・デイヴィッドソン「因果関係」、マイルズ・ブランド編『因果性の本質』所収。Donald Davidson: 'Causal Relations', in Myles Brand (ed.): *The Nature of Causation* (Chicago: University of Illinois Press, 1976) 353-67. しかし、マイルズ・ブランド編『因果性の本質』に対するフランク・ジャクソンの批評 Frank Jackson's review of Myles Brand (ed.): *The Nature of Causation, Journal of Symbolic Logic* 42 (June 1982). 470-3. も参照のこと。
54 ミル『論理学体系』Mill: *A System of Logic,* bk. iii, ch. 10, 286.
55 マッキー「原因と条件」Mackie: 'Causes and Conditions', 15. (マッキーの立場に関する以下の分析は、ジョイ・メルガード (Joy Melgaard) の未公刊論文に示唆を受けている。この方向に私の思考を向けてくれたことに対して彼女に感謝している。)
56 前掲書、15-16.
57 マッキー『世界のセメント』Mackie: *The Cement of the Universe,* 62.

58 同所.
59 同著者「原因と条件」Idem: 'Causes and Conditions', 17.
60 同著者『世界のセメント』Idem: *The Cement of the Universe*, 64.
61 同著者「原因と条件」Idem: 'Causes and Conditions', 17. このように、おのおのの選言肢はミルの言う意味での多数の可能な原因のうちの一つである。注54参照。
62 前掲書、22.
63 同所。
64 同著者『世界のセメント』Idem: *The Cement of the Universe*, 35.
65 前掲書、36.
66 ハート、オノレ『法における因果性』Hart and Honoré: *Causation in the Law*, 33.
67 マッキー『世界のセメント』Mackie: *The Cement of the Universe*, 35.
68 ここで、ショートを「原因」としたいと思うかもしれない。なぜならそれが火事の発生にとって何はともあれ「もっとも近い」からである。だが繰り返し述べるが、このことはショートが他の inus 条件より因果的により「必要である」とか重要であったということを意味しない。
69 ハリス『暴力と責任』Harris: *Violence and Responsibility*, 41.
70 ここで展開された因果性の説明には、それが、子供を存在させること（子供を妊娠すること）はその死をもたらすことを意味するが故に、幾分受け入れ難いものがあると反対されるかもしれない。同様に、2章第4節で展開した因果的行為者性に関する私の説明は、妊娠するということは死につながる因果的過程を引き起こすが故に、それは殺すことであるということを意味することになるだろう（従って反対されるだろう）。もちろん、子供を妊娠することがなければ「その子」は死ぬことはありえなかっただろうから（ちょうどマッキーの例で言えば、家が存在しなかったなら、「それ」は火事になりえなかったように）、厳密に言えば、妊娠は死の原因ではある。同様にまた、子供を産み、そして、食べ物をやらないことも、死の原因である。このことは産むことが死の原因であるということを意味するだろうか。しかしながら、道徳的及び法的目的のために、死のようなある種の帰結を防ぐことに関心があるならば、我々は、その死を防ごうとしている当の人々の存在を想定しなければならない、そして、妊娠や誕生あるいは人が死すべき身体を持つということを道徳的に意味のある死の原因として引き合いに出すことは適切ではなかろう。
71 注48を参照。
72 マッキー『世界のセメント』Mackie: *The Cement of the Universe*, 特に ch. 2

73 前掲書、64.
74 マッキー「原因と条件」Mackie: 'Causes and Conditions', 22.
75 ダウン症候群の乳児ジョン・ピアソンの死に関するイギリスの小児科医レナード・アーサー (Leonard Arthur) 博士の裁判に関する私の議論「現代の神話―死ぬにまかせることは死を意図的に引き起こすことではないということ、レナード・アーサー博士の裁判と無罪判決に関する若干の考察」
'A Modern Myth: That Letting Die is not the Intentional Causation of Death: Some Reflections on the Trial and Acquittal or Dr Leonard Arthur', *Journal of Applied Philosophy* I: (1984) 21-38 も参照のこと。以上に展開したものと類似の因果的責任の説明に関しては、バート・グルザルスキー「殺すことと死ぬにまかせること」Bart Gruzalski: 'Killing and Letting Die', *Mind* 40 (1981), 91-8 も参照のこと。
76 注44を参照。
77 注46を参照。
78 グリーン「殺すことと死ぬにまかせること」Green: 'Killing and Letting Die', 202-3 も参照。
79 だがしかし、例えば、行為者が為すかあるいは差し控えることの帰結に気づいていないという事実が必ずしも適切な弁明であるとは限らないということをここで明記しておくべきである。行為者が気づいていないことが不注意によるかもしれない。
80 このような反論については、例えば次を参照。マック「悪しきサマリア人主義」Mack: 'Bad Samaritanism', 241.
81 注40を参照。
82 マッキー「原因と条件」Mackie: 'Causes and Conditions', 特に 23-7 を参照。
83 マック「悪しきサマリア人主義」Mack: 'Bad Samaritanism', 255.
84 ハリス「悪しきサマリア人は危害を引き起こす」Harris: 'Bad Samaritans Cause Harm', 63-4. (ハリスはエリザベス・アンスコムの論文「ベネット氏に関するノート」Elizabeth Anscombe's paper: 'A Note on Mr. Bennett', Analysis 26 (1966), 208 を参照している)
85 H・L・A・ハート「あとがき：責任と応報」、H・L・A・ハート『刑罰と責任』所収。H. L. A. Hart: 'Postscript: Responsibility and Retribution', in H. L. A. Hart: *Punishment and Responsibility* (Oxford: Clarendon Press, 1968), 2 12-30.
86 グリーン「殺すことと死ぬにまかせること」Green: 'Killing and Letting Die', 201.

87 同所。
88 前掲書、202.
89 行為者の因果的役割が殺すことと死ぬにまかせることでは十分意味のあるかたちで異なっているという考え方を擁護する人は、次のようなやり方で自らの立場を擁護しようとするかもしれない。もし、医師がいなくて患者の死を防ぐことができなかったなら、あるいはまた、その医師が単に生まれてきていなかったなら、その患者が死んだであろうということはなお真であろう。それ故、医師が差し控えるということは、患者の致命的でありうる致死の病気と同じ因果的地位を持ちえない、とこのように議論は進むかもしれない。このことは真である。もし医師が患者の死を防ぐことができなかったとすれば、医師が治療を差し控えるということは、死の原因ではなかったであろう。というのは、そのような場合、医師が患者が死なないようにするのを差し控えることは、可能ではなかったと考えられるからである。しかし、もし、医師がいて患者の死を防ぐことができるとすれば、医師は患者の命を維持するのを差し控えることも差し控えないこともできるだろう。そして、その場合医師が患者の命を支えるのを差し控えなかったなら、患者は死ななかっただろう。それ故、医師が差し控えることは患者の死にとって1つの inus 条件である。そして、それ故、医師が差し控えることは、医師が差し控えることができて、実際差し控えるすべてのこのようなケースにおいて、道徳上適切な原因である。行為者が死なないようにすることができないケースにおいては、行為者ができないということが、厳密に言って患者の死の完全な原因の一部である。なぜならば、その行為者が患者の死を防ぐことができて、かつそれを差し控えなかったとすれば、患者は死ななかっただろうからである。しかしながら、もしなされるとすればその死を防ぐ事柄を、行為者がすることができないという観念は、道徳的観点からは面白味がない。道徳的観点においては──「べき」が「できる」を含意する範囲で──できないということは、一般的に言って道徳上適切な弁明であるからである。
90 リチャード・R・トラメル「命を救うことと命を奪うこと」
Richard R. Trammel: 'Saving Life and Taking Life', *The Journal of Philosophy* 72 (1975), 135.
91 同書.「トラメルは言っていると考える」と私は言う。なぜなら彼が因果的責任と道徳的責任を区別せず、また「責任」という語をそのいずれか一方かあるいは両方を表すためにまぜこぜに使っているように見える限りでは、彼の議論は不鮮明であるからである。「人は他の誰かが救いを必要とすることには必ずしも責任がないが、彼が殺す人には責任がある」(同書)

という結論は、かくして、「責任」が因果的責任だけかあるいは道徳的責任だけを意味しているのか、あるいはトラメルが、ある場合には「道徳的責任」を意味し、別の場合には「因果的責任」を意味しているのかということいかんで、誤りであるのか、道徳上不適切であるのか、あるいは曖昧なのである。次も参照。ブルース・ラッセル「消極的義務と積極的義務の相対的厳密性について」、スタインボック編『殺すことと死ぬにまかせること』所収。Bruce Russell: 'On the Relative Strictness of Negative and Positive Duties', in Steinbock (ed.): *Killing and Letting Die*, 222-4.

92　ラッセル「消極的義務と積極的義務の相対的厳密性について」Russell: 'On the Relative Strictness', 223. も参照。

93　リチャード・R・トラメル「命を奪うことに反対する確信の基にあるもの」Richard R. Trammel: 'The Presumption against Taking Life', *The Journal of Medicine and Philosophy* 3 (1978), 63.

94　モリロ「為すこと、差し控えること」Morillo: 'Doing, Refraining', 36.

95　トラメル「命を救うことと命を奪うこと」Trammel: 'Saving Life and Taking Life', 131-3.

96　トラメル「命を奪うことに反対する確信の基にあるもの」Trammel: 'The Presumption against Taking Life', 65.

97　モリロ「為すこと、差し控えること」Morillo: 'Doing, Refraining', 36.

98　トラメル「命を奪うことに反対する確信の基にあるもの」Trammel: 'The Presumption against Taking Life', 56 を参照。

99　次も参照。ホリー・ゴールドマン「殺すこと、死ぬにまかせることと安楽死」Holly Goldman: 'Killing, Letting Die and Euthanasia', *Analysis* 40 (1980) 224; ナタリー・エイブラムズ「積極的安楽死と消極的安楽死」Natalie Abrams: 'Active and Passive Euthanasia', *Philosophy* 53(1978), 257-63. 救うという我々の積極的義務は、殺すなという我々の消極的義務に劣らず厳しいものであるという2つの議論については、次を参照。ジェイムズ・レイチェルズ「殺すことと餓死すること」James Rachels: 'Killing and Starving to Death', Philosophy 54 (1979), 159-71; ラッセル「消極的義務と積極的義務の相対的厳密性について」Russell: 'On the Relative Strictness', 215-31.

100　注54を参照。

101　コリンズ「医療責任の限界」Collins: 'Limits of Medical Responsibility', 390.

102　次も参照。D・N・ウォルトン『死の定義について』D. N. Walton: *On Defining Death* (Montreal: McGill-Queen's University Press, 1979). 118-20.

第3章

1 聖省『安楽死に関する宣言』Sacred Congregation: *Declaration on Euthanasia*, 8-9.
2 ジョゼフ・マンガン「二重結果の原理に関する歴史的分析」Joseph Mangan: 'An Historical Analysis of the Principle of Double Effect', *Theological Studies* 10 (1949), 41-61 を参照。
3 例えば、ベネット「帰結は何であれ」Bennett: 'Whatever the Consequences', 211-36; フット「中絶と二重結果」Foot: 'Abortion and Double Effect', 156-65; L・W・サムナー『中絶と道徳理論』L. W. Sumner: *Abortion and Moral Theory* (Princeton: Princeton University Press, 1981), 115-23; グラバー『死を引き起こすことと命を救うこと』Jonathan Glover: *Causing Death and Saving Lives*, 86-91; チャールズ・フリード『正と不正』Charles Fried: *Right and Wrong* (Cambridge, Mass.: Harvard University Press, 1978), 20-8 を参照。
4 例えば、G・E・M・アンスコム「戦争と殺人」、R・ワッサーストローム編『戦争と道徳』所収。G. E. M. Anscombe: 'War and Murder', in R. Wasserstrom (ed.): *War and Morality* (Belmont: Wadsworth, 1970), 42-53; トマス・ネーゲル「戦争と大量虐殺」Thomas Nagel: 'War and Massacre', *Philosophy and Public Affairs* (1972), 123-44 を参照。
5 フリード『正と不正』Fried: *Right and Wrong*, 20-1.
6 R・A・ダフ「絶対的原理と二重結果」R. A. Duff: 'Absolute Principles and Double Effect', *Analysis* 36 (1976), 74.
7 同所。
8 上記の引用の中で、ダフは、事実、多くの異なった区別（例えば、作為と不作為、危害を加えようとすることと危害を生じるにまかせること）に訴えている。それらの区別は、意図と予見の区別と同じものではない。3章第6節も参照。
9 フット「中絶と二重結果」Foot: 'Abortion and Double Effect', 161-2.
10 ベンサム『道徳および立法の諸原理』Bentham: *Principles of Morals and Legislation* Chs. 8, 9, 82-96.
11 例えば、フット「中絶と二重結果」Foot: 'Abortion and Double Effect', 156-65; フリップ・E・ディヴァイン『殺人の倫理』Philip E. Devine: *The Ethics of Homicide* (Ithaca: Cornell University Press, 1978), 106-26; フリード『正と不正』Fried: *Right and Wrong*, 20-8; トマス・ネーゲル「客観

性の限界」マックマリン『タナー講義』所収。Thomas Nagel: 'The Limits of Objectivity', in McMurrin (ed.): *The Tanner Lectures,* vol. I, 76-139. を参照。

12 例えば、ジェイムズ・レイチェルズ「積極的安楽死と消極的安楽死」、スタインボック編『殺すことと死ぬにまかせること』所収。James Rachels: 'Active and Passive Euthanasia', in Steinbock (ed.): *Killing and Letting Die,* 63-8; マイケル・トゥーリー「無意味な考察：殺すこと対死ぬにまかせること」
Michael Tooley: 'An Irrelevant Consideration: Killing versus Letting Die', ibid., 56-62; ハリス『暴力と責任』Harris: *Violence and Responsibility,* 48-65 を参照。

13 アメリカ・カトリック大学『新カトリック百科事典』Catholic University of America, New Catholic Encyclopedia, vol. 4 (New York: McGraw Hill, 1976), 1020-22.

14 例えば、ジャーメイン・グリセズ「殺すことの整合的な自然法倫理を目指して」Germain Grisez: 'Toward a Consistent Natural Law Ethics of Killing', *American Journal of Jurisprudence* 15 (1970), 64-96 を参照。PDE の起源は、トマス・アクィナスによる正当防衛で殺すことの正当化にある、とグリセズは述べている（中絶の文脈における正当防衛に関する議論については3章第3節を参照）。

15 例えばサムナー『中絶と道徳理論』Sumner: *Abortion and Moral Theory,* 115-16. を参照。サムナーは、PDE が絶対主義と密接に結び付いていると考えている。すなわち、「内在的な性質条件が前提しているのは、ある行為は単にその行為の種類ゆえに絶対に許容できないということである」。しかし、PDE が前提しているのは、ある行為を遂行することの絶対的な許容不可能性ではなく、むしろ、内在的に悪い幾つかの行為が存在するということである。

16 ハート「意図と刑罰」、ハート『刑罰と責任』所収。Hart: 'Intention and Punishment', in Hart: *Punishment and Responsibility,* 123.

16a この事例についてのグラバーの解釈に関するスザンヌ・ユーニアク (Suzanne Uniacke) の議論も参照（「二重結果の教説」'The Doctrine of Double Effect', *The Thomist* 48:2 (April, 1984), 196-7)。閉じ込められた人を射殺することは「二重結果教説によって非難されるだろう」と（『死を引き起こすことと命を救うこと』の中で）想定するとき、ジョナサン・グラバーは誤っている、とユーニアクは指摘する。むしろ、この行為や同様の行為は、「『二重結果の教説』によって非難されない」、とユーニアクは述べている。それらの行為は、無辜の人の生命を意図的に奪うことは決して許されないというカトリックの教義によって非難される……。

16b ここで、PDE についての綿密な分析がその教説についての私の考えを形づ

くる際に極めて有益であった、スーザン・ユーニアクの恩恵を受けたことに、私は感謝したい。ユーニアク「二重結果の教説」Uniacke: 'The Doctrine of Double Effect', 188-218.

17 フリード『正と不正』Fried: *Right and Wrong*, 23.
18 サムナー『中絶と道徳理論』Sumner: *Abortion and Moral Theory*, 115-23 を参照。一連の同じような事例に関する議論としては、S・M・ニーニアク「二重結果の教説」S. M. Uniacke: 'The Doctrine of Double Effect', *The Thomist* 48:2 (April 1984), 188-218 も参照。
19 ピウス12世「1951年10月29日のカトリック助産婦協会演説」Pius XII, Address to the Catholic Society of Midwives, 29 October 1951, *Acta Apostolicae Sedis* 43 (1951), 838ff を参照。ケリー『医療道徳の問題』Kelly: *Medico-moral Problems,* 62-9 も参照。
20 アンスコム「戦争と殺人」Anscombe: 'War and Murder', 51.
21 ベンサム『道徳および立法の諸原理』Bentham: *Principles of Morals and Legislation,* 84-6. 注10も参照。
21a この頁と次の頁での、PDE の第2条件についての私の分析で、私は、ユーニアク「二重結果の教説」Uniacke: 'The Doctrine of Double Effect', 206-9 を参考にした。
22 フット「中絶と二重結果」Foot: 'Abortion and Double Effect', 159.
23 同所。
24 伝統的なカトリックの教義は、母親と子供が両方とも死ぬと考えられる場合でさえ、誕生以前の子どもの頭蓋を砕くことを禁止している。例えば、1884年5月の聖令 (Holy Decree) を参照。この禁止は、1889年3月19日の聖務聖省令でも繰り返された。そのなかで、この禁止は、胎児の生命に対する「直接の攻撃」を含むように拡張された（私はこれらの参照事項をR・G・フレイ「二重結果の教説の諸相」R. G. Frey: 'Some Aspects of the Doctrine of Double Effect', *Canadian Journal of Philosophy* 5 (1975), 268 に負っている）。
25 レナード・ゲデス「無辜の人々を殺すことの内在的な悪さについて」Leonard Geddes: 'On the Intrinsic Wrongness of Killing Innocent People', *Analysis* 33 (1973), 94-5.
26 R対ダドリーとスティーブンス *R. v. Dudley and Stephens* [1884]14QBD273. 本件に関する議論については、R・A・ダフ「無辜の人を意図的に殺すこと」R. A. Duff: 'Intentionally Killing the innocent', *Analysis* 34 (1973), 16-19, 及びJ・G・ハニンク「二重結果に関する解明」and J. G. Hanink: 'Some Light on Double Effect', *Analysis* 35 (1975), 147-51. を参照。
27 ダフ「絶対的な原理と二重結果」Duff: 'Absolute Principles and Double

Effect', 68.
28 前掲書、78.
29 前掲書、78-9.
30 ハリス『暴力と責任』Harris: *Violence and Responsibility*, 54.
31 例えば、ディヴァイン『殺人の倫理』Devine: *The Ethics of Homicide*, 123 を参照。
32 ダフ「絶対的原理と二重結果」Duff: 'Absolute Principles and Double Effect', 79. フリード『正と不正』Fried: *Right and Wrong*, 24. 及びジョン・フィニス「中絶に関する正しいことと悪いこと：ジュディス・トムソンへの反論」John Finnis: 'The Rights and Wrongs of Abortion: A Reply to Judith Thomson', *Philosophy and Public Affairs* 2(1973), 143-4. も参照。悪い結果が意図されていると言うべきなのはどのような場合かについて答えるには、多くの困難な事例において、「賢明な人」による判断を待たなければならない、とフィニスは述べている。
32a ユーニアク「二重結果の教説」Uniacke: 'The Doctrine of Double Effect', 208-9.
33 フット「中絶と二重結果」Foot: 'Abortion and Double Effect', 158.
34 ディヴァイン『殺人の倫理』Devine: *The Ethics of Homicide*, 122-4.
35 フット「中絶と二重結果」Foot: 'Abortion and Double Effect', 157-8.
36 フリッパ・フットは、「接近性」という言葉で何を言おうとしているのかを説明していない。この境界線を設定する人が、「接近し過ぎている」事の周辺で「どこにその線を引くべきかを言うのはかなり難しい」かもしれない、とフットは気づいている（同書、158）。だが、この問題は目下の文脈で「接近し過ぎている」という言葉によって言いたいことは何なのか、また、なぜ、（どのような意味での）「接近性」が、予見された結果は意図されているのかどうかという問題に関わるのかを説明する困難に比べれば、取るに足らないものに過ぎない（第3節3項も参照）。
37 ディヴァイン『殺人の倫理』Devine: *The Ethics of Homicide*, 122-3.
38 前掲書、124.
39 この点については、トムソン (Thomson) の議論「殺しの時」'The Time of a Killing', 115-32 が興味深い。ティレルがウィリアム2世を時刻 t^1 に狙撃し、その結果として王が時刻 t^2 に死ぬ場合、ティレルが王を殺した（王の死を引き起こした）のはいつだろうか。2章注26も参照。
40 ケリー『医療道徳の問題』Kelly: *Medico-moral Problems*, 62.
41 前掲書、108。ディヴァイン『殺人の倫理』Devine: *The Ethics of Homicide*, 107. も参照。

42　ベネット「帰結は何であれ」Bennett: 'Whatever the Consequences', 244, n. 5.
43　２つの極端な考え方として、例えば、エリック・ダーシー『人間の行為』Eric D'Arcy: *Human Acts,* 2-4 で議論されている、ジョン・オースティンとJ・J・C・スマートの考え方を参照。
44　「危害を加えること」に関するそのような立場としては、フリード『正と不正』Fried: *Right and Wrong,* 44 参照。しかし、ベネット「道徳と帰結」Bennett: 'Morality and Consequences', vol. ii, 108 も参照
45　アルヴィン・I・ゴールドマン『人間行為論』Alvin I. Goldman: A Theory of Human Action (Englewood Cliffs, NJ: Prentice Hall, 1970), 2.
46　G・E・M・アンスコム『インテンション』G.E.M. Anscombe: *Intention* (Oxford: Basil Blackwell, 1958), 11, 45, 46. ［アンスコムのこの引用文の翻訳に際しては、柏端達也『行為と出来事の存在論』勁草書房、1997年、21–2頁の訳文を参照した。］
47　ドナルド・デイヴィドソン「行為、理由、原因」Donald Davidson: 'Actions, Reasons and Causes', *The Journal of Philosophy* (1963), 686.
48　ドナルド・デイヴィドソン「行為文の論理形式」、ニコラス・レッシャー編『決定と行為の論理』所収。Donald Davidson: 'The Logical Form of Action Sentences', in Nicholas Rescher (ed.): *The Logic of Decision and Action* (Pittsburgh: University of Pittsburgh Press, 1967), 84.
49　この図表は、ベネット「道徳と帰結」Bennett: 'Morality and Consequences', 95 に多くを負っている。
50　ジョゼフ・フレッチャー『道徳と医療』Joseph Fletcher: Morals and Medicine (Boston: Beacon Press, 1954), 150; に引用された、1900年聖務聖省会議裁定。ジャーメイン・グリセズ『中絶：神話、現実、議論』
Germain Grisez: *Abortion: The Myths, Realities, and the Arguments* (New York: Corpus Books, 1970), 180. も参照。
51　例えば、バーナード・ヘリング『医療倫理』Bernard Häring: *Medical Ethics* (Notre Dame, Ind.: Fides Publ., 1973), 107、及び、ケリー『医療道徳の問題』Kelly: *Medico-moral Problems,* 105-10. を参照。
52　ジョゼフ・B・マカリスター『医療専門職と看護専門職に特に適用された倫理学』Joseph B. McAllister: *Ethics with Special Application to the Medical and Nursing Professions,* 2nd edn. (Philadelphia, 1955), 228. グランヴィル・ウィリアムズ『生命の神聖性と刑法』Glanville Williams: *The Sanctity of Life and the Criminal Law* (London: Faber & Faber, 1958), 202 に引用されている。
53　ケリー『医療道徳の問題』Kelly: *Medico-moral Problems,* 109.
54　アクィナス『神学大全』Aquinas: *Summa Theologiae,* II, ii, question 64, article

7, response.
55 例えば、グリセズ「殺すことの整合的な自然法倫理を目指して」
Grisez:'Toward a Consistent Natural Law Ethics of Killing' を参照。この他に、最近この考え方を支持しているのは、アラン・ドナガン『道徳論』
Alan Donagan:*The Theory of Morality* (Chicago: University of Chicago Press, 1977), 84-8 である。
56 ユーニアク「二重結果の教説」Uniacke: 'The Doctrine of Double Effect', 210-11.
57 アクィナス『神学大全』Aquinas: *Summa Theologiae*, II, ii.
58 グリセズ「殺すことの整合的な自然法倫理を目指して」Grisez: 'Toward a Consistent Natural Law Ethics of Killing', 75.
59 前掲書、88-90.
60 前掲書、88-90.
61 前掲書、90
62 エリザベス・アンスコムは、この考え方に批判的だが、我々は目的のための手段を意図していなければならないと述べている他には、その考え方に代わる整合的な説明を提示していない（「戦争と殺人」'War and Murder', 51;『インテンション』*Intention,* 42)。『インテンション』*Intention,* 9 で、彼女は以下のように言う。

> ところで、一般に、ある人の意図は何かという問題に権威をもって答えられるのは当人だけであるということは、容易に分かる。この理由の1つは、我々に関心があるのは、たいてい、単に当人が行う事を行うという当人の意図ではなく、それを行う際の当人の意図であり、そして、この意図は、当人が行う事を見ても分からない場合がとても多いからである。もう1つの理由は、たいてい、当人が行う事を意図しているかどうかという問題は、その答えが明らかなので、ほとんど生じないからである。仮に、その問題が生じるとしても、当人に尋ねることによって解決する場合がかなり多い。最後に、阻止されたり心変わりしたために実行に移さない意図を形成することは可能である。だが、その意図は純粋に内的なものにとどまるが、それ自体完全なものでありうる。こうしたすべての理由から、我々は、ある人の意図を知りたければ、当人の心の内容を、そしてそれだけを探求しなければならず、従って、意図とは何かを理解したければ、純粋に心のなかにあるものを吟味しなければならない、と考えるようになる。そして、意図は行為になって現れ、この現れ方も興味深い問題を提起するが、物理的に生じる事、つまり、ある人が現実に行う事は、我々の探求においてはほとんど考察する必要がな

い、と考えるようになる。それに対して、私は、物理的に生じる事、つまり、ある人が現実に行う事こそ、まず初めに考察すべきものだ、と言いたい。

　だが、ある人が現実に「行う」事こそ、まず初めに考えなければならない事だとしても、それは、道徳的に言って、常に最も重要だとは限らない。というのは、「ある意図を抱いていたかどうかを、当人だけが言える場合があるだろう」（『インテンション』Intention, 44）し、「純粋に内的な事柄である意図が、それにもかかわらず、事柄全体の性格を変える」（『インテンション』Intention, 48）と、アンスコムは認めているからである。従って、行為者が「自分の身を守っている」のか、それとも「攻撃を仕掛けて来る人を殺している」のかは、まさに、ある事を望むという内的な行為に基づいて決まる、ということになるだろう。

63　フリード『正と不正』Charles Fried: *Right and Wrong*, 20.
64　アンスコム『インテンション』Anscombe: *Intention*, 46.
65　ジョン・フィニス「中絶に関する正しいことと悪いこと：ジュディス・トムソンへの反論」John Finnis: 'The Rights and Wrongs of Abortion: A Reply to Judith Thomson', *Philosophy and Public Affairs* 2(1973), 136.
66　グリセズ「殺すことの整合的な自然法倫理を目指して」Grisez: 'Toward a Consistent Natural Law Ethics of Killing', 94.
67　ドナガン『道徳論』Donagan: *The Theory of Morality*, 162.
68　前掲書、87.
69　前掲書、163.
70　私は、この規約上の罪のなさという観念を、ジュディス・ジャーヴィス・トムソン「権利と死」、マーシャル・コーエン他編『中絶に関する正と不正』所収。Judith Jarvis Thomson: 'Rights and Deaths', in Marshall Cohen *et al.* (eds.): *The Rights and Wrongs of Abortion* (Princeton: Princeton University Press, 1974), 122 から借用した。ディヴァイン『殺人の倫理』Devine: *The Ethics of Homicide*, 152. も参照。このなかで、著者は、道徳的な無辜と因果的無辜を区別している。
71　ドナガン『道徳論』Donagan: *The Theory of Morality*, 162.
72　人の生は妊娠とともに始まるという考え方に基づいて、例えばピウス11世とパウロ6世は、意図的に殺すことに対する禁止は、道徳上無辜の人に適用されると考えている。この考え方によれば、胎児を意図的に殺すことは、PDE に訴えることによってそれが正当化できない場合には常に悪いとされる（というのは、胎児は常に道徳上無辜だからである）。サムナー『中絶と道徳理論』Sumner: *Abortion and Moral Theory*, 109. 参照。

73 ドナガン『道徳論』Donagan: *The Theory of Morality*, 162.
74 アンスコム「現代道徳哲学」Anscombe: 'Modern Moral Philosophy', 10.
75 ジョゼフ・M・ボイル・Jr「二重結果の原理を理解するために」
Joseph M. Boyle: 'Toward Understanding the Principle of Double Effect', *Ethics* 90 (1980), 532 も参照。
76 グリゼズ「殺すことの整合的な自然法倫理を目指して」Grisez: 'Toward a Consistent Natural Law Ethics of Killing', 90, 91, 94.
77 アンスコム「戦争と殺人」Anscombe: 'War and Murder', 46.
78 前掲書、51.
79 同所、アンスコムの正当防衛に関する意見も参照。正当防衛で殺すことは、殺すことを意図していなかったと「良心にかけて」言える場合には許容できるとされる。当該の行為者が意図していたと言われる事が、その行為を、殺すことの事例ではなくむしろ正当防衛の事例にするために十分だとすれば、当該の行為者が、射精しないことを意図していたと「良心にかけて」言うことは、なぜ十分ではないのだろうか。
80 アンスコム「戦争と殺人」Anscombe: 'War and Murder', 50.
81 前掲書、51.
82 前掲書、45-6.
83 前掲書、51.
84 アンスコム「現代道徳哲学」Anscombe: 'Modern Moral Philosophy', 10.
85 英国国教会情報部『良く死ぬことについて:安楽死議論への英国国教会の寄与』Anglican Church Information Office: *On Dying Well: An Anglican Contribution to the Debate on Euthanasia* (Church Information Office, 1979), 9.
86 ダフ「絶対的な原理と二重結果」Duff: 'Absolute Principles and Double Effect', 74.
87 例えば、ジョゼフ・M・ボイル・Jr「殺すことと死ぬにまかせることについて」Joseph M. Boyle, Jr.: 'On Killing and Letting Die', *New Scholasticism* 51 (1977), 434-5 を参照。
88 これらの事例は、ジェラード・J・ヒューズ「殺すことと死ぬにまかせること」Gerard J. Hughes: 'Killing and Letting Die', *The Month*, 2nd NS (1975), 43-4 で議論された2つのケースに基づいている.
89 聖省『安楽死に関する宣言』Sacred Congregation: *Declaration on Euthanasia*, 11. この宣言によれば、この基準を満たす状況で、死なないようにするのを差し控えることは許容できるとされる。
90 だが、既に言及したもう1つの違いがある。妊婦の命を救うと考えられる手術をその医師が行うかどうかにかかわらず、胎児Aと胎児Bの死は確実

だろう、と我々は仮定した。一方、患者Ｃの死は、その医師が死なないようにするのを差し控える場合に限って、確実になる。

91 ボイル「殺すことと死ぬにまかせることについて」Boyle: 'On Killing and Letting Die', 436.
92 ヒューズ「殺すことと死ぬにまかせること」Hughes: 'Killing and Letting Die', 44.
93 同所
94 ボイル「殺すことと死ぬにまかせることについて」Boyle: 'On Killing and Letting Die', 446.（強調は原著者による）
95 同所
96 前掲書、447.
97 治療は、患者の病状以外の基準に基づいて「不相応」になるかもしれない――3章（第5節3項）と4章を参照。例えば、医療設備を別の場所でいっそう有効に用いることができると考えて、ある患者に用いるのを差し控える場合があるかもしれない。つまり、「利害不均衡」の基準が、患者の病状に関わるだけでなく、１つの手段をある事例で用いることと別の事例で用いることとの関係に関わる場合があるかもしれない。例えば、ある医師は、昏睡状態に陥っていない患者Ｚに人工呼吸器を与えるために、患者Ｃにそれを用いるのを差し控える決定を下すかもしれない。だが、この場合でさえ、患者Ｃに人工呼吸器を用いるのを差し控える医師は、結局のところ、患者Ｃの予見された死を望んでいなければならない。つまり、その医師は、患者Ｚを死ぬにまかせるよりむしろ患者Ｃを死ぬにまかせることを望んでいると考えられる。
97a ユーニアク「二重結果の教説」Uniacke: 'The Doctrine of Double Effect', 208 は、このように主張している。
98 欠落
99 以下の議論は、ジョナサン・ベネット（Jonathan Bennett）の「道徳と帰結」に関するタナー講義、Tanner Lectures on 'Morality and Consequences', 98-103 における、戦略爆撃と無差別爆撃の区別についての分析から示唆を受けている。
100 ベネット「道徳と帰結」Bennett: 'Morality and Consequences', 101.
101 ボイル「殺すことと死ぬにまかせることについて」Boyle: 'On Killing and Letting Die'.
102 グリセズ「殺すことの整合的な自然法倫理を目指して」Grisez: 'Toward a Consistent Natural Law Ethics of Killing', 78.
103 アンスコム「戦争と殺人」Anscombe: 'War and Murder', 51. アンスコムは、

意図を意志の内なる行為と見なす考え方に批判的だが、それに代わる整合的な説明を提示してはいない。注62参照。

104 ボイル「二重結果の原理」Boyle: 'Principle of Double Effect', 528. 同書 531-2 も参照

105 ハニンク「二重結果に関する解明」Hanink: 'Some Light on Double Effect', 151.

106 ディヴァイン『殺人の倫理』Devine: *The Ethics of Homicide,* 123.

107 ボイル「殺すことと死ぬにまかせることについて」Boyle: 'On Killing and Letting Die', 437.

108 前掲書、439.

109 レイチェルズ「積極的安楽死と消極的安楽死」Rachels: 'Active and Passive Euthanasia', 63-8.

110 ボイル「殺すことと死ぬにまかせることについて」Boyle: 'On Killing and Letting Die', 438-9.

111 前掲書、439-40.

112 同所。

113 T・L・ビーチャム、ジェイムズ・F・チルドレス『生物医学倫理の原理』T. L. Beauchamp and James F. Childress: *Principles of Biomedical Ethics,* (New York: Oxford University Press, 1979), 117.

114 例えば次を参照。ケリー『医療道徳の問題』Kelly: *Medico-moral Problems*、教理聖省『安楽死に関する宣言』Sacred Congregation: *Declaration on Euthanasia,* 10-11、チーフ・ラビ・I・ジャコボヴィッツ (Chief Rabbi I. Jakobovits) を挙げる。以上は、ジョン・ヒーナン枢機卿「魅力的な物語」Cardinal John Heenan: 'A Fascinating Story', 6 の引用による。

115 例えばボニー・スタインボック「生命を意図的に終わらせること」、スタインボック編『殺すことと死ぬにまかせること』所収。Bonnie Steinbock: 'The Intentional Termination of Life' in Steinbock (ed.): *Killing and Letting Die,* 69-77 を参照。私の反論、「通常でない手段と生命を意図的に終わらせること」'Extraordinary Means and the Intentional Termination of Life', *Social Science and Medicine* 15F (1981), 117-21 も参照。

116 1973年12月3日に米国医師会代議員会で採択された声明。1986年3月15日に米国医師会は、新しい方針声明を発表した。この声明は、意図的に死を引き起こすことを依然として禁止しているが、治療を中止することは許容している。だが、その声明は、通常の手段と通常でない手段の違いには、もはや言及していない。

117 例えば、バートン『医療倫理と法』Burton: *Medical Ethics and the Law*, 63;

シンガー、クーゼ、シンガー「新生児の治療」
Singer, Kuhse, and Singer: 'The Treatment of Newborn Infants' 274-8 を参照。
118 ケリー『医療道徳の問題』Kelly: *Medico-moral Problems*, 129.
119 聖省『安楽死に関する宣言』Sacred Congregation: *Declaration on Euthanasia*, 10.
120 スタインボック「生命を意図的に終わらせること」Steinbock: 'The Intentional Termination of Life', 72.
121 クーゼ、シンガー『その児は生きて当然なのか』Kuhse and Singer: *Should the Baby Live?*, 30-7.
122 「絶対主義者」という語が指しているのは、無辜の人を「直接的に」殺すような行為は、その帰結のいかんにかかわらず、いかなる状況においても絶対的に悪いと信じている人のことである。
123 アンスコム「戦争と殺人」Anscombe: 'War and Murder', 50.
124 G・E・M・アンスコム「行為における二種類の誤謬」、J・J・トムソン、G・ドウォーキン編『倫理学』所収。G. E. M. Anscombe: 'Two Kinds of Error in Action', in J. J. Thomson and G. Dworkin (eds.): *Ethics,* 282.
125 エリザベス・アンスコムは、その医師がそうしていないと考えている。「戦争と殺人」'War and Murder', 46 参照のこと。
126 前掲書、45.
127 ダーシー『人間の行為』D'Arcy: *Human Acts,* 19.
128 ベンサム『道徳および立法の諸原理』Bentham: *Principles of Morals and Legislation,* 84.
129 例えば、J・W・メイランド『意図の本性』J. W. Meiland: *The Nature of Intention* (London: Methuen, 1970), 7-15 を参照。メイランドは、「目的である」意図と「目的でない」意図を区別している。
130 H・L・A・ハートとスチュアート・ハンプシャーは、ダーシー『人間の行為』D'Arcy: *Human Acts,* 171. に引用されている。
131 R・A・ダフ「意図、責任および二重結果」R. A. Duff: 'Intention, Responsibility, and Double Effect', *The Philosophical Quarterly* 32(1982), 3.
131a ユーニアク「二重結果の教説」Uniacke: 'The Doctrine of Double Effect', 211-15.
132 アンスコム「現代道徳哲学」Anscombe: 'Modern Moral Philoscphy', 11.
133 ヘンリー・シジウィック『倫理学の方法』Henry Sidgwick: *The Methods of Ethics,* 7th edn. (London: Macmillan, 1907), 202.
134 ロデリック・M・チザム「意図の構造」Roderick M. Chisholm: 'The Structure of Intention', *The Journal of Philosophy* 67 (1970), 636.

135 ジョージ・グレイアム「何かを意図的に行うことと道徳的責任」
George Graham: 'Doing Something Intentionally and Moral Responsibility', *Canadian Journal of Philosophy* 11 George (1981), 667-77.

136 しかし、熟慮のうえで自発的に選択を下せない状況に置かれているという理由だけでは、行為者は免責されないということを、ここで指摘すべきである。行為者は、もはや選択を下せない状況に置かれているので責任がないということも、示さなければならないだろう。

137 私が批判している考え方の擁護としては、ケーシー「行為と帰結」
Casey: 'Actions and Consequences', 166-7 を参照のこと。

138 フレイ「二重結果の教説」Frey: 'Doctrine of Double Effect', 259-83 も参照。

138a 責任と非難に値することを区別する必要、及び、それに基づく、責任についての最近の幾つかの説明に対する批判については、ユーニアク「二重結果の教説」Uniacke: 'The Doctrine of Double Effect', 216 を参照。

138b ユーニアク「二重結果の教説」Uniacke: 'The Doctrine of Double Effect', 212.

139 ドナガン『道徳論』Donagan: *The Theory of Morality*, 125. この論点は、ボイル「二重結果の原理」Boyle: 'Principle of Double Effect', 529-30、及び、ジェラード・J・ヒューズ「ヘルガ・クーゼ『通常でない手段と生命の神聖性』についての論評」Gerard J. Hughes: 'Commentary:"Helga Kuhse: Extraordinary Means and the Sanctity of Life"', *Journal of Medical Ethics* 7 (1981), 80 でも提示されている。

139a 二重結果についてのアンスコムの誤解、及び、責任と非難に値することとの彼女の混同については、ユーニアク「二重結果の教説」Uniacke: 'The Doctrine of Double Effect', 213-5 を参照。

140 ヘンリー・キーン『道徳哲学入門』Henry Keane: *A Primer of Moral Philosophy,* Catholic Social Guild, Oxford (New York: P. J. Kenny & Sons, n. d.). 私はこの引用を、ユーニアク「二重結果の教説」Uniacke: 'The Doctrine of Double Effect', 213 に負っている。

141 ユーニアク前掲引用箇所。

142 ハニンク「二重結果に関する解明」Hanink: 'Some Light on Double Effect', 150.

143 アンスコム「現代道徳哲学」Anscombe: 'Modern Moral Philosophy', 12.

144 ウィリアムズ『生命の神聖性と刑法』Williams: *The Sanctity of Life and the Criminal Law,* 286.

145 ペトルス・アベラルドゥス『ペトルス・アベラルドゥスの倫理学』
Peter Abelard: *Peter Abelard's Ethics,* ed. and trans. D. E. Luscombe (Oxford: Clarendon Press, 1971), 28-9. これは、ドナガン『道徳論』Donagan:

The Theory of Morality, 125 に引用されている。

146 アンスコム「戦争と殺人」Anscombe: 'War and Murder', 51. ドナガンは PDE を否認するが、それにもかかわらず、私が批判している考え方を支持している。その考え方とは、当該の行為者が注意を適切な方向に向け直せば絶対に許容できない行為が許容できるようになる、というものである。ドナガン『道徳論』Donagan: *The Theory of Morality,* 112-27 参照。

147 ドナガン前掲引用箇所。

148 アンスコム「戦争と殺人」Anscombe: 'War and Murder', 51. 同『インテンション』Idem: *Intention,* 42-5 も参照。

149 (a)道徳的な善さ、徳などと、(b)行為の本性とを区別する必要については、ウィリアム・F・フランケナ「マコーミックと伝統的な区別」、リチャード・マコーミック、ポール・ラムジー編『善を達成するために悪事を行うこと』所収。William F. Frankena: 'McCormick and the Traditional Distinction', in Richard McCormick and Paul Ramsey (eds.): *Doing Evil to Achieve Good* (Chicago: Loyola University Press, 1978), 146-7. を参照。ボイル「二重結果の原理」Boyle: 'Principle of Double Effect', 533 も参照。

150 アンスコム『インテンション』Anscombe: *Intention*

151 前掲書、9。

152 第3節3項参照。

153 アンスコム『インテンション』Anscombe: *Intention,* 40-1。

154 前掲書、42。

155 前掲書、43, 45。

156 前掲書、48. この点について、リナカー・センター作業部会報告書『安楽死と臨床：傾向、原理及び選択肢』The Linacre Centre Working Party: *Euthanasia and Clinical Practice; Trends, Principles and Alternatives* (London: Linacre Centre, 1982), 48-9 が興味深いのは、エリザベス・アンスコムがこの作業部会の一員だったからだけではない。「治療拒否、自殺及び事前指示、さらなる分析」という項目で、生命にもはや価値がないと判断して治療を差し控えることは悪いが、それにもかかわらず、「事前指示」によって当人が死を目指していないと保証する場合には、治療拒否を許容できるかもしれない、とこの作業部会は結論を下している。むしろ、患者は、延命治療を拒否することを、その治療が本性上必須でないという観点からとらえようとするべきである。「同じものと思われるかもしれない」これらの決定を区別することは実際上難しいに違いない、とこの報告書は認めている。だが、報告書は続けて、道徳上重要なのは、当該の患者の意図と傾向性である、すなわち、「その区別の性格が公共的でないからといって……その区別が現

157 アンスコムは、以下のことに同意しているように思われる。住人に故意に毒をもっているが当人の目的を「賃金を稼ぎたいこと」と述べる人について、彼の意図は、「確かに倫理的関心や法的関心を引かない。彼が言った事が本当だとしても﹅﹅﹅﹅、そのことは彼の殺人罪を免除しないだろう」と彼女は言う。そして、「我々は、こうした仕方で当人について当てはまることにまさに関心がある﹅﹅﹅﹅」、というのは、そのことから当人に関してその時点で起こった以上のことが分かるからである、と彼女は続けて述べている（アンスコム『インテンション』Anscombe: *Intention*, 45）。
158 アンスコム「戦争と殺人」Anscombe: 'War and Murder', 52.

第4章

1 リチャード・マコーミック「救うべきか死ぬにまかせるべきか：現代医療のジレンマ」Richard McCormick: 'To Save or Let Die: The Dilemma of Modern Medicine', *The Journal of the American Medical Association* 229 (1974), 172-6、ヘルガ・クーゼ「通常でない手段」Helga Kuhse: 'Extraordinary Means', 74-82、医学、生物医学および行動研究における倫理問題研究のための大統領委員会『生命維持治療を差し控える決定』President's Commission for the Study of Ethical Problems in Medicine and Biomedical and Behavioural Research: *Deciding to Forego Life-sustaining Treatment* (Washington: US Government Printing Office, 1983), 82-91.
2 ヴィーチ『死、死ぬことと生物学の革命』Veatch: *Death, Dying and the Biological Revolution*; ラムジー『生命の両端における倫理』Ramsey: *Ethics at the Edges of Life*, 155.
3 聖省『安楽死に関する宣言』Sacred Congregation: *Declaration on Euthanasia*, 6.
4 前掲書、7.
5 ジョン・ヒーナン枢機卿「魅力的な物語」Cardinal John Heenan: 'A Fascinating Story', 7 の引用による。
6 ラムジー『生命の両端における倫理』Ramsey: *Ethics at the Edges of Life*, 191. 1章3節も参照のこと。
7 アルバート・R・ジョンセン、ジョージ・リスター「生命維持システム」、ウォレン・T・ライク編『バイオエシックス百科事典』所収。Albert R. Jonsen and George Lister: 'Life Support System', in Warren T. Reich

(ed.): *Encyclopedia of Bioethics* (New York: Free Press, 1978), vol. ii, pp. 841-8.

8 例えば次を参照。ピウス12世『使徒座公報』*Acta Apostolicae Sedis* 49 (1957), 1031/2.

9 次も参照。大統領委員会『生命維持治療を差し控える決定』President's Commission : *Deciding to Forego Life-sustaining Treatment,* 82-90、クーゼ、シンガー『その児は生きて当然なのか』Kuhse and Singer: *Should the Baby Live?,* 30-7.

10 ケリー『医療道徳の問題』Kelly: *Medico-moral Problems,* 129.

11 聖省『安楽死に関する宣言』Sacred Congregation: *Declaration on Euthanasia,* 10.

12 例えば次を参照。ジョナサン・グールド、クレイグマイル卿編『あなたは死を宣告されたのか？ 安楽死の意味』Jonathan Gould and Lord Craigmyle (eds.): *Your Death Warrant? The Implications of Euthanasia* (London: Chapman, 1971), 91-3、リナカー・センター作業部会『安楽死と臨床』The Linacre Centre Working Party: *Euthanasia and Clinical Practice, esp.* 57, 70、ヘリング『医療倫理』Häring: *Medical Ethics,* 146.

13 ビーチャム、チルドレス『生物医学倫理の原理』Beauchamp and Childress: *Principles of Biomedical Ethics,* 118.

14 注12参照。

15 ジェイムズ・M・グスターフソン「ダウン症、親の願望、生命権」、ロバート・F・ウィア編『死と死ぬことにおける倫理的問題』所収。
James M. Gustafson: 'Mongolism, Parental Desires, and the Right to Life', in Robert F. Weir (ed.): *Ethical Issues in Death and Dying* (New York: Columbia University Press, 1977), 162.

16 スタインボック「生命を意図的に終わらせること」
Steinbock: 'The Intentional Termination of Life', 72.

17 『カレン・クインランの場合』、スタインボック編『殺すことと死ぬにまかせること』再録 *70 N.J. 10, In the Matter of Karen Quinlan,* in Steinbock (ed.): *Killing and Letting Die,* 31.(強調は原著)

18 私とジェラルド・J・ヒューズ (Gerald J. Hughes) との論争『通常でない手段』'Extraordinary Means', *Journal of Medical Ethics* 7 (1981), 79-82 も参照のこと。

19 『ニューヨーク・タイムズ』(1982年9月19日付け紙面) 報道記事。

20 「西オーストラリア法改革委員会へのオーストラリア医師会の提言」
Submission of the Australian Medical Association to the Law Reform Commission of Western Australia, June 1982, 18.

21 大統領委員会『生命維持治療を差し控える決定』President's Commission: *Deciding to Forego Life-sustaining Treatment*, 218.
22 1973年の声明は3章第5節3項で全文引用してある。1986年の声明は1986年3月15日付けのものだが、倫理と法律の問題に関する米国医師会審議会から入手可能である。
23 ある患者を蘇生させることの選択可能性、すなわち手段が「通常でない」事例に関しては，次も参照。「教皇ピウス12世の麻酔医による質問への回答として内科医と外科医に対する1957年2月24日の演説」
 Pope Pius XII, Address of 24 Feb. 1957, to doctors and surgeons in response to questions by anaesthetists, *Acta Apostolicae Sedis* 49 (1957), 1031-2.
24 レナード・ウェーバー『誰を生かすべきか』Leonard Weber: *Who Shall Live?* (New York: Paulist Press, 1976).
25 前掲書、85.
26 前掲書、92-3.（強調は引用者）
27 前掲書、93.
28 リチャード・A・マコーミック「生命の質、生命の神聖性」
 Richard A. McCormick: 'The Quality of Life, the Sanctity of Life', *Hastings Center Report* 8 (1978), 34.
29 ヴィーチ『死、死ぬことと生物学の革命』Veatch: *Death, Dying and the Biological Revolution,* 106 and 110.
30 前掲書、110-12.
31 同所。
32 例えば次を参照。マコーミック「生命の質」McCormick: 'The Quality of Life', 32-3.
33 マコーミック「救うべきか死ぬにまかせるべきか」McCormick: 'To Save or Let Die', 172-6. 同「生命の質」*Idem*: 'The Quality of Life'.
34 マコーミック「生命の質」McCormick: 'The Quality of Life', 35. 彼のより早い時期の論文「救うべきか死ぬにまかせるべきか」'To Save or Let Die' で、マコーミックは異なった「生命の質」規準、「最小限の人格的関係性」を提案した。この規準が満たされなければ、生命は延長される必要はない。
35 ラムジー『生命の両端における倫理』Ramsey: *Ethics at the Edges of Life*, 145 ff.
36 前掲書、154-7, 172.
37 前掲書、160-81.
38 前掲書、165.
39 前掲書、191.
40 ポール・ラムジーがこのケースを論じているのは、「長引かされた死：医学

的適応なしに」'Prolonged Dying: Not Medically Indicated', *Hastings Center Report* 6 (1976), 14-17; と『生命の両端における倫理』*Ethics at the Edges of Life,* 268-300.

41　ラムジー『生命の両端における倫理』Ramsey: *Ethics at the Edges of Life*, 268.
42　ラムジー「長引かされた死：医療的適応なしに」'Prolonged Dying: Not Medically Indicated', 16.
43　ラムジー『生命の両端における倫理』Ramsey: *Ethics at the Edges of Life,* 187.
44　前掲書、269.（強調は引用者）
45　前掲書、181-267.
46　前掲書、181-8.
47　前掲書、181-7．ザカリーの同僚であるジョン・ローバーの対照的な方針は、2章第2節2項で簡潔に論じた。ザカリーの考え方は様々な論文で示されているが、例えば、R・B・ザカリー「新生児の外科手術」「二分脊椎の倫理的・社会的側面」R. B. Zachary: 'The Neonatal Surgeon', *British Medical Journal* 4 (1976), 866-9; and 'Ethical and Social Aspects of Spina Bifida', *Lancet* 2 (1968), 274-6.
48　ラムジー『生命の両端における倫理』Ramsey: *Ethics at the Edges of Life,* 182.
49　既に引用した文献に加えて、さらに次も参照。C・A・スウィンヤード『意思決定と障害新生児：二分脊椎と倫理に関する会議録』C. A. Swinyard: *Decision Making and the Defective Newborn: Proceedings of a Conference on Spina Bifida and Ethics* (Springfield: Charles C. Thomas, 1978).
50　ラムジー『生命の両端における倫理』Ramsey: *Ethics at the Edges of Life,* 182-3.
51　前掲書、187，192.
52　注49参照。
53　ラムジー『生命の両端における倫理』Ramsey: *Ethics at the Edges of Life,* 191.
54　前掲書、191-2.
55　人命の等しい価値とその保護に対する等しい権利請求に関しては、前掲書168-9参照。
56　前掲書、182-3，187，192.
57　リナカー・センター作業部会『安楽死と臨床』The Linacre Centre Working Party: *Euthanasia and Clinical Practice,* 46-8, 58.

58 前掲書、46.
59 前掲書、56-7.(強調は引用者)
60 ポール・ラムジー『生命の両端における倫理』Paul Ramsey: *Ethics at the Edges of Life,* 187.

第5章

1 『使徒座公報』*Acta Apostolicae Sedis* 49 (1957), 1032.
2 ジョゼフ・フレッチャーが率直に述べているように(ジョゼフ・フレッチャー『人間性：生物医学的倫理論集』所収の「安楽死」'Euthanasia', in Joseph Fletcher: *Humanhood: Essays in Biomedical Ethics* (Buffalo, NY: Prometheus Books, 1979), 150)「倫理的には、我々がそのような患者を死ぬにまかせてよいかの問題は既に旧聞に属する。……この無条件な生命至上主義賛成教説の最後の真剣な擁護者は、偉大な腫瘍研究者デイヴィド・カーノフスキーだった。……消極的安楽死の問題は倫理的に解決ずみだ。」(私は、1章注22でデイヴィド・カーノフスキーを引用している。)
3 リナカー・センター作業部会『安楽死と臨床』Linacre Centre Working Party: *Euthanasia and Clinical Practice,* 57. この事例の説明は、4章第3節2項を参照。
4 ローバー「倫理的問題」Lorber: 'Ethical Problems', 55.
5 前掲書、58.
6 前掲書、54, 55, 57.
7 ローバー「論評Ⅰと回答」Lorber: 'Commentary I and Reply', 121.
8 アンソニー・ショー「先生、私たちに選択の自由はありますか」Anthony Shaw: 'Doctor Do We Have a Choice?', *New York Times Magazine,* 1972, p.54. 引用は次による、レイチェルズ「安楽死、殺すことと死ぬにまかせること」Rachels: 'Euthanasia, Killing and Letting Die', 159.
9 紙数の関係で、存在(生)と非存在(死)を比較したり、あるいは非存在(死)をそもそも理性的に選択するということに含まれる哲学的難点をここで論ずることは許されないだろう。しかし、死が単にいっそう好ましい選択肢であるばかりでなく、自分自身や他人のために選択するのが合理的な選択肢でもあるような状況が明らかに存在するであろう、と私は思う(例えば次を参照。バーナード・ウィリアムズ「マクロプーロス・ケース：不死の退屈に関する省察」、ジェームズ・レイチェルズ編『道徳問題』所収。Bernard Williams: 'The Makropulos Case: Reflections on the Tedium of Immortality', in James Rachels (ed.): *Moral Problems,* 2nd. edn. (New York:

Harper & Row, 1975), 410-28, esp. 414、同巻に T・ネーゲル「死」Thomas Nagel: 'Death', 401-9.)。

10 2章注99を参照。

11 C・S・キャメロン『がんに関する真実』C. S. Cameron: *The Truth about Cancer* (Englewood Cliffs, NJ: Prentice Hall, 1956), 115-16.

12 例えば次を参照。マコーミック「生命の質」McCormick: 'The Quality of Life', 35.

13 次を参照。H・クーゼ「食事を与えないことによる死：乳児の最善の利益か」H. Kuhse: 'Death by Non-feeding': Not in the Baby's Best Interests', *Journal of Medical Humanities and Bioethics* 7: 3 (1986).

14 二分脊椎の乳児の場合、選択的不治療は別の悪い結果をもたらすかもしれない。つまり、治療はしなくても生き続ける乳児もいるだろうが、生後すぐに適切な治療を受けた場合に比べて病状が悪化すると考えられる乳児もいる。不治療の意図が、乳児たちは早期の死が利益になるという理由で生き延びるべきではないということであったとすれば、乳児たちの生存は不治療政策の失敗である。次を参照。ジョン・フリーマン「骨髄髄膜瘤の近視眼的治療：長期症例報告」John Freeman: 'The Short-sighted Treatment of Myelomeningocele: A Long-term Case Report', *Pediatrics* 53: 3 (March 1974), 311-13.

15 例えば次を参照。ジョゼフ・フレッチャー「DNA の組み換え」、ジョゼフ・フレッチャー『人間性』所収。Joseph Fletcher: 'Recombining DNA', in Fletcher: *Humanhood,* 194.

16 レイチェルズ「安楽死、殺すことと死ぬにまかせること」Rachels: 'Euthanasia, Killing and Letting Die', 160.

17 2章第2節に引用の文献を参照。

18 ダイアナ・クレーン『社会生活の神聖性：重症患者の治療』Diana Crane: *The Sanctity of Social Life: Physicians' Treatment of Critically Ill Patients* (New York: Russell Sage Foundation, 1975).

19 マコーミック「生命の質」McCormick: 'The Quality of Life', 35.

20 次を参照。ビーチャム、チルドレス『生物医学倫理の原理』ケース・スタディー 14 Case Study 14 in Beauchamp and Childress: *Principles of Biomedical Ethics,* 263-4.

21 B・D・コーレン『カレン・アン・クインラン：永遠の生命の時代の生と死』B. D. Colen: *Karen Ann Quinlan; Living and Dying in the Age of Eternal Life* (Los Angeles: Nash, 1976), 115. 引用は次による。スタインボック「生命を意図的に終わらせること」Steinbock: 'The Intentional Termination of Life',

72-3.
22 障害児の治療に関する私の考え方については、クーゼ、シンガー『その児は生きて当然なのか』Kuhse and Singer; *Should the Baby Live?* を参照。
23 A・ショーペンハウアー『意志と表象としての世界』A. Schopenhauer: *The World as Will and Representation*, trans. E.J.F. Payne (New York, 1969). 引用は次による。グラバー『死を引き起こすことと命を救うこと』Glover: *Causing Death and Saving Lives,* 45.
24 J・フレッチャー「人間であることの指標」J. Fletcher: 'Indicators of Humanhood: A Tentative Profile of Man', *Hastings Center Report* 2 (1972), 1-4.
25 ロバート・M・ヴィーチ「全脳死の概念:流行おくれの哲学的定式」Robert M. Veatch: 'The Whole-brain-oriented Concept of Death: An Outmoded Philosophical Formulation', *Journal of Thanatology* 3 (1975), 13-30.
26 次を参照。シンガー『実践の倫理』Singer: *Practical Ethics*, 特に Ch.4.
27 次を参照。H・クーゼ「利害関心」H. Kuhse: 'Interests', *Journal of Medical Ethics* 11 (September 1985), 146-9.
28 例えば次を参照。R・M・ヘア「安楽死:キリスト教的観点」R. M. Hare: 'Euthanasia: A Christian View', *Philosophic Exchange* (1975), 43-52. 次も参照。Hare: *Moral Thinking*, esp.177ff.
29 世界医師会「末期の病と抑制に関する声明」World Medical Assembly: 'Statement on Terminal Illness and Boxing' 35th Medical Assembly, Venice, Italy, October 1983, *Medical Journal of Australia* 140 (October 1983), 431.
30 大統領委員会『生命維持治療を差し控える決定』President's Commission: *Deciding to Forego Life-sustaining Treatment.*
31 米国医師会『延命治療の差し控えか中止』American Medical Association: *Withholding or Withdrawing Life Prolonging Medical Treatment,* Statement of the Council on Ethical and Judicial Affairs, 15 March 1986.
32 同所。
33 世界医師会『ジュネーブ宣言』World Medical Association: *Declaration of Geneva.*
34 例えば次を参照。グラバー『死を引き起こすことと命を救うこと』Glover: *Causing Death and Saving Lives*、シンガー『実践の倫理』Singer: *Practical Ethics*、ジョン・ハリス『生命の価値』John Harris: *The Value of Life* (London: Routledge and Kegan Paul, 1985)、レイチェルズ『生命の終わり』Rachels: *End of Life.*
35 マイケル・トゥーリー『中絶と嬰児殺し』Michael Tooley: *Abortion and Infanticide* (Oxford: Clarendon Press, 1983).

36　オランダ王立医師会「安楽死に関する方針声明」KNMG (Royal Dutch Association of Medicine) 'Policy Statement on Euthanasia', *Medisch Contact* 39: 31 (3 August 1985).
37　ジョン・ステュアート・ミル『自由論』John Stuart Mill: 'On Liberty' in E. A. Burtt (ed.): *The English Philosophers from Bacon to Mill* (New York: Modern Library, 1939), 949-1041.
38　オランダ王立医師会「安楽死に関する方針声明」KNMG, 'Policy Statement on Euthanasia'.
39　次も参照。大統領委員会『生命維持治療を差し控える決定』President's Commission: *Deciding to Forego Life-sustaining Treatment,* 26-7.
40　次も参照。R・M・ヘア「最弱者の生存」、S・ゴロヴィッツ他編『医療における道徳問題』所収。R. M. Hare: 'Survival of the Weakest', in S. Gorovitz *et al.* (eds.): *Moral Problems in Medicine* (Englewood Cliffs, NJ: Prentice Hall, 1976), 364-9.
41　クーゼ、シンガー『その児は生きて当然なのか』Kuhse and Singer: *Should the Baby Live?* esp.Ch.7.
42　クーゼ「食事を与えないことによる死」Kuhse: 'Death by Non-feeding'.
43　私はこの事例をビーチャム、チルドレス『生物医学倫理の原理』Beauchamp and Childress: *Principles in Biomedical Ethics,* 121 に負う。

凡例４記載の原著誤植訂正訳文箇所
　＊１［92頁］　原文にはYとあるが、Xの記入誤りと見て変更した。
　＊２［97頁］　原文にはXとあるが、Yの記入誤りと見て変更した。
　＊３［184頁］　原文にはEとあるが、Fの記入誤りと見て変更した。

参 考 文 献

Abelard, P., *Peter Abelard's Ethics*. D. E. Luscombe (ed. and trans.).
　　　Oxford: Clarendon Press. 1971.
　　　（アベラルドゥス「倫理学」『中世思想原典集成 7 前期スコラ学』所収、上智大学中世思想研究所編訳監修、平凡社 1996）
Abrams, N., 'Active and Passive Euthanasia', *Philosophy* 53 (1978), 257-63.
American Medical Association, 'The Physician and the Dying Patient'.
　　　Policy Statement adopted by the House of Delegates on 4 Dec. 1973.
―――, 'Withholding or Withdrawing Life Prolonging Medical Treatment'.
　　　Policy Statement of the Council on Ethical and Judicial Affairs. 15 Mar. 1986.
　　　Anderson, W. F., 'The Elderly at the End of Life'. In S. Lack and R. Lamerton (eds.): *The Hour of Our Death*, 8-18. London: Chapman, 1974.
Anglican Church Information Office, *On Dying Well: An Anglican Contribution to the Debate on Euthanasia*. Church Information Office, 1979.
Anscombe, G. E. M., *Intention*. Oxford: Basil Blackwell, 1958.（G・E・M・アンスコム『インテンション―実践知の考察』菅豊彦訳、産業図書 1984）
―――, 'Modern Moral Philosophy', *Philosophy* 33 (1958) 1-19.
―――, 'A Note on Mr. Bennett', *Analysis* 26 (1966), 208.
―――, 'Two Kinds of Error in Action'. In J. J. Thomson and G. Dworkin (eds.): *Ethics*, 279-89. New York: Harper & Row, 1968.
―――, 'War and Murder'. In R. Wasserstrom (ed.): *War and Morality*,
　　　Belmont: Wadsworth Publishing Co., 1970.
Aquinas, T., Summa Theologiae, II, ii, question 64, article 5.
―――, *Summa Theologiae*. II, ii, question 64, article 7.
　　　（トマス・アクイナス『神学大全』（第 18 分冊）稲垣良典訳, 創文社 1985）
D'Arcy, E., *Human Acts*. Oxford: Clarendon Press, 1963.
Aristotle, 'Politics'. In R. McKeon (ed.): *The Basic Works of Aristotle*.
　　　New York: Random House, 1941, 1127-316.
　　　（アリストテレス『政治学』山本光雄訳、岩波文庫、アリストテレス全集、岩波書店）
Australian Medical Association, Submission to the Law Reform Commission of

Western Australia, 8 June 1982.
Barth, K., *Church Dogmatics,* vol. 3. Edinburgh: Clark 1961.
（K・バルト『教会教義学』井上良雄・吉永正義訳、新教出版社 1955 〜）
Beauchamp, T. L. and J. F. Childress, *Principles of Biomedical Ethics.*
New York: Oxford University Press, 1979.
（T・L・ビーチャム、J・F・チルドレス『生命医学倫理』永安幸正・立木教夫監訳、成文堂 1997）
Bennett, J., 'Whatever the Consequences'. In J. J. Thomson and G. Dworkin (eds.): *Ethics,* 211-36. New York: Harper & Row, 1968.
―――, 'Morality and Consequences'. In S. M. McMurrin (ed.): *The Tanner Lectures on Human Values,* vol. 2, 47-116.
Salt Lake City: University of Utah Press and Cambridge University Press, 1981.
Bentham, J., *An Introduction to The Principles of Morals and Legislation.*
New York, Hafner Publishing Co., 1948.
（J・ベンサム『道徳および立法の諸原理序説』世界の名著 49、ベンサム / J・S・ミル, 中央公論社）
Boyle, J. M., Jr., 'On Killing and Letting Die', *New Scholasticism* 51 (1977), 433-53.
―――, 'Toward Understanding the Principle of Double Effect',
Ethics 90 (1980), 527-38.
Brandt, R. B., *Ethical Theory.* Englewood Cliffs, NJ: Prentice Hall, 1959.
British Medical Journal, Editorial: 'Withholding Treatment in Infancy',
British Medical Journal 1 (1981), 925-6.
Brody, H., *Ethical Decisions in Medicine.* Boston: Little, Brown, 1976.
（ハワード・ブロディ『医の倫理 医師・看護婦・患者のためのケース・スタディ』舘野之男訳、東京大学出版会 1985）
Burton, A. W., *Medical Ethics and the Law.* Glebe: Australasian Medical Publishing Co., 1979.
Byrne, P. W. and M. J. Stogre, 'Agathanasia and the Care of the Dying'. In J. Thomas (ed.): *Matters of Life and Death,* 98-104. Toronto: Samuel Stevens, 1978.
Callahan, O., 'The Sanctity of Life'. In D. R. Cutler (ed.): *Updating Life and Death,* 181-223. Boston: Beacon Press, 1969.
Cameron, C. S., *The Truth about Cancer.* Englewood Cliffs, NJ: Prentice Hall, 1956.
Casey, J., 'Actions and Consequences'. In John Casey (ed.): *Morality and Moral Reasoning,* 155-205. London: Methuen, 1971.
Catholic University of America, *New Catholic Encyclopaedia,* vol. 4.

New York: McGraw-Hill, 1976.

Chisholm, R. M., 'The Structure of Intention', *The Journal of Philosophy* 67 (1970), 633-47.

Colen, B. D., *Karen Ann Quinlan: Living and Dying in the Age of Eternal Life*. Los Angeles: Nash, 1976.

Collins, V. J., 'Limits of Medical Responsibility in Prolonging Life', *Journal of the American Medical Association* 206 (1968), 389-92.

Crane, D., *The Sanctity of Social Life: Physicians' Treatment of Critically Ill Patients*. New York: Russell Sage Foundation, 1975.

Danner Clouser, K., 'The "Sanctity of Life": An Analysis of a Concept', *Annals of Internal Medicine* 78 (1973), 110-125.

Davidson, D., 'Actions, Reasons and Causes', *The Journal of Philosophy* 60 (1963), 685-700.

———, 'The Logical Form of Action Sentences'. In Nicholas Rescher (ed.): *The Logic of Decision and Action,* 81-120. Pittsburgh: University of Pittsburgh Press, 1967.

———, 'Causal Relations'. In Myles Brand (ed.): *The Nature of Causation,* 353-67. Chicago, University of Illinois Press, 1976.

Davis, N., 'The Priority of Avoiding Harm'. In B. Steinbock (ed.): *Killing and Letting Die,* 173-215. Englewood Cliffs, NJ: Prentice Hall, 1980.

Department of Health and Social Security, *Care of the Child with Spina Bifida*. London: HMSO, 1973.

Devine, P. E., *The Ethics of Homicide*. Ithaca: Cornell University Press, 1978.

Dinello, D., 'On Killing and Letting Die'. In Bonnie Steinbock (ed.): *Killing and Letting Die,* 128-31. Englewood Cliffs, NJ: Prentice Hall, 1980.

Donagan, A., *The Theory of Morality*. Chicago and London: The University of Chicago Press, 1977.

Duff, R. A., 'Intentionally Killing the Innocent', *Analysis* 34 (1973), 16-19.

———, 'Absolute Principles and Double Effect', *Analysis* 36 (1976), 68-80.

———, 'Intention, Responsibility, and Double Effect', *The Philosophical Quarterly* 32 (1982), 1-16.

Duff, R. S. and A. G. M. Campbell, 'Moral and Ethical Dilemmas: Seven Years into the Debate about Human Ambiguity', *Annals of the American Academy of Political and Social Science* 447(1980), 19-28.

———, 'Moral and Ethical Dilemmas in the Special-care Nursery',

New England Journal of Medicine 289 (1973), 890-4.

Eckstein, Hatcher and Slater, Medical Practice — 'New Horizons in Medical Ethics: Severely Malformed Children — a Taperecorded Discussion', *British Medical Journal* 2 (1973), 294-9.

Farley, M., 'A Response to Dr. Duff', *Reflection* 72 (1975), 11-12.

Festinger, L., *A Theory of Cognitive Dissonance.* Stanford: Stanford University Press, 1957.
（L・フェスティンガー『認知的不協和の理論 社会心理学序説』末永俊郎訳、誠信書房 1965）

Finnis, J., 'The Rights and Wrongs of Abortion: A Reply to Judith Thomson', *Philosophy and Public Affairs* 2 (1973), 117-45.

Fitzgerald, P. J., 'Acting and Refraining', *Analysis* 27 (1973), 133-9.

Fletcher, G. P., 'Prolonging Life: Some Legal Considerations'. In Bonnie Steinbock (ed.): *Killing and Letting Die,* 45-55. Englewood Cliffs, NJ: Prentice Hall, 1980.

Fletcher, J., *Morals and Medicine.* Boston: Beacon Press, 1954.

――, 'Indicators of Humanhood: A Tentative Profile of Man', *Hastings Center Report* 2 (1972), 1-4.

――, *Humanhood: Essays in Biomedical Ethics.* Buffalo, N.Y.: Prometheus Books, 1980.

Foot, P., 'Moral Arguments', *Mind* 67 (1958), 502-13.

――, 'The Problem of Abortion and the Doctrine of Double Effect'. In Bonnie Steinbock (ed.): *Killing and Letting Die,* 156-65. Englewood Cliffs. NJ: Prentice Hall, 1980.

Fost, N., 'Putting Hospitals on Notice', *Hastings Center Report* 12 (1982), 5-8.

Frankena, W. K., 'The Ethics of Respect for Life'. In S. F. Barker (ed.) *Respect for Life in Medicine, Philosophy, and the Law,* 24-62. Baltimore: Johns Hopkins University Press, 1977.

――, 'McCormick and the Traditional Distinction'. In R. McComick and P. Ramsey (eds.): *Doing Evil to Achieve Good,* 145-64. Chicago: Loyola University Press, 1978.

Freeman, J., 'Is there a Right to Die--Quickly?', *Journal of Pediatrics* 80 (1972), 904-5.

――, 'The Short-sighted Treatment of Myelomeningocele: A Long-term Case Report', *Pediatrics* 53: 3 (1974), 311-13.

Frey, R. G., 'Some Aspects of the Doctrine of Double Effect', *Canadian Journal of Philosophy* 5 (1975), 259-83.

Fried, C., *Right and Wrong.* Cambridge, Mass.: Harvard University Press, 1978.

Geddes, L., 'On the Intrinsic Wrongness of Killing Innocent People',
    Analysis 33 (1973), 93-7.
Glover, J., *Causing Death and Saving Lives.* Harmondsworth: Penguin, 1977.
Goldman, A. I., *A Theory of Human Action.* Englewood Cliffs. NJ: Prentice Hall, 1970.
Goldman, H., 'Killing, Letting Die and Euthanasia', *Analysis* 40 (1980), 224.
Gorovitz, S. et al. (eds.), Editorial comment: 'Spina Bifida'. In *Moral Problems in Medicine*, 341-2.
    Englewood Cliffs, NJ: Prentice Hall, 1976.
Gould, J. and Lord Craigmyle (eds.), *Your Death Warrant?* London: Chapman, 1971.
Graham, G., 'Doing Something Intentionally and Moral Responsibility',
    Canadian Journal of Philosophy 11 (1981), 667-77.
Green, O. H., 'Killing and Letting Die',
    American Philosophical Quarterly 17 (1980), 195-204.
Grisez, G., *Abortion: the Myths, the Realities, and the Arguments.*
    New York: Corpus Books, 1970.
―――, 'Toward a Consistent Natural Law Ethics of Killing', *American Journal of Jurisprudence* 15 (1970), 64-96.
Gruzalski, B., 'Killing and Letting Die', *Mind* 40 (1981), 91-8.
Gustafson, J. M., 'Mongolism, Parental Desires, and the Right to Life'. In Robert F. Weir (ed.): *Ethical Issues in Death and Dying,* 145-72.
    New York: Columbia University Press, 1977.
Habermas, J., *Legitimation Crisis.* T. McCarthy (trans.), Boston: Beacon Press, 1975.
    (『公共性の構造転換』細谷貞雄訳、未来社 1973、第 2 版細谷貞雄・山田正行訳 1994)
Häring, B., *Medical Ethics.* Notre Dame, Ind.: Fides Publ., 1973.
Hanink, J. G., 'Some Light on Double Effect', *Analysis* 35 (1975), 147-51.
Hare, R. M., *The Language of Morals.* London: Oxford University Press, 1952.
    (R・M・ヘア『道徳の言語』小泉仰・大久保正健訳、勁草書房 1982)
―――, *Freedom and Reason.* Oxford: Oxford University Press, 1963.
    (R・M・ヘア『自由と理性』山内友三郎訳、理想社 1982)
―――, 'Euthanasia: A Christian View', *Philosophic Exchange* 11 (1975), 43-52.
―――, 'Survival of the Weakest'. In S. Gorovitz et al. (eds.): *Moral Problems in Medicine,* 364-9. Englewood Cliffs, NJ: Prentice Hall, 1976.
―――, *Moral Thinking.* Oxford: Clarendon Press, 1981.
    (R・M・ヘア『道徳的に考えること レベル・方法・要点』内井惣七・山内友三郎監訳、勁草書房 1994)

Harris, J., *Violence and Responsibility*. London: Routledge and Kegan Paul, 1980.
――, 'Bad Samaritans Cause Harm', *The Philosophical Quarterly* 32 (1982), 60-9.
――, *The Value of Life*. London: Routledge and Kegan Paul, 1985.
Harkness, G., *The Sources of Western Morality*.
　　　New York: Charles Scribner's Sons, 1954.
Hart, H. L. A., *Punishment and Responsibility*. Oxford: Clarendon Press, 1968.
Hart, H. L. A. and A. M. Honor, *Causation in the Law*.
　　　London: Oxford University Press, 1959.
　　　（H・L・A・ハート，トニー・オノレ著『法における因果性』（法と国家翻訳叢書）井上祐司他訳、九州大学出版会 1991）
Hastings Center, Editorial Comment: 'Doctors "Not Guilty" of prolonging Life at Any Cost', *Hastings Center Report* 9 (1979), 2-3.
Heenan, Cardinal J., 'A Fascinating Story'. In S. Lack and R. Lameton (eds.): *The Hour of Our Death: A Record of the Conference on the Care of the Dying held in London, l973,* 1-7. London: Chapman, 1974.
Hughes, G. J., 'Killing and Letting Die', *The Month* 2nd n.s. (1975), 42-5.
――, 'Commentary "Helga Kuhse: Extraordinary Means and the Sanctity of Life"', *Journal of Medical Ethics* 7 (1981), 79-81.
Hume, D., *An Enquiry Concerning Human Understanding*.
　　　New York: Collier Books, 1962.
　　　（D・ヒューム『人間知性の研究・情念論』渡部峻明訳、哲書房 1990：ディヴィッド・ヒューム『人間知性研究 付人間本性論摘要』齋藤繁雄・一ノ瀬正樹訳、法政大学出版局 2004）
Jackson, F., 'Review of Myles Brand (ed.): *The Nature of Causation*', *Journal of Symbolic Logic* 42 (1982), 470-3.
Jonsen, A. R. and G. Lister, 'Life Support Systems'. In Warren T. Reich (ed.): *Encyclopedia of Bioethics,* vol. 2, 841-8. New York: Free Press, 1978.
Kadish, S. H., 'Respect for Life and Regard for Rights in the Criminal Law'. In S. F. Barker (ed.): *Respect for Life in Medicine, Philosophy, and the Law,* 63-101. Baltimore: Johns Hopkins University Press, 1977.
Karnofsky, D. A., 'Why Prolong the Life of a Patient with Advanced Cancer?', *Cancer Journal for Clinicians* 10 (1960), 9-11.
Keane, H., *A Primer of Moral Philosophy*. Catholic Social Guild, Oxford,
　　　New York: P. J. Kenny & Sons. n.d.
Kelly, G., *Medico-moral Problems*. St Louis: The Catholic Hospital Association of the United States and Canada, 1958.

Keyserlingk, E. W., *Sanctity of Life or Quality of Life* (in the context of ethics, medicine, and law). Study written for the Law Reform Commission of Canada. Ottawa: Law Reform Commission, 1979.

KNMG (Royal Dutch Association of Medicine), 'Policy Statement on Euthanasia', *Medisch Contact* 39: 31 (3 August 1985).

Kohl, M., 'The Sanctity-of-Life Principle'. In Marvin Kohl (ed.): *The Morality of Killing: Sanctity-of-Life, Abortion and Euthanasia*, 3-23. London: Peter Owen, 1974.

Kuhse, H., 'Extraordinary Means and the Intentional Termination of Life', *Social Science and Medicine* 15F (1981), 117-21.

―――, 'Extraordinary Means and the Sanctity of Life', *Journal of Medical Ethics* 7 (1981), 74-82.

―――, 'An Ethical Approach to IVF and ET: What Ethics is All About'. In W. Walters and P. Singer (eds): *Test-tube Babies,* 22-35. Melbourne: Oxford University Press, 1982.
（W・ウォルターズ、P・シンガー編『試験管ベビー』坂元正一・多賀理吉訳 , 岩波書店 1993）

―――, 'A Modern Myth: That Letting Die is not the Intentional Causation of Death: Some Reflections on the Trial and Acquittal of Dr Leonard Arthur', *Journal of Applied Philosophy*: 1 (1984), 21-38.

―――, 'Interests', *Journal of Medical Ethics* 11 (1985), 146-9.

―――, 'Death by Non-feeding: Not in the Baby's Best Interests', *Journal of Medical Humanities and Bioethics* 7: 3 (1986).

――― and P. Singer, *Should the Baby Live? The Problem of Handicapped Infants.* Oxford: Oxford University Press, 1985.

Lack, S. and R. Lamerton (eds.), *The Hour of Our Death,* A record of the conference on the care of the dying held in London, 1973. London: Chapman, 1974.

Ladd, J., 'Positive and Negative Euthanasia'. In M. D. Bayles and D. M. High (eds.): *Medical Treatment of the Dying: Moral Issues,* 105-27. Cambridge, Mass.: Hall & Co., 1978.

Lecky, W. E. H., *History of European Morals from Augustus to Charlemagne,* vol.ii 11th edn. London: Longmans Green & Co., 1894.
（W・E・H・レッキー『欧州道徳史』2 冊三浦範三訳、大日本文化出版会、明治 43-44）

Linacre Centre Working Party, *Euthanasia and Clinical Practice: Trends, Principles and Alternatives.* London: The Linacre Centre, 1982.

Locke, D., 'Absolutism and Consequentialism: No Contest', *Analysis* 41 (1981), 101-6.
Locke, J., 'An Essay Concerning the True Original, Extent and End of Civil Government'. In E. Barker (ed.), *Social Contract*, 1-144. London: Oxford University Press, 1971.
Lorber, J., 'Early Results of Selective Treatment for Spina Bifida Cystica', *British Medical Journal* 4 (1973), 201-4.
———, 'Ethical Problems in the Management of Myelomeningocele and Hydrocephalus', *Journal of the Royal College of Physicians* 10 (1975), 47-60.
———, '"Commentary I and reply" to John Harris: "Ethical Problems in the Management of Some Severely Handicapped Children"', *Journal of Medical Ethics* 7 (1981), pp. 120-2.
Lyon, J., *Playing God in the Nursery*. New York: Norton, 1985.
McAllister, J. B., *Ethics with Special Application to the Medical and Nursing Professions,* 2nd. edn. Philadelphia: 1955.
McCloskey, H. J., 'The Right to Life', *Mind* 84 (1975), 403-25.
McCormick, R. A., 'To Save or Let Die: The Dilemma of Modern Medicine', *The Journal of the American Medical Association* 229 (1974), 172-6.
———, 'The Quality of Life, The Sanctity of Life", *Hastings Center Report* 8 (1978), 30-6.
MacIntyre, A., 'Why is the Search for the Foundation of Ethics so Frustrating?', *Hastings Center Report* 9 (1979), 16-22.
Mackie, J. L., *The Cement of the Universe*. London: Oxford University Press, 1974.
———, 'Causes and Conditions'. In Ernest Sosa (ed.): *Causation and Conditionals*, 15-38. London: Oxford University Press, 1975.
———, *Ethics: Inventing Right and Wrong*. Harmondsworth: Penguin, 1977.
（J・L・マッキー『倫理学 道徳を創造する』加藤尚武監訳、哲書房 1990）
Mangan, J., 'An Historical Analysis of the Principle of Double Effect', *Theological Studies* 10 (1949), 41-61.
May, W., 'Ethics and Human Identity: The Challenge of the New Biology', *Horizons* 3 (l976), 35-7.
Meiland, J. W., *The Nature of Intention*. London: Methuen, 1970.
Mill, J. S., *A System of Logic*. London: Longman's, 1959.
———, 'On Liberty'. In E. A. Burtt (ed.): *The English Philosophers from Bacon to Mill*, 949-1041. New York: Modern Library, 1939.
（J・S・ミル『自由論』塩尻公明・木村健康訳、岩波文庫、世界の名著 49、ベンサム／J・S・ミル、中央公論社）

―――, *Utilitarianism.* London: Collins, 1968.
（J・S・ミル『功利主義論』世界の名著49、ベンサム／J・S・ミル、中央公論社）
Moore, G. E., *Principia Ethica.* Cambridge: Cambridge University Press, 1978.
（G・E・ムーア『倫理学原理』深谷昭三訳、三和書房 1977）
More, T., *Utopia.* Cambridge: Cambridge University Press, 1908.
（T・モア『ユートピア』平井正穂訳、岩波文庫、世界の名著22、エラスムス／トマス・モア、中央公論社）
Morillo, C. R., 'Doing, Refraining, and the Strenuousness of Morality', *American Philosophical Quarterly* 14 (1977), 29-39.
Morison, R. S., 'Death: Process or Event?', *Science* 173 (1971), 694-8.
Nagel, T., 'Death'. In James Rachels (ed.): *Moral Problems,* 2nd. edn., 401-9. New York: Harper & Row, 1975.
―――, 'The Limits of Objectivity'. In S. McMurrin (ed.): *The Tanner Lectures on Human Values,* vol. i, pp. 76-139. Cambridge: Cambridge University Press, 1980.
―――, 'War and Massacre', *Philosophy and Public Affairs* 1 (1972), 123-44.
Nicholson, R., 'Should the Patient be Allowed to Die?', *Journal of Medical Ethics* (1975), 5-9.
Pius XII, *Acta Apostolicae Sedis* 43 (1951).
―――, *Acta Apostolicae Sedis* (1957).
Plato, *The Republic,* trans. H. D. P. Lee. Harmondsworth: Penguin, 1972.
（プラトン『国家』藤沢令夫訳、岩波文庫、プラトン全集、岩波書店、角川書店）
President's Commission for the Study of Ethical Problems in Medicine and Biomedical and Behavioral Research, *Deciding to Forego Life-sustaining Treatment, Ethical Medical & Legal Issues in Treatment Decisions,* Washington, D.C.: GPO.
Primatt, H., *A Dissertation on the Duty of Mercy and the Sin of Cruelty to Brute Animals.* London, 1776.
Rabkin, M. T. et al., 'Orders Not to Resuscitate', *The New England Journal of Medicine* 295 (1976), 364-6.
Rachels, J., 'Euthanasia, Killing and Letting Die'. In John Ladd (ed.): *Ethical Issues Relating to Life and Death,* 146-63. New York: Oxford University Press, 1979.
―――, 'Killing and Starving to Death', *Philosophy* 54 (1979), 159-71.
―――, 'Active and Passive Euthanasia'. In Bonnie Steinbock (ed.): *Killing and*

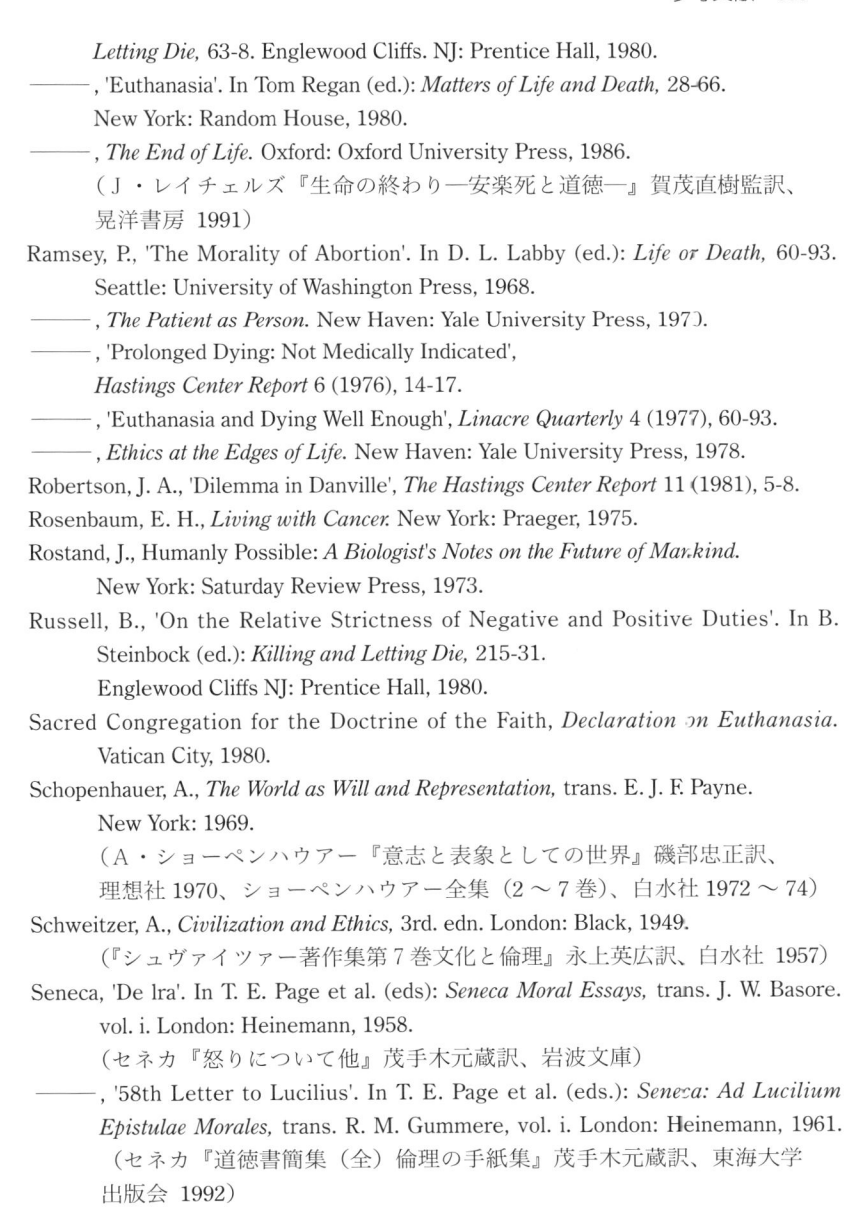

Letting Die, 63-8. Englewood Cliffs. NJ: Prentice Hall, 1980.

―――, 'Euthanasia'. In Tom Regan (ed.): *Matters of Life and Death,* 28-66. New York: Random House, 1980.

―――, *The End of Life.* Oxford: Oxford University Press, 1986.
（J・レイチェルズ『生命の終わり―安楽死と道徳―』賀茂直樹監訳、晃洋書房 1991）

Ramsey, P., 'The Morality of Abortion'. In D. L. Labby (ed.): *Life or Death,* 60-93. Seattle: University of Washington Press, 1968.

―――, *The Patient as Person.* New Haven: Yale University Press, 1970.

―――, 'Prolonged Dying: Not Medically Indicated', *Hastings Center Report* 6 (1976), 14-17.

―――, 'Euthanasia and Dying Well Enough', *Linacre Quarterly* 4 (1977), 60-93.

―――, *Ethics at the Edges of Life.* New Haven: Yale University Press, 1978.

Robertson, J. A., 'Dilemma in Danville', *The Hastings Center Report* 11 (1981), 5-8.

Rosenbaum, E. H., *Living with Cancer.* New York: Praeger, 1975.

Rostand, J., Humanly Possible: *A Biologist's Notes on the Future of Mankind.* New York: Saturday Review Press, 1973.

Russell, B., 'On the Relative Strictness of Negative and Positive Duties'. In B. Steinbock (ed.): *Killing and Letting Die,* 215-31. Englewood Cliffs NJ: Prentice Hall, 1980.

Sacred Congregation for the Doctrine of the Faith, *Declaration on Euthanasia.* Vatican City, 1980.

Schopenhauer, A., *The World as Will and Representation,* trans. E. J. F. Payne. New York: 1969.
（A・ショーペンハウアー『意志と表象としての世界』磯部忠正訳、理想社 1970、ショーペンハウアー全集（2〜7巻）、白水社 1972〜74）

Schweitzer, A., *Civilization and Ethics,* 3rd. edn. London: Black, 1949.
（『シュヴァイツァー著作集第7巻文化と倫理』永上英広訳、白水社 1957）

Seneca, 'De Ira'. In T. E. Page et al. (eds): *Seneca Moral Essays,* trans. J. W. Basore. vol. i. London: Heinemann, 1958.
（セネカ『怒りについて他』茂手木元蔵訳、岩波文庫）

―――, '58th Letter to Lucilius'. In T. E. Page et al. (eds.): *Seneca: Ad Lucilium Epistulae Morales,* trans. R. M. Gummere, vol. i. London: Heinemann, 1961.
（セネカ『道徳書簡集（全）倫理の手紙集』茂手木元蔵訳、東海大学出版会 1992）

Shaffer, J., *Philosophy of Mind.* Englewood Cliffs. NJ: Prentice Hall, 1968.

Shaw, A., T. G. Randolph, and B. Menard, 'Ethical Issues in Pediatric Surgery;
　　A National Survey of Pediatricians and Pediatric Surgeons',
　　Pediatrics 60 (1977), 588-99.
Shaw, A., 'Dilemmas of Informed Consent in Children',
　　New England Journal of Medicine 289 (1973), 885-90.
―――, 'Doctor, Do We Have a Choice?', *New York Times Magazine,* 1972, p. 54.
Sidgwick, H., *The Ethics of T. H. Green, H. Spencer, and J. Martineau.*
　　London: Macmillan, 1902.
―――, *The Methods of Ethics,* 7th edn. London: Macmillan, 1907.
Sikora, R. I., 'Killing and Letting Die: Twelve Cases', unpublished paper.
Singer, P., *Practical Ethics.* Cambridge: Cambridge University Press, 1979.
　　（P・シンガー『実践の倫理』山内友三郎・塚崎智監訳、昭和堂 1991）
―――, *The Expanding Circle.* New York: Farrar, Straus & Giroux, 1981.
―――, H. Kuhse, and C. Singer, 'The Treatment of Newborn Infants with Major
　　Handicaps: A Survey of Obstetricians and Paediatricians in Victoria',
　　The Medical Journal of Australia 2: 6 (1983), 274-9.
Smart, J. J. C., 'An Outline of a System of Utilitarian Ethics'. In J. J. C. Smart and B.
　　Williams: *Utilitarianism For and Against,* 3-67.
　　Cambridge: Cambridge University Press, 1973.
Steinbock, B., 'The Intentional Termination of Life'. In B. Steinbock (ed.): *Killing and
　　Letting Die,* 69-77. Englewood Cliffs, NJ: Prentice Hall, 1980.
―――, (ed.), *Killing and Letting Die.* Englewood Cliffs, NJ: Prentice Hall, 1980.
Strand, J. G., 'The "Living Will": The Right to Death with Dignity',
　　Western Reserve Law Review 26 (1976), 485-526.
Sumner, L. W., *Abortion and Moral Theory.*
　　Princeton: Princeton University Press, 1981.
Swinyard, C. A., *Decision Making and the Defective Newborn*: Proceedings of a
　　Conference on Spina Bifida and Ethics. Springfield: Charles C. Thomas, 1978.
Temkin, O., 'Respect for Life in the History of Medicine'. In S. F. Barker (ed.): *Respect
　　for Life in Medicine, Philosophy and the Law,* 1-23.
　　Baltimore: Johns Hopkins University Press, 1977.
―――　and C. L. Temkin (eds.): *Ancient Medicine: Selected Papers of Ludwig Edelstein.*
　　Baltimore: Johns Hopkins University Press, 1967.
Thomson, J. J., 'The Time of a Killing', *Journal of Philosophy* 68 (1971), 115-32.
―――, 'Rights and Death'. In Marshall Cohen et al. (eds.): *The Rights and Wrongs of
　　Abortion,* 146-59. Princeton: University Press, 1974.

―――, *Acts and Other Events*. Ithaca: Cornell University Press, 1977.
Tooley, M., 'An Irrelevant Consideration: Killing versus Letting Die'. In Bonnie Steinbock (ed.): *Killing and Letting Die,* 56-62.
Englewood Cliffs, NJ: Prentice Hall, 1980.
―――, *Abortion and Infanticide*. Oxford: Clarendon Press, 1983.
Trammel, R. L., 'Saving Life and Taking Life',
The Journal of Philosophy 72 (1975), 131-7.
―――, 'The Presumption against Taking Life',
The Journal of Medicine and Philosophy 3 (1978), 53-67.
Uniacke, S., 'The Doctrine of Double Effect', *The Thomist* 48: 2 (1984) 188-218.
US Government, Child Abuse and Neglect Prevention and Treatment Program 45CIR; Proposed Rule, *Federal Register,* vol. 49, no. 238.
US Government, Department of Health and Human Services. Office for Civil Rights: 'Notice to Health Care Providers', 18 May 1982: reprinted in *Hastings Center Report* 12 (1982), 6.
US Supreme Court of New Jersey, *70 N.J. In the Matter of Karen Quinlan, An Alleged Incompetent,* Argued 26 January 1976, decided 31 March 1976. Reprinted in B. Steinbock (ed.): *Killing and Letting Die,* 23-44.
Englewood Cliffs, NJ: Prentice Hall, 1980.
Veatch, R. M., 'The Whole-brain-oriented Concept of Death: An Outmoded Philosophical Formulation', *Journal of Thanatology* 3 (1975), 13-30.
―――, *Death, Dying and the Biological Revolution.*
New Haven: Yale University Press, 1976.
―――, *Case Studies in Medical Ethics.*
Cambridge, Mass.: Harvard University Press, 1979.
Walters, W. and P. Singer, *Test-tube Babies.*
Melbourne: Oxford University Press, 1982.
(W・ウォルターズ、P・シンガー編『試験管ベビー』坂元正一・多賀理吉訳、岩波書店 1993)
Walton, D. N., *On Defining Death.* Montreal: McGill-Queen's University Press, 1979.
Warren, M. A., 'On the Moral and Legal Status of Abortion',
The Monist 57 (1973), 43-62.
Weber, L., *Who Shall Live?* New York: Paulist Press, 1976.
Weinryb, E., 'Omission and Responsibility',
The Philosophical Quarterly 30 (1980), 1-18.
Williams, B., 'The Makropulos Case: Reflections on the Tedium of Immortality'.

In James Rachels (ed.): *Moral Problems,* 2nd edn., 410-28.
New York: Harper & Row, 1975.
Williams, G., *The Sanctity of Life and the Criminal Law.* London: Faber & Faber, 1958.
Wilson, J. B., *Death by Decision.* Philadelphia: Westminster Press, 1975.
Woodward, K. L., 'The Ethics of Miracles', *Newsweek,* 19 September 1977, p.57.
World Medical Assembly, Statement on Terminal Illness and Boxing: 35th Medical Assembly, Venice (Italy) October 1983,
Medical Journal of Australia 140 (1984), 431.
World Medical Association, Declaration of Geneva. (Medical vow adopted by the General Assembly in September 1948. Amended by the 22nd World Medical Assembly, Sydney, Australia, 1968.)
Zachary, R. B., 'Ethical and Social Aspects of Spina Bifida', *Lancet* 2 (1968), 274-76.
——, 'The Neonatal Surgeon', *British Medical Journal* 4 (1976), 866-69.

訳者あとがき

　本書は、安楽死論の名著の1つに数えられるべき、H・クーゼ女史の『生命の神聖性説批判』(原著タイトルは『医療における生命の神聖性教説―批判』)の翻訳である。本文は、5つの章から成り、主要な議論は、2章、3章、4章にある。1章は、モノグラフで言えば「序文」ないしは「はじめに」の部分であり、5章は、「結論と展望」にあたる。

　本書は、目次を通覧することでその概要を知ることができる。第1章1－1序論の末尾には、各章の議論についての簡潔な説明がある。

　本書の第1章と第5章は、『プラクティカルエシックス研究』(1994年)、第2章は、『生命・環境・科学技術倫理研究Ⅴ』(2000年)、第3章は、『生命・環境・科学技術倫理研究Ⅷ』(2003年)、第4章は『生命・環境・科学技術倫理研究Ⅵ－1』(2001年)、いずれも千葉大学で発行された応用倫理関連資料集において既にその概要が紹介されている。

　本書はおおむね当時の紹介者による分担訳であり、訳者分担は次のようになっている。

　　　序文・謝辞・エピグラフ……………小野谷加奈恵
　　　1章………………………………………石川悦久
　　　2章………………………………………飯田亘之
　　　3章………………………………………水野俊誠
　　　4章………………………………………片桐茂博
　　　5章………………………………………石川悦久／水野俊誠

　石川・飯田・水野・片桐はそれぞれの分担箇所のほか、他の部分をも相

互に通読し補完した。医学用語および医療関連用語の訳出は、主として水野、小野谷が担当した。

　固有名詞表記、特に人名表記については石川が担当し統一した。

　訳語等について、千葉大学名誉教授故島田良二氏、関東中央病院塚本泰司氏、千葉大学嶋津格氏、柏端達也氏、信州大学玉井真理子氏、広島市立大学野崎亜紀子氏、東京大学前田正一氏、早稲田大学横野恵氏、千葉大学大学院修士課程村瀬智之氏に貴重なご意見をいただいた。山田英津子、荒尾純子両氏には、文献検索、校正等においてご尽力いただいた。以上の方々に心より御礼を申し上げたい。

　本書の出版の便宜を図っていただいた東信堂社長・下田勝司氏にも、感謝の意を記したい。

　末尾になるが、著者H・クーゼ女史には翻訳作業の遅れを心からお詫びしなければならない。

　なおこの翻訳書は、財団法人ファイザーヘルスリサーチ振興財団、平成15～16年国際共同研究 (B)（研究代表者飯田亘之）、科研費　基盤研究 (B) (1) 課題番号16320002「生命倫理の全体像展望の基礎としての英米独仏日本の生命倫理の比較思想論的研究」の多大な支援を受けている。

訳者一同

事項索引

【あ】

安楽死 (euthanasia) 23-5, 45, 48, 51, 99-103, 117, 143, 164, 223, 259, 261, 283
　消極的—— 51, 262, 267, 282
　——に対する小児科医の態度 51-2
　積極的—— 268, 282
　積極的——〈対〉消極的—— 48, 51-5, 99-101, 262-9
　→「殺すこと」「死ぬにまかせること」「慈悲殺」の項も参照
安楽死に関する宣言 (Declaration on Euthanasia) 11, 12, 17, 20, 31, 45, 69, 109, 131, 189-90, 223, 227
医学、生物医学及び行動研究における倫理問題研究のための大統領委員会 (President's Commission for the Study of Ethical Problems in Medicine and Biomedical and Behavioral Research) 233, 279
意識 (consciousness) 28-9, 274, 278
　——の価値 278, 282
異所性妊娠 (ectopic pregnancy) 140-3, 157-8
意図 (intention)
　——と信念 172-7
　——と責任 196-208
　——と患者の病状 178-87
　——の広い考え方と狭い考え方 108-9, 116, 153-4, 193-5, 218
　→「反事実的テスト」「二重結果」「心の中の行為」「動機」の項も参照
意図された帰結〈対〉予見された帰結 (intended vs. foreseen consequences) 112-6
　→「二重結果」「手段、目的、副次的結果」の項も参照

意図すること (intending)
　——と望むこと 167-77
　直接的に——と間接的に—— 109, 115, 196-208
　→「二重結果」の項も参照
意図の方向 (direction of intention) 211, 213
inus 条件 (inus condition) 81-5, 92, 95, 104
因果性 (causation)
　——と通常の過程 72-7, 84, 88
　——と慣例となった手続き 77
　——と標準的な実践と期待 77
　——と法 44-6, 77
　→「inus 条件」「不作為」の項も参照
因果的責任 (causal responsibility) 43, 54, 71, 74, 77-8, 84, 90-9
因果的行為者性 (causal agency) 63-77, 95-7, 137
嬰児殺し (infanticide) 23-4, 117
　→「安楽死」「殺すこと」「死ぬにまかせること」「選択的不治療」の項も参照
英雄的手段 (heroic means) 4, 232, 272
　→「通常の手段と通常でない手段」の項も参照
黄金律 (Golden Rule) 278
起こるにまかせること (letting happen)
　→「引き起こすこと」の項を参照
オーストラリア医師会 (Australian Medical Association) 232
オランダ王立医師会 (Royal Dutch Association of Medicine) 282-3

【か】

開頭術 (craniotomy) 70, 128, 131,

　　　　　　　　　　135-7, 151, 158, 203
　　──とカトリックの教義　　127
神を演じること（playing God）　106
帰結（consequences）　　　　115
　　──に対する欲求と責任　198-208
　　直接意図された──〈対〉
　　間接的に意図された──　196-208
義務の免責可能性（dischargeability
　　of duties）　　　　　　101-3
原因と条件（causes and conditions）
　　　　　　　　　　　73-4, 79-80
行為（作為）（actions）
　　──と帰結　　　　　　　135-8
　　許容される──〈対〉正当化
　　　される──　　　156-8, 178-81,
　　　　　　　　　　　191, 198, 207
　　──〈対〉行為者　　113-6, 186,
　　　　　　　　　　　195, 209-15
　　作為〈対〉不作為　42-50, 101-3
　　→「同一性テーゼ」「不作為」「差し
　　　控えること」「責任」の項も参照
行為者（agents）　112-4, 116, 213, 265
　　→「行為(作為)」「因果的行為者性」
　　　「責任」の項も参照
抗生物質を差し控えること（antibiotics,
　　withholding of）　　53, 86, 92,
　　　　　　185-6, 229-30, 262, 266
心の中の行為（interior act of mind）
　　　　　　　　　　　179-80, 212
古代ギリシア（Greece, ancient）　23
古代ローマ（Rome, ancient）　　23
殺すこと・殺害（killing）
　　──と身体的動作　55-63, 66-7, 70
　　──と行為者の因果的役割　59-72
　　──と義務の免責可能性　　101-3
　　──と何が最善であるかを知って
　　　いること　　　　　　　99-101
　　──と選択可能性　　　　99-101
　　直接的に──〈対〉間接的
　　　に──　　　　132, 134-61, 195
　　──〈対〉死にまかせること　29-32,
　　　　　　　　　　43, 45-50, 55-72,

　　　　　　　78, 94-106, 161-77, 285
　　──の悪（は悪い）　　6, 16-22,
　　　　　　　　　25-6, 280-1, 285
　　→「中絶」「安楽死」「死ぬにまかせ
　　　ること」「ピラミッド型鎮痛薬増量」
　　　「差し控えること」「正当防衛」の項
　　　も参照
昏睡状態の患者（comatose patients）
　　　　　　　　　20-1, 28, 163,
　　　　　　　　　165, 230-1, 233,
　　　　　　　238, 241, 244, 274, 286
　　→人名索引「クインラン、カレン」
　　　の項も参照

【さ】

差し控えること（refraining）　89, 92-5,
　　　　　　　　　101, 104, 201-2
　　──の定義　　　　　　　　57
　　→「不作為」の項も参照
殺人（murder）　　　　10, 22, 195
　　──の共同謀議　　　　　　9
　　──の法的定義　　　　12, 44
死刑（capital punishment）　10, 152
自己決定（self-determination）
　　──に対する利害関心　　283-4
　　→「自律」「人格」の項も参照
自殺（suicide）　　　　　　　23-5
死に瀕している患者〈対〉死に
　　瀕していない患者（dying
　　vs. non-dying patients）　240-4,
　　　　　　　　　　　　245-54
死ぬにまかせること（letting die）177-91
　　→「殺すこと」の項も参照
慈悲殺（mercy killing）　　10, 188
　　→「安楽死」の項も参照
ジャイナ教徒（Jains）　　　　　5
シャム双生児（Siamese twins）9-10, 13
種差別主義（speciesism）　19, 277
手段、目的、副次的結果（means,
　　ends and side-effects）　123-50,
　　　　　　　　　154, 164-7, 216-8
　　→「二重結果」の項も参照

出生前診断(prenatal diagnosis) 280
ジュネーブ宣言(Declaration of
  Geneva) 279
障害児(handicapped infants) 5, 23,
  28, 45-6, 51-4,
  85-8, 232-3, 244-53, 285-6
  →「ダウン症候群」「選択的不治療」
  「シャム双生児」「二分脊椎」「テイ
  ・サックス病」の項も参照
消極的安楽死(negative euthanasia)
  →「安楽死」の項を参照
消極的義務〈対〉積極的義務
  (negative vs. positive duties) 102-3
条件付き「生命の神聖性」原理
  (qualified Sanctity-of-Life
  Principle [qSLP])
  ―― の提示 31
ジョンズ・ホプキンス病院の事例
  (Johns Hopkins case) 181-7, 268
  →「ダウン症候群」の項も参照
自律(autonomy) 282-3
  →「利益・利害関心」の項も参照
人格(persons) 6, 281-4
人工妊娠中絶(abortion)
  →「中絶」の項を参照
信じうる結果(believable effects) 91
人命(human life)
  →「生命」の項を参照
スパルタ(Sparta) 23
整合性と倫理(consistency and
  ethics) 32-9
正当防衛(self-defence) 10, 135, 140,
  143-56, 160, 195
生命(life)
  手段としての ―― 278
  内在的な善としての ―― 20-1,
  26-7, 273
  神の所有物としての ―― 25
  ―― の等しい価値 9, 13-6, 18-20,
  222-4, 239
  ―― の無限の価値 17-8, 223-4
  ―― の不可侵性 9-12

胎児の ―― 280
―― の価値 17, 26, 117, 278-9
―― を奪うことが悪いと
  いうこと 16-22, 273
→「昏睡状態の患者」「無辜」
「生命の種類」「生命の質」
「生命権」「種差別主義」の項も参照
生命権(right to life) 280-1, 283-5
生命至上主義(vitalism) 222, 255,
  260, 264-7
生命の価値(value of life)
  →「生命」の項を参照
生命の質(quality of life) 9, 14-6,
  37, 220-2,
  228-36, 240-1, 257-86
  ―― と利益(利害関心) 222, 278-81
  →「生命の種類」「生命」の項も参照
「生命の質」倫理(学)(quality-of
  -life ethics) 32, 38,
  220-2, 273-86
生命の種類(kind of life) 6, 279-80
  →「生命の質」の項も参照
生命の神聖性(sanctity of life)
  ―― とローマ・カトリック教会 11-2
  法における ―― 9-10, 12-4
  医療における ―― 6-7, 13-4
「生命の神聖性」原理(Sanctity-of
  -Life Principle [SLP])
  ―― の提示 16
生命の不可侵性(inviolability of life)
  →「生命」の項を参照
世界医師会(World Medical
  Assembly) 279
責任(responsibility) 36,
  94-9, 192-218
  ―― と帰結に対する欲求 198-211
  意図に対する ―― 209-12
  →「因果的責任」「道徳的責任」の項
  も参照
責任能力のある患者
  (competent patients) 237-8, 282-4
責任能力のない患者

(incompetent patients) 237-8, 284
積極的安楽死（positive euthanasia）
　→「安楽死」の項を参照
積極的義務（positive duties）
　→「消極的義務〈対〉積極的義務」
　の項を参照
絶対主義（absolutism）　29, 36, 70-2, 108-16, 159, 192-6
　――と二重結果　　108-16, 119-20, 192-6, 213-5
　――と意図　　108-10, 117, 218
選択可能性（optionality）　99-101
選択的不治療（selective non-treatment）　51-5, 75
相応な手段と不相応な手段（proportionate and disproportionate means）　189-90, 227-9
　→「通常の手段」の項も参照

【た】
体外受精（in vitro fertilization）　4
ダウン症候群（Down's syndrome）　182-8, 263-4, 268-71
　→「ジョンズ・ホプキンス病院の事例」の項も参照
魂（soul）　24-6
中絶（abortion）　23-5, 117, 121-34, 139-43, 156-8, 279
　→「開頭術」「異所性妊娠」の項も参照
通常でない手段（extraordinary means）
　→「通常の手段と通常でない手段」の項を参照
通常の手段と通常でない手段（ordinary and extraordinary means）　187-91, 219, 225-36, 259, 271
　ローマ・カトリックの伝統での――　187-8, 190, 226-7
　→「英雄的手段」「相応な手段と不相応な手段」の項も参照

テイ・サックス病（Tay Sachs disease）　18, 248-53
同一性テーゼ（identity thesis）　136-8, 146
動機（motive）　95, 123-4, 186-7, 212-3
道徳的責任（moral responsibility）　74, 93-9
トマス主義（Thomism）　117, 119, 151

【な】
二重結果の原理（double effect, principle of [PDE]）　42, 108-218
　――と（人工妊娠）中絶　121-34
　――と絶対主義　108-16, 119
　――と死ぬにまかせること　112
　――と無差別爆撃　158-60
　――と鎮痛薬　111-2
　――と戦争　110-1
　→「ピラミッド型鎮痛薬増量」の項も参照
二分脊椎（spina bifida）　14, 42, 50-5, 75, 87-8, 101, 111, 245-8, 255, 279-80
ニューヨーク州医師会（Medical Society for the State of New York）　232
認知的不調和（cognitive dissonance）　37-8
ヌエル族（Nuer）　285-6

【は】
反事実的テスト（counterfactual test）　125-6, 131, 172-7
引き起こすことと起こるにまかせること（making happen and letting happen）　96, 104-6
ピタゴラス学派（Pythagoreans）　25
人の生命（human life）
　→「生命」の項を参照
ヒポクラテスの誓い（Hippocratic Oath）　10, 23-5

ピラミッド型鎮痛薬増量（pyramid painkilling） 112, 117, 131, 135, 137, 154
→「二重結果」の項も参照
福利（well-being） 282-4
不相応な治療（disproportionate treatment） 165-6, 171
→「英雄的手段」「通常の手段と通常でない手段」「相応な手段と不相応な手段」の項も参照
米国医師会（American Medical Association） 30-1, 188, 191, 233, 279
副次的結果（side-effect）
→「手段、目的、副次的結果」の項を参照
不作為（omissions）
—— と因果性 47-8, 73, 77-89
—— と帰結 72-7
→「行為（作為）」「差し控えること」の項も参照
仏教徒（Buddhist） 5
ベビー・ドゥ施行規則（Baby Doe Regulations） 14
ホルター弁（Holter valve） 52, 75

【ま】
無辜（innocence） 11, 121, 143-4, 151-3
目的と手段（ends and means）
→「手段、目的、副次的結果」の項を参照

【ら】
利益・利害関心（interests） 15, 222, 232, 265-9, 278-9, 281-2
—— と死 269
—— と苦痛 285
—— と生命の質 279
—— と生命権 280-4
—— と生命の価値 278
→「自律」「自己決定」「福利」の項も参照
リナカー・センター（Linacre Centre） 219, 253-4, 258, 262, 265-6
倫理（学）（ethics）
—— と権威への訴え 16
—— と整合性 32-9

人名索引

【ア】

アクィナス、トマス（Aquinas, Thomas）
　　　　　143-7, 150-1, 154
アベラルドゥス、ペトルス
　（Abelard, Peter）　　　210-2
アリストテレス（Aristotle）　23
アンスコム、G・E・M
　（Anscombe, G.E.M.）　91, 123, 136-7,
　　　　　158-61, 172, 179, 192-3,
　　　　　195, 199, 205-17, 254
ヴィーチ、ロバート・M
　（Veatch, Robert M.）　　36, 78, 89,
　　　　　221, 236-9, 275
ヴィンセント判事（Vincent, Justice）　14
ウィリアムズ、グランヴィル
　（Williams, Glanville）　107, 209, 213
ウェーバー、レナード
　（Weber, Leonard）　　　233-5
エックスタイン、H（Eckstein, H.）　42,
　　　　　53-4, 57, 93
エーデルスタイン、ルードウィグ
　（Edelstein, Ludwig）　　24-5
オーツ大尉（Captain Oates）　128-30
オノレ、A・M（Honoré, A.M.）　45, 50,
　　　　　73-8, 84, 88

【カ】

カイザーリンク、エドワード・W
　（Keyserlingk, Edward W.）　18
カディッシュ、サンフォード・H
　（Kadish, Sanford H.）　14, 20
カーノフスキー、デイヴィド・A
　（Karnofsky, David A.）　15
キャメロン、C・S
　（Cameron, C.S.）　　　257, 266
キーン、ヘンリー（Keane, Henry）　206
クインラン、カレン
　（Quinlan, Karen）　　　231, 238,
　　　　　241-4, 272, 274
　→事項索引「昏睡状態の患者」の項
　　も参照
グスターフソン、ジェイムズ・M
　（Gustafson, James M.）　219, 230
クラフ、アーサー（Clough, Arthur）
　　　　　29-30, 41
グリセズ、ジャーメイン
　（Grisez, Germain）　　144-51, 179
グリーン、O（Green, O.）　94-9, 103-5
グールド、J（Gould, J.）　　107
ケイシー、ジョン（Casey, John）　77
ケイシー司教、ローレンス
　（Casey, Bishop Lawrence）　231
ゲデス、レナード
　（Geddes, Leonard）　　　127-8
ケリー、G（Kelly, G.）　141, 226-8
コリンズ、ヴィンセント・J
　（Collins, Vincent J.）　78, 104-6
ゴールドマン、アルヴィン・I
　（Goldman, Alvin I.）　　136

【サ】

ザカリー、R・B
　（Zachary, R.B.）　　　245-7, 255
サルトル、ジャン＝ポール
　（Sartre, Jean-Paul）　　268
シジウィック、ヘンリー
　（Sidgwick, Henry）　　28-9,
　　　　　199, 202, 204
ジャコボヴィッツ、ラビ・
　イマニュエル（Jakobovits,
　Rabbi Immanuel）　　17, 223
シュヴァイツァー、アルベルト
　（Schweitzer, Albert）　　5
ショー、アンソニー
　（Shaw, Anthony）　　　264
ショーペンハウアー、A

(Schopenhauer, A.)	274
シルズ、エドワード（Shils, Edward）	3
シンガー、ピーター	
（Singer, Peter）	ⅱ，37-8
スタインボック、ボニー	
（Steinbock, Bonnie）	190-1，230
ストランド、J・G（Strand, J.G.）	76
スペンサー、ハーバート	
（Spencer, Herbert）	28
スマート、J・J・C（Smart, J.J.C.）	33
セネカ（Seneca）	23
ソクラテス（Socrates）	3，39

【タ】

ダーシー、エリック（D'Arcy, Eric）	
	77，196
ダドリーとスティーブンス	
（Dudley and Stephens）	128
ダフ、R・A（Duff, R.A.）	112-4,
	128-30，161-2，198
ダン、ジョン（Donne, John）	4，38
チザム、ロデリック・M	
（Chisholm, Roderick M.）	199-200
チルドレス、ジェイムズ・F	
（Childress, James F.）	228-9
ディヴァイン、フィリップ・E	
（Devine, Philip E.）	131-2，181
デイヴィドソン、ドナルド	
（Davidson, Donald）	136-7
ディネロ、ダニエル	
（Dinello, Daniel）	43，56，63
テンドラー、モウシェ	
（Tendler, Moshe）	17-8
トゥーリー、マイケル	
（Tooley, Michael）	280-2，285
ドナガン、アラン（Donagan, Alan）	144,
	151-3，205，211-2
トラメル、リチャード	
（Trammel, Richard）	97-105

【ハ】

ハークニス、ジョージア	

（Harkness, Georgia）	22
ハート、H・L・A（Hart, H.L.A.）	
	45，50，73-8，84,
	88，93，119-20，197
ハニンク、J・G（Hanink, J.G.）	
	180-1，206-7
ハーバーマス、ユルゲン	
（Habermas, Jürgen）	37-9
ハリス、ジョン（Harris, John）	
	85，91，129-30
バルト、カール（Barth, Karl）	25
ハンプシャー、ステュアート	
（Hampshire, Stuart）	197
ピウス12世（Pius XII）	259
ビーチャム、T・L	
（Beauchamp, T.L.）	228-9
ヒポクラテス（Hippocrates）	3，6
ヒューズ、ジェラード・J	
（Hughes, Gerard J.）	166-8
ヒューム、デイヴィッド	
（Hume, David）	78-9，86
フィッツジェラルド、P・J	
（Fitzgerald, P.J.）	77
フィニス、ジョン（Finnis, John）	254
フット、フィリッパ	
（Foot, Philippa）	11，33，114,
	125-6，130-2，165
プラトン（Plato）	3，23
ブラント、R・B（Brandt, R.B.）	33
フリード、チャールズ	
（Fried, Charles）	112，148
フレッチャー、ジョゼフ	
（Fletcher, Joseph）	ⅱ，270,
	274，276，280，282
ヘア、R・M（Hare, R.M.）	ⅱ，16，33
ベネット、ジョナサン	
（Bennett, Jonathan）	17，59-63,
	70-2，135，174
ベンサム、ジェレミー	
（Bentham, Jeremy）	47，115,
	123-4，197-8
ボイル、ジョゼフ・M	

(Boyle, Joseph M.) 167–71, 178–87
ホッブズ、トマス (Hobbes, Thomas) 38

【マ】
マコーミック、リチャード・A
  (McCormick, Richard A.) 235, 239–40
マカリスター、ジョゼフ・B
  (McAllister, Joseph B.) 140–1
マッキー、J・L (Mackie, J.L.) 33, 75,
  79–88, 90, 104
マッキンタイア、アレスデア
  (MacIntyre, Alasdaire) 32
マック、エリック (Mack, Eric) 91
マックマーン、ジェファーソン
  (McMahan, Jefferson) ii
ミル、ジョン・ステュアート
  (Mill, John Stuart) 79–80,
  104, 282–4
ムーア、G・E (Moore, G.E.) 16
モア、トマス (More, Thomas) 27
モリスン、R・S (Morison, R.S.) 219
モリロ、キャロライン・R
  (Morillo, Carolyn R.) 55–6

【ヤ】
ヤング、ロバート (Young, Robert) ii
ユーニアク、スザンヌ
  (Uniacke, Suzanne) 130, 206

【ラ】
ラムジー、ポール (Ramsey, Paul) 18,
  26, 69–70, 77,
  221, 224, 240–55
レイチェルズ、ジェイムズ
  (Rachels, James) 182, 270
レッキー、W・E・H
  (Lecky, W.E.H.) 24, 26
ロスタンド、ジーン (Rostand, Jean) 20–1
ロック、ジョン (Locke, John) 38–9
ローバー、ジョン (Lorber, John) 53–4,
  57, 93, 263

【ワ】
ワインリブ、エラザール
  (Weinryb, Elazar) 77, 89

訳者略歴：最終学歴・現職・専攻

飯田亘之
　　東京大学大学院修了
　　帝京平成大学ヒューマンケア学部・教授
　　倫理学・生命倫理学

石川悦久
　　早稲田大学大学院修了
　　城西国際大学薬学部・講師
　　宗教哲学・倫理学

小野谷加奈恵
　　筑波大学大学院修了
　　杏林大学保健学部・教授
　　看護学

片桐茂博
　　東京大学大学院修了
　　東海学園大学人文学部・助教授
　　哲学・倫理学

水野俊誠
　　東北大学大学院修了
　　東京大学大学院医学系研究科・助手
　　哲学・精神医学

著者紹介

ヘルガ・クーゼ　Helga Kuhse
　生命倫理学者。多数ある論文、著書等のうち、主たるもの、わが国の読者になじみのあるものに

Kuhse, H. and Singer, P., *Should the Baby Live? The Problem of Handicapped Infants*, Oxford : Oxford University Press, 1985.

Kuhse, H., *The Sanctity-of-Life Doctrine in Medicine ― A Critique*, Oxford : Clarendon Press, 1987.（本訳書）

Kuhse, H. (ed.), *Willing to Listen ― Wanting to Die*, Melbourne : Penguin, 1994.（ヘルガ・クーゼ編『尊厳死を選んだ人びと』吉田純子訳、講談社刊、1996）

Kuhse, H., *Caring: Nurses, Women and Ethics,* Oxford : Blackwell, 1996.（ヘルガ・クーゼ『ケアリング―看護婦・女性・倫理』竹内徹・村上弥生監訳、メディカ出版刊、2000）

Kuhse, H. and Singer, P. (eds.), *A Companion to Bioethics,* Oxford : Blackwell, 1998.
等がある。
　彼女の哲学者としての業績は、本訳書に集約されると考えられる。
　また彼女はピーター・シンガーと共に国際生命倫理学雑誌『バイオエシックス』の編集に長く携わった。モナシュ大学（オーストラリア）ヒューマンバイオエシックスセンター前所長。

生命の神聖性説批判　　　　　　　　　　　　　定価はカバーに表示してあります
2006年6月10日　　初　版第1刷　　　　　　　　〔検印省略〕

訳者代表 © 飯田亘之／発行者　下田勝司　　　　　印刷・製本　（株）カジャーレ
東京都文京区向丘1-20-6　振替 00110-6-37828　　　　　　　発　行　所
〒113-0023 TEL (03) 3818-5521 FAX (03) 3818-5514　　㍿ 東　信　堂

Published by TOSHINDO PUBLISHING CO., LTD.
1-20-6, Mukougaoka, Bunkyo-ku, Tokyo, Japan 113-0023
E-Mail tk203444@fsinet.or.jp　http://www.toshindo-pub.com
ISBN4-88713-681-1　C3012　　©Nobuyuki IIDA

― 東信堂 ―

責任という原理	科学技術文明のための倫理学の試み	H・ヨナス／加藤尚武監訳	四八〇〇円
主観性の復権	『責任という原理』心身問題から『責任という原理』へ	H・ヨナス／宇佐美・滝口訳	二〇〇〇円
―テクノシステム時代の人間の責任と良心 ―現代応用倫理学入門		H・レンク／山本・盛永訳	三五〇〇円
空間と身体―新しい哲学への出発		桑子敏雄	二五〇〇円
環境と国土の価値構造		桑子敏雄編	三五〇〇円
森と建築の空間史―南方熊楠と近代日本		千田智子	四三八一円
感性哲学1〜5		日本感性工学会・感性哲学部会編	一六〇〇〜二〇〇〇円
メルロ＝ポンティとレヴィナス―他者への覚醒		屋良朝彦	三八〇〇円
思想史のなかのエルンスト・マッハ―科学と哲学のあいだ		今井道夫	三八〇〇円
堕天使の倫理―スピノザとサド		佐藤拓司	二八〇〇円
バイオエシックス入門（第三版）		今井道夫・香川知晶編	二三八一円
バイオエシックスの展望		坂井昭宏・松岡悦子編著	三二〇〇円
今問い直す脳死と臓器移植（第二版）		澤田愛子	二〇〇〇円
動物実験の生命倫理―個体倫理から分子倫理へ		大上泰弘	四〇〇〇円
ルネサンスの知の饗宴（ルネサンス叢書1）―ヒューマニズムとプラトン主義		佐藤三夫編	四四六六円
ヒューマニスト・ペトラルカ（ルネサンス叢書2）		佐藤三夫	四八〇〇円
東西ルネサンスの邂逅（ルネサンス叢書3）―南蛮と補寝氏の歴史的世界を求めて		根占献一	三六〇〇円
カンデライオ〈ジョルダーノ・ブルーノ著作集1巻〉		加藤守通訳	三二〇〇円
原因・原理・一者について〈ジョルダーノ・ブルーノ著作集3巻〉		加藤守通訳	三二〇〇円
ロバのカバラ〈ジョルダーノ・ブルーノ〉		Nオルディネ／加藤守通訳	三六〇〇円
食を料理する―哲学的考察		松永澄夫	二〇〇〇円
言葉の力〈音の経験・言葉の力第一部〉		松永澄夫	二五〇〇円
イタリア・ルネサンス事典		JRヘイル編／中森義宗監訳	七八〇〇円

〒113-0023 東京都文京区向丘1-20-6
☎TEL 03-3818-5521 FAX 03-3818-5514 振替 00110-6-37828
Email tk203444@fsinet.or.jp URL: http://www.toshindo-pub.com/

※定価：表示価格（本体）＋税

――――― 東信堂 ―――――

【世界美術双書】

バルビゾン派	井出洋一郎	二〇〇〇円
キリスト教シンボル図典	中森義宗	二三〇〇円
パルテノンとギリシア陶器	関 隆志	二三〇〇円
中国の版画―唐代から清代まで	小林宏光	二三〇〇円
象徴主義―モダニズムへの警鐘	中村隆夫	二三〇〇円
中国の仏教美術―後漢代から元代まで	久野美樹	二三〇〇円
セザンヌとその時代	浅野春男	二三〇〇円
日本の南画	武田光一	二三〇〇円
画家とふるさと	小林 忠	二三〇〇円
ドイツの国民記念碑―一八一三年―一九一三年	大原まゆみ	二三〇〇円

【芸術学叢書】

芸術理論の現在―モダニズムから	藤枝晃雄 編著	三八〇〇円
絵画論を超えて	谷川渥 編著	四六〇〇円
幻影としての空間―図学からみた東西の絵画	尾崎信一郎	四六〇〇円
	小山清男	三七〇〇円
イタリア・ルネサンス事典	J・R・ヘイル編 中森義宗監訳	七八〇〇円
美術史の辞典	P・デューロ他 中森義宗・清水忠訳	三六〇〇円
図像の世界―時・空を超えて	中森義宗	二五〇〇円
美学と現代美術の距離―アメリカにおけるその乖離と接近をめぐって	金 悠美	三八〇〇円
ロジャー・フライの批評理論―知性と感受性の間で	要 真理子	四二〇〇円
アーロン・コープランドのアメリカ	G・レヴィン／J・ティック 奥田恵二訳 K・M・ジャクソン 牛渡淳訳	三三〇〇円
アメリカ映画における子どものイメージ―社会文化的分析	P・マレー／L・マレー 中森義宗監訳	二六〇〇円
キリスト教美術・建築事典		続刊
芸術／批評 0〜2号	藤枝晃雄責任編集	0・1・2号 各二九〇〇円

〒113-0023 東京都文京区向丘1-20-6
TEL 03-3818-5521　FAX 03-3818-5514
Email tk203444@fsinet.or.jp　URL: http://www.toshindo-pub.com/
振替 00110-6-37828

※定価：表示価格(本体)＋税

東信堂

グローバル化と知的様式——社会科学方法論についての七つのエッセー	J・ガルトゥング／矢澤修次郎・大重光太郎訳	二八〇〇円
社会階層と集団形成の変容——集合行為と「物象化」のメカニズム	丹辺宣彦	六五〇〇円
世界システムの新世紀——グローバル化とマレーシア	山田信行	三六〇〇円
階級・ジェンダー・再生産——現代資本主義社会の存続メカニズム	橋本健二	三三〇〇円
現代日本の階級構造——理論・方法・計量分析	橋本健二	四五〇〇円
再生産論を読む——バーンスティン、ブルデュー、ボールズ＝ギンティス、ウィリスの再生産論	小内透	三二〇〇円
教育と不平等の社会理論——再生産論をこえて	小内透	三二〇〇円
現代社会と権威主義——フランクフルト学派権威論の再構成	保坂稔	三六〇〇円
ボランティア活動の論理——阪神・淡路大震災からサブシステンス社会へ	西山志保	三八〇〇円
日常という審級——アルフレッド・シュッツにおける他者・リアリティ・超越	李晟台	三六〇〇円
記憶の不確定性——社会学的探求	松浦雄介	二五〇〇円
人は住むためにいかに闘ってきたか オクタヴィア・ヒルからサッチャーへ	早川和男	二〇〇〇円
イギリスにおける住居管理	中島明子	七四五三円
〔居住福祉ブックレット〕		
〔新装版〕欧米住宅物語	早川和男	七〇〇円
居住福祉資源発見の旅——新しい福祉空間、懐かしい癒しの場	本間義人	七〇〇円
どこへ行く住宅政策——進む市場化、なくなる居住のセーフティネット	李桓	七〇〇円
漢字の語源にみる居住福祉の思想	大本圭野	七〇〇円
日本の居住政策と障害をもつ人	伊藤静美	七〇〇円
障害者・高齢者と麦の郷のこころ——住民、そして地域とともに	加藤直樹	七〇〇円
地場工務店とともに——健康住宅普及への途	山本里見	七〇〇円
子どもの道くさ	水月昭道	七〇〇円

〒113-0023 東京都文京区向丘1-20-6
ＴEL 03-3818-5521 FAX 03-3818-5514 振替 00110-6-37828
Email tk203444@fsinet.or.jp URL: http://www.toshindo-pub.com/

※定価：表示価格（本体）＋税

― 東信堂 ―

【現代社会学叢書】

開発と地域変動 ——開発と内発的発展の相克
北島 滋 ……三二〇〇円

在日華僑のアイデンティティの変容 ——華僑の多元的共生
過 放 ……四四〇〇円

健康保険と医師会 ——社会保険創始期における医師と医療
北原龍二 ……三八〇〇円

事例分析への挑戦 ——個人現象への事例媒介的アプローチの試み
南 保輔 ……三八〇〇円

海外帰国子女のアイデンティティ ——生活経験と通文化的人間形成
水野節夫 ……四六〇〇円

有賀喜左衛門研究 ——社会学の思想・理論・方法
北川隆吉編 ……三六〇〇円

現代大都市社会論 ——分極化する都市?
園部雅久 ……三八〇〇円

インナーシティのコミュニティ形成 ——神戸市真野住民のまちづくり
今野裕昭 ……五四〇〇円

ブラジル日系新宗教の展開
渡辺雅子 ……七八〇〇円

イスラエルの政治文化とシチズンシップ ——異文化布教の課題と実践
奥山眞知 ……三八〇〇円

正統性の喪失 ——アメリカの街頭犯罪と社会制度の衰退
G・ラフリー／宝月誠監訳 ……三六〇〇円

東アジアの家族・地域・エスニシティ ——基層と動態
北原淳編 ……四八〇〇円

〈シリーズ社会政策研究〉

福祉国家の社会学 ——21世紀における可能性を探る
三重野卓編 ……二〇〇〇円

福祉国家の変貌 ——グローバル化と分権化のなかで
小笠原浩一・武川正吾編 ……二〇〇〇円

福祉国家の医療改革 ——政策評価にもとづく選択
三重野卓・近藤克則編 ……二〇〇〇円

福祉政策の理論と実際（改訂版）——福祉社会学研究入門
三重野卓・平岡公一編 ……二五〇〇円

韓国の福祉国家・日本の福祉国家
武川正吾・キムヨンミョン編 ……三二〇〇円

福祉国家とジェンダー・ポリティックス
深澤和子 ……二八〇〇円

新版 新潟水俣病問題 ——加害と被害の社会学
飯島伸子・舩橋晴俊編 ……三八〇〇円

新潟水俣病をめぐる制度・表象・地域
関 礼子 ……五六〇〇円

新潟水俣病問題の受容と克服
堀田恭子 ……四八〇〇円

〒113-0023 東京都文京区向丘1-20-6
TEL 03-3818-5521　FAX 03-3818-5514　振替 00110-6-37828
Email tk203444@fsinet.or.jp　URL: http://www.toshindo-pub.com/

※定価：表示価格(本体)＋税

― 東信堂 ―

大学の管理運営改革―日本の行方と諸外国の動向	江原武一編著	三六〇〇円
新時代を切り拓く大学評価―日本とイギリス	杉本均編著	三六〇〇円
模索されるeラーニング―事例と調査データにみる大学の未来	奉由美子編著	三六〇〇円
私立大学の経営と教育	吉田 文・田口真奈編著	三六〇〇円
公設民営大学設立事情	高橋寛人編著	二八〇〇円
校長の資格・養成と大学院の役割	小島弘道編著	六八〇〇円
短大ファーストステージ論	高鳥正夫編著	二〇〇〇円
短大からコミュニティ・カレッジへ―飛躍する世界の短期高等教育と日本の課題	舘 昭編著	二五〇〇円
反大学論と大学史研究―中野実の足跡	中野実研究会編	四六〇〇円
アジア・太平洋高等教育の未来像	静岡総合研究機構編 馬越徹監修	二五〇〇円
戦後オーストラリアの高等教育改革研究	杉本和弘	五八〇〇円
大学教育とジェンダー―ジェンダーはアメリカの大学をどう変革したか	ホーン川嶋瑤子	三六〇〇円
一年次（導入）教育の日米比較	山田礼子	二八〇〇円
アメリカの女性大学：危機の構造	坂本辰朗	二四〇〇円
アメリカ大学史とジェンダー	坂本辰朗	五四〇〇円
アメリカ教育史の中の女性たち―ジェンダー、高等教育、フェミニズム	坂本辰朗	三八〇〇円
アメリカの大学基準成立史研究―「アクレディテーション」の原点と展開	前田早苗	三八〇〇円
〈講座「21世紀の大学・高等教育を考える」〉		
大学改革の現在（第1巻）	有本章編著	三二〇〇円
大学評価の展開（第2巻）	山野井敦徳・山本眞一編著	三二〇〇円
学士課程教育の改革（第3巻）	絹川正吉・舘昭編著 清水一彦	三二〇〇円
大学院の改革（第4巻）	江原武一・馬越徹編著	三二〇〇円

〒113-0023 東京都文京区向丘1-20-6
TEL 03-3818-5521 FAX 03-3818-5514 振替 00110-6-37828
Email tk203444@fsinet.or.jp   URL: http://www.toshindo-pub.com/

※定価：表示価格(本体)＋税

東信堂

大学の自己変革とオートノミー —点検から創造へ	寺﨑昌男	二五〇〇円
大学教育の創造 —歴史・システム・カリキュラム	寺﨑昌男	二五〇〇円
大学教育の可能性 —教養教育・評価・実践	寺﨑昌男	二五〇〇円
大学教育の現在	寺﨑昌男	近刊
大学の授業	宇佐美寛	二五〇〇円
大学授業の病理 —FD批判	宇佐美寛	二五〇〇円
授業研究の病理	宇佐美寛	二五〇〇円
作文の論理 —〈わかる文章〉の仕組み	宇佐美寛編著	一九〇〇円
大学教育の思想	絹川正吉	近刊
あたらしい教養教育をめざして —大学教育学会25年の歩み:未来への提言	大学教育学会25年史編纂委員会編	二九〇〇円
現代大学教育論 —学生・授業・実施組織	山内乾史	二八〇〇円
大学の指導法	児玉・別府・川島編	二八〇〇円
大学授業研究の構想 —学生の自己発見のために	京都大学高等教育システム開発センター編	二四〇〇円
学生の学びを支援する大学教育 —過去から未来へ	溝上慎一編	二四〇〇円
大学教授職とFD —アメリカと日本	有本章	三三〇〇円
大学教授の職業倫理	別府昭郎	二三八一円
立教大学〈全カリ〉のすべて —〈シリーズ大学改革ドキュメント・監修寺﨑昌男・絹川正吉〉全カリの記録編集委員会編		二一〇〇円
ICU〈リベラル・アーツ〉のすべて —リベラル・アーツの再構築	絹川正吉編著	二三八一円

〒113-0023 東京都文京区向丘1-20-6
5TEL 03-3818-5521　FAX 03-3818-5514　振替 00110-6-37828
Email tk203444@fsinet.or.jp　URL: http://www.toshindo-pub.com/

※定価:表示価格(本体)＋税

東信堂

国際法新講〔上〕〔下〕	田畑茂二郎	〔上〕二九〇〇円 〔下〕二七〇〇円
ベーシック条約集(二〇〇六年版)	編集代表 松井芳郎	二六〇〇円
国際人権条約・宣言集〔第3版〕	編集代表 松井芳郎 編集 松井・薬師寺・坂元・小畑・徳川	三八〇〇円
国際経済条約・法令集〔第2版〕	編集代表 松井芳郎 編集 小寺・山手・西村之人編集	三八〇〇円
国際機構条約・資料集〔第2版〕	編集代表 香西茂 編集 安藤仁介	三九〇〇円
判例国際法〔第2版〕	編集代表 松井芳郎	三二〇〇円
国際立法——国際法の法源論	村瀬信也	三八〇〇円
条約法の理論と実際	坂元茂樹	六八〇〇円
武力紛争の国際法	村瀬信也編	四二〇〇円
国際法から世界を見る——市民のための国際法入門〔第2版〕	真山全編	一四三六円
資料で読み解く国際法〔第2版〕〔上〕〔下〕	松井芳郎	二八〇〇円
在日韓国・朝鮮人の国籍と人権	大沼保昭	二四〇〇円
21世紀の国際機構：課題と展望	大沼保昭編著	〔上〕三八〇〇円 〔下〕三〇〇〇円
共生時代の在日コリアン	大沼保昭	三八〇〇円
国際社会の法構造——その歴史と現状	金東勲	二八〇〇円
現代国際法における人権と平和の保障	安藤仁・中村睦男・佐田堯一編	七一四〇円
〔21世紀国際社会における人権と平和〕〔上・下巻〕	編集代表 香西茂之 編集 山手治之	六三〇〇円
〔現代国際法叢書〕		
領土帰属の国際法	大壽堂鼎	五七〇〇円
国際法における承認——その法的機能及び効果の再検討	王志安	四五〇〇円
国際社会と法	高野雄一	五二〇〇円
集団安保と自衛権	高野雄一	四三〇〇円
国際「合意」論序説——法的拘束力を有しない国際「合意」について	中村耕一郎	四八〇〇円
国際人権法とマイノリティの地位	金東勲	三八〇〇円
法と力——国際平和の模索	寺沢一	五二〇〇円

〒113-0023 東京都文京区向丘1-20-6
TEL 03-3818-5521 FAX 03-3818-5514
Email tk203444@fsinet.or.jp
振替 00110-6-37828

※定価：表示価格(本体)＋税